重订古今名医临证金鉴

痢疾卷

单书健 ◎ 编著

中国医药科技出版社

内 容 提 要

　　古今名医之临床实践经验，乃中医学术精华之最重要部分。本书主要选取了古今名医对痢疾的临床经验、医案、医论之精华，旨在为临床中医诊治以上疾病提供借鉴。全书内容丰富，资料翔实，具有极高的临床应用价值和文献参考价值，以帮助读者开阔视野，增进学识。

图书在版编目（CIP）数据

　　重订古今名医临证金鉴．痢疾卷 / 单书健编著 . — 北京：中国医药科技出版社，2017.8

　　ISBN 978-7-5067-9302-5

　　Ⅰ．①重… Ⅱ．①单… Ⅲ．①痢疾—中医临床—经验—中国 Ⅳ．① R249.1

　　中国版本图书馆 CIP 数据核字（2017）第 100507 号

美术编辑　陈君杞
版式设计　也　在

出版　中国医药科技出版社
地址　北京市海淀区文慧园北路甲 22 号
邮编　100082
电话　发行：010 – 62227427　　邮购：010 – 62236938
网址　www.cmstp.com
规格　710×1000mm $\frac{1}{16}$
印张　20 $\frac{1}{2}$
字数　228 千字
版次　2017 年 8 月第 1 版
印次　2017 年 8 月第 1 次印刷
印刷　北京九天众诚印刷有限公司
经销　全国各地新华书店
书号　ISBN 978-7-5067-9302-5
定价　**42.00 元**

困惑与抉择

——代前言

单书健

从 1979 年当编辑起，我就开始并一直在思考中医学术该如何发展？总是处于被证明、被廓清、被拷问的中医学，在现代科学如此昌明的境遇下，还能不能独立发展？该以什么形态发展？

一、科学主义——中医西化百年之困

（一）浑沌之死

百年中医的历史，就是一部中医西化的历史……

百年来西医快速崛起，中医快速萎缩，临床范围窄化，临床阵地缩小，信仰人群迁移，有真才实学、经验丰富的中医寥若晨星……

科研指导思想的偏差。全部采用西医的思路、方法、评价标准。科研成果大部分脱离了中医药学的最基本特点，以药为主，医药背离，皮之不存，毛将焉附？

中医教育亦不尽人意。学生无法建立起中医的思维方式，不能掌握中医学的精髓，不能用中医的思维方式去认识疾病，这是中医教育亟待解决的问题。中医学术后继乏人，绝非危言耸听，而是严酷的现实。

傅景华先生认为，科学主义首先将科学等同于绝对真理，把近代以来形成的科学体系奉为不可动摇的真理，那么一切理论与实践都要符合"科学"，并必须接受"科学"的验证。一个明显错误的观念，却变成不可抗衡的共识。事实上，这种认识一旦确立，中医已是死路一条。再用笼罩在现代科学光环之下的西医来检验中医则是顺理成章。"用现代科学方法研究中医，实现中医现代化"的方针应运而生，并通过行政手段，使之成为中医事业发展的惟一途径。中医走上了科学化、现代化、实证化、实验化、分析化、还原化、客观化、标准化、规范化、定量化的艰巨而漫长的征程，中医被验证、被曲解、被改造、被消化的命运已经注定。在"现代化"的迷途上，历尽艰辛而长途跋涉，费尽心机地寻找中医概念范畴和理论的"物质基础"与"科学内涵"，最高奢望不过是为了求人承认自己也有符合西医的"科学"成分。努力去其与西医学不相容的"糟粕"，取其西医学能够接受的"精华"，直至完全化入西医，以彻底消亡而告终。

中国科学院自然科学史研究所研究员宋正海先生认为科学是人类社会结构中的一个基本要素。从古至今，任何民族和国家，均存在科学这个要素，所不同的只是体系有类型不同、水平有高低之分。并非如科学主义者所认为的，只有西方体系的近代科学才算是"科学"。[1]

近代科学为西方科学体系所独霸，它的科学观、方法论所形成的科学主义，无限度发展，逐渐在全球形成强势文化，取得了话语权，致使各国民族的科学和文化越来越被扼杀乃至被完全取代。近百年来以科学主义评价中医科学性、以西医规范中医，正促使中医走上一条消亡之路。要真正振兴中医，首先要彻底批判科学主义，让中医先从束缚中走出来。

《庄子·应帝王》中浑沌之死十分深刻，发人深省……

南海之帝为倏，北海之帝为忽，中央之帝为浑沌。倏与忽时相与遇于浑沌之地，浑沌待之甚善。倏与忽谋报浑沌之德，曰："人皆有七

---

[1] 宋正海. 要振兴中医首先要彻底批判科学主义. 中国中医药报社. 哲眼看中医. 北京科学技术出版社，2005，71-78.

窍以视听食息，此独无有，尝试凿之。"日凿一窍，七日浑沌死。

《经典释文》："倏忽取神速之名，浑沌以合和为貌。"成玄英疏："夫运四肢以滞境，凿七窍以染尘，乖浑沌之至淳，顺有无之取舍，是以不终天年，中途夭折。""浑沌"象征本真的生命世界，他的一切原本如此，自然而然，无假安排，无须人为地给定它以任何秩序条理。道的根源性在于浑沌。在浩渺的时空中按人的模式去凿破天然，以分析去破毁混融，在自然主义的宇宙观看来，乃是对道的整体性和生命的整体性的斫丧。把自己的价值观强加给中医学，加给多样性的生命世界，中医西化无疑是重演"浑沌"的悲剧！

（二）中医是不为狭义科学见容的复杂性科学

2015 年 10 月 5 日，中国科学家屠呦呦凭发现青蒿素的治疟作用而获得 2015 年诺贝尔生理学与医学奖，这是中国科学家获得的第一个科学类诺贝尔奖。2011 年，屠呦呦获得拉斯克奖（Lasker Award）时曾表示，青蒿素的发现，是团队共同努力的成果，这也是中医走向世界的荣誉。

围绕屠呦呦的获奖，关于中医科学性的争论再次喧嚣一时。然而不管如何争议，中医跨越几千年历史为中华民族乃至全世界的生存做出了不可磨灭的贡献。

朱清时院士认为中医药是科学，是复杂性科学。只是当前流行的狭义的"科学"还不接受。

发源于西方的现代主流科学总是把复杂事物分解为基本组成单元来研究（即以还原论为基础）；以中医为代表的中国传统科学总是把复杂事物看作整体来研究，他们认为，若把事件简化成最基本的单元，就要把许多重要信息都去除掉，如单元之间的连接和组合方式等等，这样做就把复杂事物变样了。

朱清时院士指出，解剖学发现不了经络和气，气实际上是大量细胞和器官相互配合和集体组装形成的一种态势。这种态势正如战争中兵家的部署，士兵组织好了，战斗力就会大增，这种增量就是气。或者像放在山顶上蓄势待下的石头。总之，是一个复杂系统各个部分之间的关系、组装方式决定了它能产生巨大的作用。

英国《自然》杂志主编坎贝尔博士就世界科技发展趋势发表看法说：目前对生命科学的研究仍然局限在局部细节上，尚没有从整个生命系统角度去研究，未来对生命科学的研究应当上升到一个整体的、系统的高度，因为生命是一个整体。

著有《东方科学文化的复兴》的姜岩博士曾著文指出：混沌理论推动了复杂科学的诞生。而复杂科学的问世彻底动摇了还原论——能用还原论近似描述的仅仅是我们世界的很小的一部分。哥德尔不完备性定理断言，不仅仅是数学的全部，甚至任何一个系统，都不可能用类似哥德尔使用的能算术化的数学和逻辑公理系统加以概括。哥德尔的结果是对内涵公理化一个致命的打击。

著名生物学家、生命科学哲学家迈尔强调科学的多元性。他认为，由于近代物理学的进步，"仿佛世界上并没有活生生的有机世界。因此，必须建立一种新的哲学，这种哲学主要的任务是摆脱物理主义的影响"。他指出生物学中还原是徒劳的、没有意义的……生物学领域重要的不是本质而是个体。

诺贝尔奖获得者、杰出现代科学家普利高津说过："物理学正处于结束现实世界简单性信念的阶段，人们应当在各个单元的相互作用中了解整体，要了解在相当长的时间内，在宏观的尺度上组成整体的小单元怎样表现出一致的运动。"而这些观念与中医的学术思想更为接近。美国物理学家卡普拉把现代物理学与中国传统思想作了对比，认为两者在许多地方极其一致。哈肯提出"协同学和中国古代思想在整体性观念上有深刻的联系"，他创立协同学是受到中医等东方思维的启发。以中国古代整体论思想为基础的中医将大大促进医学和科学的发展。

（三）哲学家的洞见

曾深入研究过中医的哲学家刘长林先生指出，当前困扰中医学的不是中医药学术本身，而是哲学。一些流行的认识论观念必须突破、更新，这样才能树立正确的科学观，破除对西方和现代科学的迷信，正确理解中医学的科学价值，划清中医与西医的界限，此乃发展中医学的关键。

刘先生认为：科学多元的客观依据是宇宙的无限性，宇宙和任一具体事物都具有无限多的方面和层面……任何认识方法都是对世界的一种选择，都是主客体的一种特殊的耦合关系。你的方法选择认识这一方面，就不能同时认识那一方面；你建立的耦合关系进入这一层面，就不能同时进入那一层面，因为世界是由各种对立互补的方面、层面所组成的。这就形成了不同的认识方法，而认识方法的不同，导致了认识的结果也就不同，所获规律的形态也不一样，从而形成不同的科学模型，但却都是对这一事物的正确认识。于是形成形态各异的科学体系，这就是科学的多元性。[1]

恩格斯说：一切存在的基本形式是空间和时间。孟庆云先生认为，《内经》的思想主旨是从时间结构的不同内容阐发有机论人体观，提出了关于阴阳始终、藏象经络、四时气化、诊法治则等学说中时间要素的生命特征，具有独特的科学价值。

刘先生指出：西方科学体系以空间为主。空间性实，其特性在于广延和并列。空间可以分割，可以占有。空间关系的特点是相互排斥，突显差别。对空间的深入认识以分解为条件。在空间中，人与物

---

[1] 刘长林. 关于中国象科学的思考——兼谈中医学的认识论实质. 杭州师范大学学报（社会科学版），2009, 31（2）：4-11.

是不平等的，人居主位，对物持征服和主宰的态度。因此，主体与客体采取对立的形式……以空间为本位，就会着重研究事物的有形实体和物质构成，这与主客对立的认识方式是统一的。认识空间性质主要靠分析、抽象和有控制条件的实验。抽象的前提是在思维中将对象定格、与周围环境分割开，然后找出具有本质意义的共性。在控制的条件下做实验研究，是在有限的空间范围内（如实验室），在实际中将对象与周围环境分割开，然后寻找被分离出来的不同要素之间的规律性联系。

刘先生还认为：东方科学体系以时间为主。时间性虚，其特性在于持续和变异。时间不能分割，不能占有，只能共享。在时间里，人与人、人与万物是平等、共进的关系。主体与客体采取相融的方式……从时间的角度认识事物，着眼在自然的原本的整体，表现为现象和自然的流行。向宇宙彻底开放的状态，在"因""顺"对象的自然存在和流行中，寻找其本质和规律。用老子的话说，就是"道法自然"，这是总的原则。

"现象联系的本质是'气'，气是万物自然生化的根源。现象层面的规律体现为气的运动，通过气来实现。中医学研究的是现象层面的规律，在认识过程中，严格保持人和万物的自然整体状态，坚持整体决定和产生部分，部分受整体统摄，因而要从整体看部分，而不是从部分看整体。西医学研究的是现象背后的实体层面，把对象看作是合成的整体，因而认为部分决定整体，整体可以用部分来说明，故主要采取还原论的方法。"

"现象表达的是事物的波动性，是各种功能、信息的联系。现象论强调的是事物的运动变易，即时间方面。庄子说：'与物委蛇，而同其波。'（《庄子·庚桑楚》）'同其波'，就是因顺现象的自然流变，去发现并遵循其时间规律。所以中医学研究的是整体。而西医学以实体为支撑事物存在的本质，将生命活动归结为静态的物质形体元素，故西医学研究的是'粒子'的整体。"

"中医学认为：'器者，生化之宇。'（《素问·六微旨大论篇》）而生化之道，以气为本。'气始而生化，气散而有形，气布而蕃育，气终而象变，其致一也。'（《素问·五常政大论篇》）可见，中医学以无形的人体为主要对象，着意关注的是气化，把人看作是气的整体。而西医学则以有形的人体为对象，研究器官、细胞和分子对生命的意义，把人看作是实体的整体。"

刘先生进而指出：时间与空间是共存关系，不是因果关系。人无论依靠何种手段都不可能将时空两个方面同时准确测定，也不可能从其中的一个方面过渡到另一方面。量子力学的不确定性原理告诉我们，微观粒子的波动特性的关系也是这样。它们既相互补充，又相互排斥。

部分决定整体和整体决定部分，这两个反向的关系和过程同时存在。但是，观测前者时就看不清后者，观测后者时又看不清前者，所以我们只能肯定二者必定相互衔接，畅然联通，但却永远不能弄清其如何衔接，如何联通。这是认识的盲区，是认识不可逾越的局限。要承认这类盲区的存在，因为世界上有些不可分割的事物只是共存关系，而没有因果联系。

刘先生从哲学的高度对中西医把握客观事物认识论原理，燃犀烛微，深刻剖析，充满了哲学家的洞见，觉闻清钟，发人深省。

李约瑟曾经指出：中西医结合在技术层面是可以探讨的，理论层面是不可能的。刘长林先生也认为：人的自然整体（中医）与合成的整体（西医），这两个层面之间尽管没有因果联系，但却有某种程度的概率性的对应关系。寻求这种对应关系，有利于临床。我们永远做不到将两者真正沟通，就是说，无论用中医研究西医，还是用西医研究中医，永远不可能从一方走到另一方。

早在20世纪80年代，傅景华先生就形成了中医过程论思想。傅先生认为：中医不仅包括对有形世界的认识，而且具有对自然和生命本源以及发生演化过程的认识。中医的认识领域主要在生命过程与枢机，而不仅是人体结构与功能，中医是"天地人和通、神气形和通"的大道。傅先生认为中医五脏属于五行序列，分别代表五类最基本的生命活动方式。《素问·灵兰秘典论篇》喻以君主、相傅、将军、仓廪、作强之官，形象地反映出五类生命运动方式的特征。在生命信息的运行机制中，心、肺、肝、脾、肾恰似驱动、传递、反馈、演化、发生机制一样，立足于生命的动态过程，而非实体器官。针对实体层面探求中医脏腑经络实质已走入死胡同，傅景华先生以"中医过程论"诠释中医实质，空谷足音，振聋发聩，惜了无唱和。笔者曾多次和傅景华讨论，好像那时他并不知道怀特海的过程哲学，只是基于对《周易》等典籍中过程思想的理解，能提出如此深刻的见解，笔者十分敬佩他深邃的洞见。十几年后，怀特海的过程哲学已在中国传播，渐至大行其道了。

怀特海明确地说过，他的过程哲学与东方思想更加接近！而不是更接近于西方哲学。杨富斌教授指出，怀特海过程哲学的"生成"和"过程"思想，与中国哲学关于生成和变易的思想相接近。

怀特海的有机体概念，通常是指无限"绵延"（持续）的宇宙运动过程的某一点上包含了与其他点上的事物的相互关系，因而获得自身的具体现实规定性的事物。意在取代以牛顿物理学绝对时空观为基础的机械唯物论宇宙观中的"物质"或"实在"观，即宇宙观问题。在他看来，传统的机械论宇宙观中所说的"物质"或"实在"实际上都是处于过程之中的存在物或实有（entity），都是与其他存在物相互作用、相互影响、相互依赖的，并在此过程中获得自身的规定性，不是单纯的、永恒的、具有绝对意义的东西，而是具有过程性、可变性和相对性的复杂有机体；认识过程中的主体和客体也是同一运动（认识）过程中彼此相关、相互渗透和相互依赖的两个有机体，因而并没有完全自主、自足的"主体"，也没有绝对不受主体影响的、具有绝对意义的客体，因此对于主体与客体的关系，也应当从二者的相互作用、相互影响和相互渗透及其与周围的关系等方面来考察。而中国古代哲学追求超现象的本质、超感觉的概念、超个体性的普遍性（同一性）为哲学的最高任务。在中国哲学家看来，天地人相通，自然与社会相通，阴阳相通相合。《黄帝内经》通过揭示自然变化对人体生理的影响，自然变化与疾病、自然环境与治疗的关系，认为"人与天地相参也，与日月相应也。"（《灵枢·岁露论》）怀特海的有机体思想与中国哲学的天人合一确有相通之处。

（四）医学不是纯粹的科学

除了极少数的哲学家、科学家认为中医是科学，而中医不是科学几乎成为世人之共识。但医学哲学家同样拷问：西医学是科学吗？

西医学之父威廉姆·奥斯勒说，"医疗行为是植根于科学的一种艺术"，进而他解释道，"如果人和人都一样，那医学或许能成为一门科学，而不是艺术。"

1981 年 6 月密苏里大学哲学系的罗纳尔德·穆森在《医学与哲学》（The Journal of Medicine and Philosophy）发表了 25 页的长文"为什么医学不可能是一门科学"，医学圈里为之哗然，因为文章发表在暑月，因此常常被称为"暑月暴动"。依照穆森的观点，"医学是科学"缺乏有说服力的论证；从历史和哲学上可以论证医学"不是""不应该是"也"不可能是"（单一的、纯粹的）科学。在愿景、职业价值、终极关怀、职业目的与职业精神上，医学与科学之间是有冲突的；医学一旦成为科学，就会必然遮蔽偏离医学的职业愿景、价值、终极关怀、目的与精神。科学的基本目的是获得新知，以便理解这个世界和这个世界中的事物，医学的目的是通过预防或治疗疾病来增进人们的健康；科学的标准是获得真理，医学的标准是获得健康和疗效；科学的价值旨向为有知、有理（客观、实验、实证、还原）、有用、有利（效益最大化）；医学的价值旨向为有用、有理、有德、有情、有根、有灵，寻求科学性、人文性、社会性的统一。针对人的医学诉求和服务，科学存在严重的"缺损配置"。

穆森的结论是：尽管医学（知识）大部分是科学的，但它并不是、也不可能成为一门科学。

范瑞平先生指出，不能完全按照当代科学性与科学化的指标、方法与价值来衡量医学，裁判中西医之争，在当代科学万能和科学至上的意识形态中，技术乌托邦的期盼遮蔽了医学的独立价值，穆森的文章力矫时弊。

医学的原本是人学，这是众所周知的事实，其性质必须遵循人的属性而定。穆森和拥护者所做的，其实是站在我们所处的时代——医学有离科技更近、离人性更远，离具体更近、离整体更远的趋势——发出的"重拾医学人性"的呼吁。

我们还用为中医是不是科学而捶胸顿足地大声疾呼吗？

二、理论－实践脱节与"文字之医"

理论－实践脱节，即书本上的知识（包括教科书知识），并不能完全指导临床实践，这是中医学术发展未能解决的首要问题。形成理论－实践脱节的因素比较复杂，笔者认为欲分析解决这一问题，必须研究中医学术发展的历史，尤其是正确剖析文人治医对中医学术的影响。

迫医巫分野后，随着文人治医的不断增多，中医人员的素质不断提高，因为大量儒医的出现，极大地提高了医生的基础文化水平。文人治医，繁荣了中医学，增进了学术争鸣，促进了学术发展。通医文人增加，对医学发展的直接作用是形成了以整理编次医学文献为主的学派。由于儒家济世利天下的人生观，促使各阶层高度重视医籍的校勘整理、编撰刊行，使之广为流传。

文人治医对中医学术的消极影响约有以下诸端：

（一）尊经崇古阻碍了中医学的创新发展

两汉后，在儒生墨客中逐渐形成以研究经学、弘扬经书和从经探讨古代圣贤思想规范的风气，后人称之为"经学风气"。

儒家"信而好古""述而不作"一直成为医学写作的指导思想，这种牢固的趋同心理，削磨、遏制了医家的进取和创新。尊经泥古带给医坛的是万马齐喑，见解深邃的医家亦不敢自标新见，极大地禁锢了人们的思想，导致了医学新思想的难以产生及产生后易受抑压，也导致了人们沿用陈旧的形式来容纳与之并不相称的新内容，从而限制了新内容的进一步发展，极大地延缓了中医学的发展。

（二）侈谈玄理，无谓争辩

一些医学家受理学方法影响，以思辨为主要方法，过分强调理性作用，心外无物，盲目夸大了尽心明性在医学研究中的地位，对医学事实进行随意的演绎推理，以至于在各家学说中掺杂了大量的主观臆测、似是而非的内容（宋代以前文献尚重实效，宋代以后则多矜夸偏颇、侈谈玄理、思辨攻讦之作）。

无谓争辩中的医家，所运用的思辨玄学的方法，使某些医学概念外延无限拓宽，无限循环，反而使内涵减少和贫乏，事实上思辨只是把人引入凝固的空洞理论之中。这种理论似乎能解释一切，实际上却一切都解释不清。它以自然哲学的普遍性和涵容性左右逢源，一切临床经验都可以成为它的诠注和衍化，阻碍和束缚了人们对问题继续深入的研究。理论僵化，学术惰于创新，通过思辨玄学方法构建的某些理论，不但没有激起后来医家的创新心理，反而把人们拉离临床实践的土壤。命门之争，玄而又玄，六味、八味何以包治百病？

（三）无病呻吟，附庸风雅的因袭之作

"立言"的观念在文人中根深蒂固，一些稍涉医籍的文人，也常附庸风雅，编撰方书，有的仅是零星经验，有的只是道听途说，因袭之作，俯拾皆是。

（四）重文献，轻实践

受经学的影响，中医学的研究方法大抵停留在医书的重新修订、编次、整理、汇纂，呈现出"滚雪球"的势态。文献虽多，而少科学含量。从传统意义上看，尚有可取之处，但在时间上付出的代价是沉重的，因为这样的思想延缓了中医学的发展。

伤寒系统，有人统计注释《伤寒》不下千余家，主要是编次、注释，但大都停留在理论上的发挥和争鸣，甚或在如何恢复仲景全书原貌等问题上大做文章，进而争论诋毁不休，站在临床角度上深入研究者太少了。马继兴先生对《伤寒论》版本的研究，证明"重订错简"几百年形成的流派竟属子虚乌有。

整个中医研究体系中重经典文献，轻临床实践是十分明显的。

一些医家先儒而后医，或弃仕途而业医，他们系统研究中医时多已年逾不惑，还要从事著述，真正从事临床的时间并不多，其著作之实践价值仍需推敲。

苏东坡曾荐圣散子方。某年大疫，苏轼用圣散子方而获效，逾时永嘉又逢大疫，又告知民众用圣散子方，而贻误病情者甚伙。陈无择《三因方》云：此药实治寒疫，因东坡作序，天下通行。辛未年，永嘉瘟疫，被害者不可胜数。盖当东坡时寒疫流行，其药偶中而便谓与三建散同类。一切不问，似太不近人情。夫寒疫亦自能发狂，盖阴能发燥，阳能发厥，物极则反，理之常然，不可不知。今录以备寒疫治疗用者，宜审究寒温二疫，无使偏奏也。

《冷庐医话》记载了苏东坡孟浪服药自误：士大夫不知医，遇疾每为庸工所误。又有喜谈医事，孟浪服药以自误。如苏文忠公事可恸叹焉……

文人治医，其写作素养，在其学问成就上起到举足轻重的作用。而不是其在临床上有多少真知灼见。在中医学发展史上占有重要地位的医学著作并非都是经验丰富的临床大家所为。

《温病条辨》全面总结了叶天士的卫气营血理论，成为温病学术发展的里程碑，至今仍有人奉为必读之经典著作。其实吴鞠通著《温病条辨》时，从事临床只有六年，还不能说是经验宏富的临床家。《温病条辨》确系演绎《临证指南》之作，对其纰谬，前哲今贤之驳辨批评，多为灼见。研究吴鞠通学术思想，必须研究其晚年之作《医医病书》及其晚年医案。因《温病条辨》成书于1798年，吴氏40岁，而《医医病书》成于道光辛卯（1831）年，吴氏时已73岁。仔细研究即可发现风格为之大变，如倡三元气候不同医要随时变化，斥用药轻描淡写，倡治温重用石膏，从主张扶正祛邪，到主张祛除邪气，从重养阴到重扶阳……

《证治准绳》全书总结了明代以前中医临床成就，临床医生多奉为圭臬，至今仍有十分重要的学术价值。但是王肯堂并不是职业医生、临床家。肯堂少因母病而读岐黄家言，曾起其妹于垂死，并为邻里治病。后为其父严戒，乃不复究。万历十七年进士，选翰林院庶吉士，三年后受翰林院检讨，后引疾归。家居十四年，僻居读书。丙午补南行人司副，迁南膳部郎，壬子转福建参政……独好著书，于经传多所发明，凡阴阳五行、历象……术数，无不造其精微。著《尚书要旨》《论语义府》《律例笺释》《郁冈斋笔尘》，雅工书法，又为藏书大家。曾辑《郁冈斋帖》数十卷，手自钩拓，为一时刻石冠。

林珮琴之《类证治裁》于叶天士内科心法多有总结，实为内科之集大成者，为不可不读之书，但林氏在自序中讲得清清楚楚：本不业医。

目尽数千年，学识渊博，两次应诏入京的徐灵胎，亦非以医为业，如《洄溪医案》多次提及：非行道之人。

王三尊曾提出"文字之医"的概念（《医权初编》上卷论石室秘录第二十八）：

夫《石室秘录》一书，乃从《医贯》中化出。观其专于补肾、补脾、疏肝，即《医贯》之好用地黄汤、补中益气汤、枳术丸、逍遥散之意也。彼则补脾肾而不杂，此又好脾肾兼补者也……此乃读书多而临证少，所谓文字之医是也。惟恐世人不信，枉以神道设教。吾惧其十中必杀人之二三也。何则？病之虚者，虽十中七八，而实者岂无二三，彼只有补无泻，虚者自可取效，实者即可立毙……医贵切中病情，最忌迂远牵扯。凡病毕竟直取者多，隔治者少，彼皆用隔治而弃直取，是以伐卫致楚为奇策，而仗义执言为无谋也……何舍近而求远，尚奇而弃正哉？予业医之初，亦执补正则邪去之理，与隔治玄妙之法，每多不应。后改为直治病本，但使无虚虚实实之误，标本缓急之差，则效如桴鼓矣……是书论理甚微，辨症辨脉则甚疏，是又不及《医贯》矣……终为纸上谈兵。

"文字之医"实际的临床实践比较少，偶而幸中，不足为凭。某些疾病属于自限性疾病，即使不治疗也会向愈康复。偶然取效，即以偏概全，实不足为法。

"文字之医"为数不少，他们的著作影响并左右着中医学术。

笔者认为理论与实践脱节，正是文人治医对中医学术负性影响的集中体现。

必须指出，古代医学文献临床实用价值的研究是十分艰巨的工作。笔者虽引用王三尊之论，却认为《石室秘录》《辨证录》诸书，独到之处颇多，同样对非以医为业的医家，如王肯堂、徐灵胎、林珮琴等之著作，亦推崇备至，以为不可不读。

三、辨病下的辨证论治

笔者师从洪哲明先生临诊时，先生已近八旬。尝见其恒用某方治某一病，而非分型辨治。小儿腹泻概以"治中散"（理中丸方以苍术易白术）治之，其效甚捷；产后缺乳概用双解散送服马钱子；疝气每用《金匮》蜘蛛散。辨病还是辨证？

中医是先辨病再辨证，即辨证居于第二层次。《伤寒论》"辨太阳病脉证并治""辨阳明病脉症论治"……已甚明了。后世注家妄以己意，曲加发挥，才演绎出林林总总的"六经辨证"，已背离仲师原旨。

1985年，有一次拜谒张琪先生，以中医是辨病下的辨证论治为题就教，张老十分高兴地给我讲了一个多小时：同为中焦湿热，淋病、黄疸、湿温有何不同，先生毫分缕析，剀切详明。张老十分肯定中医是辨病下的辨证论治。

徐灵胎《兰台轨范》序：欲治病者，必先识病之名，能识病名，而后求其病之由生，知其所由生，又当辨其生之因各不同，而病状所由异，然后考其治之之法。一病必有主方，一方必有主药。或病名同而病因异，或病因同而病症异，则又各有主方，各有主药，千变万化之中，实有一定不移之法。

中医临床流派以经典杂病派为主流，张石顽、徐灵胎、尤在泾为其代表人物，《张氏医通》为其代表作。张石顽倡"一病有一病之祖方"，显系以辨病为纲领。细读《金匮要略》，自可发现仲景是努力建立辨病体系的，一如《伤寒论》。

外感热病中温病学派，临证每抓住疫疠之气外犯，热毒鸱盛这一基本病因病机，以祛邪为不易大法，一治到底，同样是以辨病为主导的。

《伤寒论》是由"三阴三阳"辨"病"与"八纲"辨"证"的两级构成诊断的。如"太阳病，桂枝证"（34 条）、"太阳病……表证仍在"（128 条）。首先是通过辨病，从整体上获得对该病的病性、病势、病位、发展变化规律以及转归预后等方面的全面了解，从而把握贯穿该病过程的始终，并明确其发生、发展的基本矛盾，然后才有可能对各个发展阶段和不同条件（如治疗、宿疾等）影响下所表现出来的症候现象做出正确的分析和估价，得出符合该阶段病理变化性质（即该阶段的主要矛盾）的"证"诊断，从而防止和克服单纯辨证的盲目性。只有首先明确"少阴病"的诊断，了解贯穿于少阴病整个发展过程中的主要矛盾是"心肾功能低下，水火阴阳俱不足"，才有可能在其"得之两三日"仅仅出现口燥咽干的情况下判断为"邪热亢盛，真阴被灼"，果断地用大承气汤急下存阴。正确的辨证分析，必须以明确的"病"诊断为前提，没有这个前提就难以对证候的表现意义做出应有的估价，势必影响辨证的准确性。

辨"病"诊断的意义在于揭示不同疾病的本质，掌握各病总体矛盾的特殊性；辨"证"诊断的意义在于认识每一疾病在不同阶段、不同条件下矛盾的个性和各病在一定时期内的共性矛盾，做到因时、因地、因人制宜。首先，辨病是准确诊断的基础和前提；结合辨证，则是对疾病认识的深入和补充。二者相辅相成，缺一不可。

"六经辨证"的说法之所以是错误的，就在于把仲景当时已经区分出的六个不同外感病种，看成了一种病的六个阶段，即所谓的太阳病是表证阶段，阳明病是里证阶段，少阳病是半表半里阶段等。这种认识混淆和抹杀了"病"与"证"概念区别，既与原文事实相违背，又与临床实际不相符合。按照这种说法去解释原文，就难免捉襟见肘，矛盾百出。"六经辨证"说认为太阳病即是表证，全不顾太阳病还有蓄血、蓄水的里证；认为阳明病是里证，却无视阳明病还有麻黄汤证和桂枝汤证。既为阳明病下了"里证"定义，却又有"阳明病兼表证"之说。试问阳明病既为里证，何以又能兼表证，则阳明病为里证之说又何以成立？

张正昭先生指出："六经辨证"说无端地给三阴三阳的名称加上一个"经"字，无形中把"三阴三阳"这六个抽象概念所包括的诸多含义变成了单一的经络含义，使人误认为"三阴三阳"病就是六条经络之病，违背了《伤寒论》以"三阴三阳"病名的原义。可见，把"三阴三阳"病说成"六经病"固属不妥，而称其为"六经证"就更是错误的了。

李心机先生鉴于《伤寒论》研究史上"注不破经，疏不破注"的顽固"误读传统"，就鲜明地指出"让伤寒论自己诠释自己"。

四、亚健康不是"未病"是"已病"

近年来，较多的中医学者把亚健康与中医治未病、欲病等同起来，亚健康不是中医的未病，机械的对应、简单的比附，不仅仅犯了逻辑上的错误，于全面继承中医学术精华并发扬光大十分不利。

（一）中医"未病"不能等同于亚健康

《素问·四气调神大论篇》："圣人不治已病，治未病，不治已乱，治未乱，此之谓也。夫病已成而后药之，乱已成而后治之，譬犹渴而穿井，斗而铸锥，不亦晚乎。"体现了治未病是中医对摄生保健的指导思想，强壮身体，防于未病之先。

"未病"是个体尚未患病，应注意未病先防。中医的"未病"和"已病"，是相对概念，健康属于未病，疾病属于已病。

《难经·七十七难》："上工治未病，中工治已病者，何谓也？然所谓治未病者，见肝之病，则知肝当传之与脾，故先实其脾气，无令得受肝之邪，故曰治未病焉。"此时，未病是以已病之脏腑为前提，以已病脏腑之转变趋向为依据，务先安未受邪之地。

《灵枢·官能》中有"正邪之中人也微，先见于色，不知于其身。"指出病邪初袭机体，首先见体表某部位颜色的变化，而身体并未感到任何不适，然机体的气血阴阳已出现失衡，仅表现一些细微病前征象的状态便为未病状态。由健康到出现机体症状，发生疾病，并非是卒然出现的，而是逐渐形成，由量变到质变的过程。

《灵枢·顺逆》也指出，"上工刺其未生者也；其次，刺其未盛者也……上工治未病，不治已病，此之谓也"。

《素问·八正神明论篇》："上工救其萌芽，必先见三部九候之气，尽调不败而救之，故曰上工。下工救其已成，救其已败。"显示早期诊断，把握时机，早期治疗，既病防变之意。

唐孙思邈的《千金方》中有"古之医者，上医治未病之病，中医治欲病之病，下医治已病之病"的论述，明确地将疾病分为"未病""欲病""已病"三个层次。未病指机体已有或无病理信息，未有任何临床表现的状态或不能明确诊断的一种状态，是病象未充分显露的隐潜阶段。

中医的治未病是一种原则和指导思想，既包涵未病先防的养生防病、预防保健思想，也包涵既病防变、早期治疗、控制病情的临床治疗原则。

亚健康无论如何都是有明显身体不适而又不能符合（西医的）某种疾病诊断标准的状态，把未病和亚健康等同起来，是毫无道理的。

（二）亚健康是中医的已病

作为"中间状态"的亚健康，应包括三条：首先，没有生物学意义上的疾病（尚未发现躯体构造方面的异常）及明确的精神心理障碍（属"疾病"）；其次，它涉及躯体上的不适（如虚弱、疲劳等非特异性的，尚无可明确躯体异常、却偏离健康的症状或体验，但还够不上西医的"疾病"）；再次，还可涉及精神心理上的不适（够不上精神医学诊断上的"障碍"），以及社会生存上的适应不良。以亚健康状态常见的头痛、头晕、失眠等为例，均已构成中医"病"的诊断。多数亚健康个体，其体内的病机已启动，已经出现了阴阳偏盛偏衰，或气血亏损，或气血瘀滞，或有某些病理性产物积聚等病机变化。

"亚健康状态"指机体正气不足或邪气侵犯时机体已具备疾病的一些病理条件或过程，已有一些或部分病症（证）存在，但是未具备西医学疾病的诊断标准。我们不能采取把中医的"病"的概念与西医"疾病"的概念等同起来的思考和研究方式。

笔者认为全部中医的"病"只要还不具备西医学疾病诊断的证据，均属亚健康范畴。

中医生存和发展有一最关键的因素，就是临床范围日益窄化，中医文化基础日渐式微，信仰人群的迁移，观念的转变，后继乏人。很多研究都表明，人群中健康状态占 10%，疾病状态占 15%，75% 属于亚健康状态。西医还没有明确的方法和药物治疗亚健康。中医学在亚健康状态方面的潜在优势，不仅可拓展中医学术新的生存空间，而且必将促进整个世界医学的进化与发展，从而为全人类的健康做出新的贡献。

闫希军先生所著《大健康观》中提出了大健康医学模式。在大健康医学模式中，中医被赋予十分重要的地位，而拥有了更加广阔的空间。中医理论与系统生物学及大数据方法契合，并将与系统生物学和生态医学等领域取得的成果相互交通，水乳交融，这是未来西方医学和中医学发展必然的走向。

五、正本清源，重建中医范式

范式是某一科学共同体在某一专业或学科中所具有的共同信念，这种信念规定了它们的共同的基本观点、基本理论和基本方法，为它们提供了共同的理论模式和解决问题的框架，从而成为该学科的一种共同的传统，并为该学科的发展规定了共同的方向。

库恩认为"范式"是成熟科学的标志，由于"范式"的存在，科学家们一方面可以在特定领域里进行更有效率的研究，从而使他们的研究更加深入；而另一方面，"范式"也意味着该领域里"更严格的规定"，"如果有谁不肯或不能同它协调起来，就会陷于孤立，或者依附到别的集团那里去"。因此，同一范式内部，研究者拥有相同的世界观、研究方法、理论、仪器和交流方法，但在不同"范式"之间却是不可通约的。不同"范式"下的研究者对同一领域的看法就像是两个世界那样完全不同。这也是造成"一条定律对一组科学家甚至不能说明，而对另一组科学家有时好像直观那样显而易见"的原因。

李致重等学者从具体研究对象、研究方法及基础理论等方面论述了中西医范式的不可通约性。而且，中、西医关系的特殊之处还在于，它们不只是同一领域的两个不同"学派"，更是基于两种完全不同的文化而发展起来的，这也使得二者之间的不可通约性表现得尤其明显和强烈。正是由于这种不可通约性导致了中西医之争。屈于特定历史条件下"科学主义"的强势地位，中医最终被迫部分接受了西医"范式"。"范式丢失"是近现代中医举步维艰、发展停滞、甚至后退的根本原因。

任何一门科学的重大发展，都表现在基本概念的更新和范式的变革上……变革范式，是现时代中医理论发展的必经之路。

如何正本清源，重建范式？

正本清源是中医范式或重建的基础，这是一项十分艰巨浩大的工程。正本首先是建立传统范式。必须从经典著作入手，梳理还原，删汰芜杂，尽呈精华。

（一）解释学·语言能力与重建

东汉许慎在《说文解字·叙》中说："盖文字者，经艺之本，王政之始，前人所以垂后，后人所以识古。故曰：本立而道生。"给予中国古典解释学以崇高的地位。

解释学把生命哲学、现象学、存在主义分析哲学、语言哲学、心理学、符号学等理论融合在一起，强调语言的本体论地位，认为我们所能认识的世界只能是语言的世界，人与世界的关系的本质是语言的关系，不仅把解释当作人文科学的方法论基础，而且是哲学的普遍方法。

狭义解释学特指现代西方哲学领域中的解释学理论，它经过狄尔泰、海德格尔、伽达默尔、利科、哈贝马斯等思想巨匠在理论上的构建和推动，形成了哲学释义学；广义解释学则不限于西方哲学领域，一切关于文本的说明、注解、解读、校勘、训诂、修订、引申及阐释的工作都属于解释活动，都要依靠相应的解释方法和解释理论来完成，因而都可以称作解释学。中医书籍中只有少部分是经典原著，而其余大部分都属于关于经典原著的解释性著作。

从当代解释学观点看，任何现代理论或现代文化都发轫于传统，传统文化的生命力则在于不断的解释和再解释之中。传统文化和现代文化并不是对立的，而是统一的，确切地说，是对立统一。人类文化是一条河流，它从传统走来，向未来走去，亦如黑格尔所说，离开其源头愈远，它就膨胀得愈大。

拉法格相信：《老子》在其产生之初，在它的著者与当时的读者之间存在着一种共识，这种共识便是《老子》的初始意义，《老子》著者传达的是它，当时的读者从中读懂的也是它。那么，这种共识又是从何而来的呢？拉法格认为：处于同一时代同一环境中的人可能会在词义的联想、语言结构的使用、社会问题的关注上具有共同之处，所以他们之间能够彼此理解。拉法格采用语言学家乔姆斯基的"语言能力"一词来指代这种基于共有的语言与社会背景的理解能力。在他看来，这种"语言能力"是历史解释学的关键，是发现历史文本原始意义的途径。他建议读者利用多种传统方法增强自己理解《老子》的语言能力，如古汉语字词含义的研究、历史事件与古代社会结构的分析，其他古代思想家思想的讨论等。也就是说，旨在发现《老子》原始意义的现代读者应尽可能地将自己置于《老子》所处的时代，将当时的社会背景、语言现象等历史的事物内化为自己的"语言能力"。

历史的解释者的任务是利用历史的证据重新将《道德经》与它产生的背景联结起来，在该背景下对其进行分析研究。解释者首先必须去掉成见，不可以将我们现代的思想强加于古人，或用现代思想批判古人。

历史解释学方法是中医经典著作、传统理论研究的基本方法。其要旨在于忠实细密地根据经典话语资料和现代方法对原典重新解读。旧有的词语和概念通过词语组合方式和语境组件方式的特殊安排，突显出原典文本固有的基本意义结构。通过意义结构分析，探询其原始涵义、历史作用和现代意义。

（二）解构与重建

理解分析就是"解构"，而"解构"旨在重建，使新的理论概念或理论结构因此建立。自然科学家就是依循这一程序不断地改弦更张，发展其理论系统……解构和重建与科恩所说的"范式变革"有所类同。何裕民先生认为：对原有理论概念或规则的重新理解和分析，对传统中医理论体系进行解构和重建，是现阶段中医理论发展的切实可行的最佳选择。

事实的确认和概念的重建是重建的途径与环节。

严肃的科学研究应以经验事实为基础，而不仅仅是古书古人的描述，古人的认识充其量只是帮助人们寻找经验事实，并在研究中给予一定的启示。

概念的重建与事实的确认可以说是互为因果的两大环节。梳理每个名词术语的历史演变和沿革情况、分析它们眼下使用情况及混乱原因，这两者有助于旧术语的解构；组织专家集体研讨以期相对清晰、合理地约定每一概念（名词术语）的特征和实质。

阴阳五行学说对传统中医理论之建构，具有决定性的作用。它们作为主导性观念和认识方法渗入中医学，有的又与具体的学术内容融合成一体，衍生出众多层次低得多的理论概念。藏象、经络、气血津液等可视作中医理论体系的第二层次，第三层次的是众多较为具体的概念或术语，其大多与病因病机、治法及"证"相关联。最低层次的是一些带有经验陈述性质的论述。形成这些概念，司外揣内、援物比类等起着主要作用，不少是从表象信息直接跳跃到理论概念的，许多概念与实体并不存在明确的对应关系，其内涵和外延有时也颇难作出清晰的界定。

一些学者主张：与学术内容融合在一起的阴阳五行术语，应通过概念的清晰化、实体化和可经验化而清理出去。亦即使哲学的阴阳五行与具体（中医）的科学理论分离……愚意以为不可，以其广泛渗透而不可剥离，阴阳五行已成为不可或缺的纲领框架，当以中医学理视之，而不仅仅视为居于指导地位的古典哲学思想。

（三）方法

正本清源，重建范式，必须有良好的方法。我们反对科学主义，但我们崇尚科学精神，我们必须学习运用科学方法，尤其是科学思维方法，科学观察方法，科学实证方法（不仅仅是实验室方法）。

"医林改错，越改越错"，《医林改错》中提出的"心无血，脉藏气"之说，显然是错误的。为什么导致错误的结论？主要是他不知道，观察是有其一定条件，一定范围的。离开原来的条件、时间、地点，观察结果会有很大差异。运用观察结论做超出原条件、原范围的外推时，必须十分审慎。他所观察的都是尸体，由于动脉弹力大，把血驱入静脉系统。这是尸体的条件，不可外推到活着的人体。对观察结果进行理解和处理时，必须注意其条件性、相对性和可变性。

在广泛占有资料的基础上，还必须要有正确的思维方法。对于马王堆汉墓出土的缣帛及竹木简医书成书年代的推定和对该批资料的运用，我国的有关专家认为："如果从《黄帝内经》成书于战国时期来推定，那么两部灸经的成书年代至少可以上溯到春秋战国之际甚至更早。"而日本山田庆儿先生认为，这种"推论的方法是错误的。不管我们最后会达到什么样的结论，我都不应该根据所谓《黄帝内经》是战国时期的著作这个还没有确证的假定，去推断帛书医书的成书年代，而必须相反地从关于后者已经确证了的事实出发，来推断前者成书的过程和年代"。山田庆儿先生基于"借助马王堆医书之光，可以逐渐看清中国医学的起源及其形成过程"。

吴坤安认为：喻嘉言、吴又可、张景岳辈，治疫可谓论切治详，发前人所未发。但景岳宜于汗，又可宜于下，嘉言又宜于芳香逐秽，三子皆名家，其治法之所以悬绝若此，以其所治之疫各有不同。景岳所论之疫，即六淫之邪，非时之气，其感同于伤寒，故每以伤寒并提，而以汗为主，欲尽汗法之妙，景岳书精切无遗。又可所论之疫，是热淫之气，从口鼻吸入，伏于募原，募原为半表半里之界，其邪非汗所能达，故有不可强汗、峻汗之戒；附胃最近，入里尤速，故有急下、屡下之法。欲究疫邪传变之情，惟又可之论最为详尽，然又可所论之疫，即四时之常疫，即俗名时气症也。若嘉言所论之疫，乃由于兵荒之后，因病致病，病气、尸气混合天地不正之气，更兼春夏温热暑湿之邪交结互蒸，人在气交中，无隙可避，由是沿门阖境，传染无休，而为两间之大疫，其秽恶之气，都从口鼻吸入，直行中道，流布三焦，非表非里，汗之不解，下之仍留，故以芳香逐秽为主，而以解毒兼之。是三子之治，各合其宜，不得执此而议彼。

学术研究中，所设置的讨论的问题必须同一，必须是一个总体，这是比较研究的基本原则。执此而议彼，古代医家多有此弊，六经辨证与卫气营血辨证、三焦辨证之争论，概源于方法之偏颇。

六、提高疗效是中医学术发展的关键

中医药学历数千年而不衰，并不断发展，主要依靠历代医学家临床经验的积累、整理提高。历代名医辈出，多得自家传师授。《周礼》有"医不三世，不服其药"，可见在很早人们即已重视了老中医经验。

以文献形式保留在中医典籍之中的中医学术精华仅仅是中医学术精华的一部分。为什么这样说？这是因为中医学术精华更为宝贵的部分是以经验的形式保留在老中医手中的。这是必须予以充分肯定、高度重视的问题。临床家，尤其是临床经验丰富、疗效卓著者，每每忙于诊务，无暇著述，其临床宝贵经验，留下来甚少。叶天士是临床大家，《外感温热篇》乃于舟中口述，弟子记录整理而成。《临证指南医案》，亦弟子侍诊笔录而成，真正是叶天士自己写的东西又有什么？

老中医经验，或禀家学，或承师传，通过几代人，或十几代或数百年的长期临床实践，反复验证，不断发展补充，这种经验比一般书本中所记述的知识要宝贵得多。老中医经验是中医学术精华的重要组成部分，舍全面继承，无法提高疗效。

书中的知识要通过自己的实践，不断摸索不断体会，有了一些感受，才能真正为自己所利用。真正达到积累一些经验，不消说对某些疾病能形成一些真知灼见，就是能准确地把握一些疾病的转归，亦属相当困难，没有十年二十年的长期摸索，是不可能的。很显然，通过看书把老中医经验学到手，等于间接地积累了经验，很快增加了几十年的临床功力，这是中青年医生提高临床能力的必由之路。全面提高中医队伍的临床水平，必将对中医学术发展产生极大的推动作用。

老中医经验中不乏个人的真知灼见，尤其是独具特色的理论见解、自成体系的治疗规律都将为中医理论体系的发展提供重要的素材。尤其是传统的临床理论并不能完全满足临床需要时，理论与临床脱节时，老中医的自成规律的独特经验理论价值更大。

在强大的西医学冲击下，中医仍然能在某些领域卓然自立，是因为其临床实效，西医学尚不能取而代之。这是中医学赖以存在的基础，中医学的发展亦系之于此。无论如何，提高临床疗效都是中医学术发展的战略起点和关键所在。

中医以其疗效，被全世界越来越多的人认可，仅在英国就有3000多家中医诊所（这已是多年前的数字）。在美国有超过30%的人群，崇尚包括中医在内的替代医学自然疗法。在医学界也认为有一些疾病，西医学是束手无策的，应从中医学中寻求解决的办法。美国医学会在1997年出版的通用医疗程序编码中特别增加两个针灸专用编码，对没有解剖结构，没有物质基础的中医针灸学予以承认；在2015年实施的"国际疾病分类"ICD-11，辟专章将中医纳入其中。我们应客观地对待百年中医西化历史，襟怀大度地包容对中医的批评，矜平躁释，心态平和，目标清晰，化压力为动力，寓继承于创新，与时俱进。展望未来，我们对中医事业发展充满了信心。

单书健

2016 年 12 月

序

　　十年前出版之《当代名医临证精华》丛书，由于素材搜罗之宏富，编辑剪裁之精当，一经问世，即纸贵洛阳，一版再版，被医林同仁赞为当代中医临床学最切实用、最为新颖之百科全书。一卷在手，得益匪浅，如名师之亲炙，若醍醐之灌顶，沁人心脾，开慧迪智，予人以钥，深入堂奥，提高辨治之水平，顿获解难之捷径，乃近世不可多得之巨著，振兴中医之辉煌乐章也，厥功伟矣，令人颂赞！

　　名老中医之实践经验，乃中医学术精华之最重要部分，系砺炼卓识，心传秘诀，可谓珍贵至极。今杏林耆宿贤达，破除"传子不传女，传内不传外"之旧规，以仁者之心，和盘托出；又经书健同志广为征集，精心编选，画龙点睛，引人入胜。熟谙某一专辑，即可成为某病专家，此绝非虚夸。愚在各地讲学，曾多次向同道推荐，读者咸谓得益极大。

　　由于本丛书问世迄已十载，近年来各地之新经验、新创获，如雨后春笋，需加补充；而各省市名老中医珍贵之实践经验，未能整理入编者，亦复不少，更应广搜博采，而有重订《当代名医临证精华》之议，以期进一步充实提高，为振兴中医学术，继承当代临床大家之实践经验，提高中青年中医辨治之水平，促进新一代名医更多涌现，发展中医学术，作出卓越贡献。

　　与书健同志神交多年，常有鱼雁往还，愚对其长期埋首发掘整理老中医学术经验，采撷精华，指点迷津，详析底蕴，精心编辑，一心为振兴中医事业而勤奋笔耕，其淡泊之心志，崇高之精神，实令人钦佩。所写《继承老中医经验是中医学术发展的关键》一文，可谓切中时弊，力挽狂澜，为抢救老中医经验而呼吁，为振兴中医事业而献策，愚完全赞同，愿有识之士，共襄盛举。

顷接书健来函，出版社嘱加古代医家经验，颜曰：古今名医临证金鉴。愚以为熔冶古今，荟为一帙，览一编于某病即无遗蕴，学术发展之脉络了然于胸，如此巨构，实令人兴奋不已。

书健为人谦诚，善读书，且有悟性，编辑工作之余，能选择系之于中医学术如何发展之研究方向，足证其识见与功力，治学已臻成熟，远非浅尝浮躁者可比。欣慰之余，聊弁数语以为序。

八二叟朱良春谨识

时在一九九八年夏月

凡　例

1.明清之季中医临床体系方臻于成熟，故古代文献之选辑，以明清文献为主。

2.文献来源及整理者，均列入文后。未列整理者，多为老先生自撰。或所寄资料未列，或转抄遗漏，间亦有之，于兹恳请见谅。

3.古代文献，间有体例欠明晰者，则略作条理，少数文献乃原著之删节摘录，皆着眼实用，意在避免重复，简而有要。

4.古代文献中计量单位，悉遵古制，当代医家文献则改为法定计量单位。一书两制，实有所因。药名多遵原貌，不予划一。

5.曾请一些老先生对文章进行修改或重新整理素材，使主旨鲜明，识邃意新；或理纷治乱，重新组构，俾叶剪花明，云净月出。

6.各文章之题目多为编纂者所拟，或对仗不工，或平仄欠谐，或失雅训，或难概全貌，实为避免文题重复，勉强而为之，敬请读者鉴谅。

7.凡入药成分涉及国家禁猎和保护动物的（如犀角、虎骨等），为保持方剂原貌，原则上不改。但在临床运用时，应使用相关的替代品。

8.因涉及中医辨证论治，故对于普通读者而言，请务必在医生的指导下使用，切不可盲目选方，自行使用。

目 录

述 要

痢疾,《内经》称为"肠澼",对其致病因素、临床表现、预后转归均有论述。

如《素问·至真要大论》曰:"少阴之胜,腹满痛溏泄,传为赤沃。""少阳司天,火淫所注,民病注泄赤白。""厥阴之胜,少腹痛,注下赤白。"《素问·六元正纪大论》有"太阳司列之政,四时之气,风湿交争,民病注下赤白"之说。此外,《素问·太阴阳明论》又指出:"饮食不节,起居不时,则阴受之,阴受则入五脏,入五脏则膜满闭塞,下为飧泄,久为肠澼。"揭示了痢疾有感受外邪与饮食不节两大因素,而外邪之中,尤以热邪为主;饮食致痢,又强调了"下为飧泄,久为肠澼",即由泻转痢,这些论证不但成为后世阐发本病病因时的理论依据,同时对病机的认识也有启迪。其次,《灵枢·论疾诊尺》的"春伤于风,夏生后泄肠澼"之说,也证明《内经》已指出痢疾多发于夏季的特点。

张仲景《伤寒论》与《金匮要略》将泄泻、痢疾统称为下利。但与"痢疾"每以"便脓血"、"下重"、"圊脓血"别之。

《金匮要略》论及休息痢,如:"下利已差,至其年、月、日时复发者,以病不尽故也,当下之。"《伤寒论》、《金匮要略》所立方中,体现了仲景治痢的规矩法度。如运用清利的葛根黄芩黄连汤、黄芩汤、白头翁汤；通下的承气诸方；收涩的桃花汤、诃黎勒散、禹余粮丸；温化的理中汤、白通汤、四逆汤；还有正虚邪留、寒热错杂的乌梅丸，至今仍广泛采用，久而不衰。

晋·葛洪《肘后备急方》以"痢"称之，以与泄泻相区别。并在《卷二·治伤寒时气温病方》一论中有"天行毒病，挟热腹痛下痢"的记载，已经认识到痢疾的传染性。"下痢不能食"一语，后世"噤口痢"之名，迨由此始。

唐·孙思邈《备急千金方·卷第十五》将本病又称为"滞下"，所谓"滞下"者指排便难下之意也。孙思邈在本卷还撰有"热痢"、"冷痢"、"疳湿痢"、"小儿痢"论。主方一百零二首，当下、当温、救里、攻表等治疗原则完备。

"痢疾"之名，乃宋代严用和首创。《严氏济生方·痢疾论治》谓："今之所谓痢疾者，即古方所谓滞下是也。"在治疗上批判了当时专事收涩补敛之旧习："虽可因证辨证，然常叹世之人，初感此病，往往便用罂粟壳、石榴皮、诃子肉、肉豆蔻辈以止涩之，殊不知痢疾多因饮食停滞于肠间所致"。主张："必先导涤肠胃，次正根本，然后辨其风冷暑湿而为之治法。"

金元时期，刘河间强调下迫后重里急，窘迫急痛也，火性速而能燥物也。""行血则便脓自愈，调气则后重自除"，一直为后世所重。至今仍被奉旨为治痢的主要原则。

朱丹溪师承前说，而颇多创见，如《丹溪心法·痢》在篇首提出"痢赤属血，白属气。"纠正了前人所谓"赤痢属热，白痢属寒"的不妥说法。其二，进一步阐明了痢疾的传染性，如："又有时疫作痢，一方一家之内，上下传染相似。"后世在论证痢疾有传染性时，多引证丹溪的观点。其三，认为痢疾的病因"皆湿热为本"，临床所见，痢之为患，确以湿热者最多，故丹溪所论，提出了痢疾病因的重点所在。其四，对本病的治疗提出："初得之时，元气未虚，必推荡之，此通因通用之法，稍久气虚，则不可下。壮实初病宜下，虚弱衰老久病宜升提。""通因通用"成为治痢法则。其五，提出"噤口痢"一证，并阐明了噤口痢的病机与治法。如："噤口痢者，胃口热甚故也。大虚大热，用香连丸，莲肉各一半，其为末，米汤调下。又方，人参二分，姜汁炒黄连一分，浓煎，终日细细呷之，如吐则再服。"撷取前人的合理部分，参以自己的独特见解，影响深远。

明清医家对痢疾之病因病机，有所阐发：如景岳、士材之"病本脾肾"；秦景明则又提出外感痢疾、内伤痢疾，条分缕析，论理深刻；并认为本病之发生与忧思伤脾有关，名曰"七情痢"。

明代医家对痢疾最具卓见者，当推喻昌。《医门法律痢疾门·痢疾论》说："外感三气之热而成下痢，其必从外而出之，以故下痢必从汗，先解其外，后调其内，首用辛凉，以解其表，次用苦寒以清其里，一二剂愈矣。失于表者，外邪但从里出，不死不休，故虽百日之远，仍然用逆流挽舟之法，引其邪而出之于外，则死证可治，危证可安。经治千人，成效历历可纪。"关于解表法治痢，自刘河间就曾提及，如说："表邪缩于内，当散表邪而愈。"以后不少医家皆有所论述。喻氏正是在总结前人经验的基础上，结合临床实践，提出"逆流挽舟"法则，临床证实这一法则，是治痢兼有表证行之有效的重要法则之一。

于痢疾挟有瘀血，丹溪、李梴曾经论及，唯李用粹论之最详。《证治汇补·痢疾》提出"瘀血痢"一证，如说："凡饱食疾走，极力叫号，跌仆受伤，郁怒不泄，以及妇人经行产后，误吞生冷，恶血不行，凝滞于内，侵入肠间而成痢疾，纯下紫黑恶血当祛瘀。"对瘀血致痢的症因脉治叙述较为完善，但与各家所论相反，各家皆认为因痢致瘀，而李用粹提出因瘀而致痢。李氏倒因为果，亦值得深入研究。

陈修园发明"奇恒痢"一证，观察极为细致，颇类现代之中毒性痢疾。孔毓礼的《痢疾论》、吴道源的《痢疾汇参》等，皆集痢疾辨证治疗之大成。

慢性非特异性溃疡性结肠炎，每属久痢之范畴。冉雪峰先生治之以加减桃花汤；董廷瑶先生治之以乌梅丸；谢海洲先生又治之以锡类散；俞尚德先生名曰：痢型腹泻，每用自拟秦桂方治之。

陈耀堂先生治久痢，每伍用乳没；于孕妇痢疾，赵恩俭先生每重用当归、白芍，治痢安胎，两者兼顾；董建仁先生倡急性菌痢亦可兜涩，要在择用达药；董国立先生有家传验方痢疾散，组方别具特色。

虞抟

痢疾正传

虞抟（1438~1517），字天民，明代医家

《内经》曰：溲而便脓血，知气行而血止也。

愚按：经文溲字下，必缺一涩字。溲即尿也，溲涩而便脓血者，言病因也，盖血因气滞，而大小二便俱不利耳。气行而血止者，言治法也。故河间阐明其说，所谓和气则后重自除，而用木香、槟榔、枳壳等药以和之，即此意也。

河间曰：行血则便脓自愈，和气则后重自除。又曰：后重则宜下，腹痛则宜和，身重则除湿，脉弦则去风，脓血稠黏以重药竭之，身冷自汗以热药温之，风邪外束宜汗之，鹜溏为痢宜温之。又曰：在表者发之，在里者下之，在上者涌之，在下者竭之，身表热者内疏之，小便涩者分利之。又曰：盛者和之，去者送之，过者止之，兵法云：避其来锐，击其惰归。此之谓也。夫古方以泻痢滚同论治，朱紫混淆，殊不知泻属脾而痢属肾也。丹溪曰：先水泻而后脓血者，此脾传肾，贼邪难愈。先脓血而后水泻者，此肾传脾，微邪易愈。是皆先哲之格言，以为后学之绳墨，医者其可不详究乎。

脉　　法

《脉经》云：肠澼下脓血，脉沉小流连者生，洪大数身热者死。又曰：肠澼筋挛，脉小细安静者生，浮大而紧者死。

方　　法

丹溪曰：痢赤属血，自小肠来；白属气，自大肠来。

《原病式》曰：痢为湿热甚于肠胃怫郁而成，其病皆热证也。俗以痢白为寒，误也，如热生疮疖而出白脓，可以白为寒乎？阴阳水一火，一高则一下，一盛则一衰。若以白为寒、赤为热，则兼赤白者，乃寒热俱甚于肠胃之间而为病乎？况下迫窘痛小便赤涩而痢白者必多有之，为热明矣。世有用辛热药而愈者，盖辛甘发散，热主出行，故病微者则郁结开通，气和而愈；若病甚者，郁结不开，其病转加而死矣。故治痢者，必用寒以胜热，苦以燥湿，微加辛热佐之，以为发散开通之用，如此固无不效者。

仲景治痢，可下者，悉用承气等汤加减下之。大黄之寒，其性善走，佐以厚朴之温，善行滞气，缓以甘草之甘，饮以汤液，灌涤肠胃，滋润轻快，积行即止。局方用砒、丹、巴、硇类聚成丸，其气凶暴，其体重滞，积气已行而毒气未消，犹暴贼手持兵刃，使之徘徊瞻顾于堂奥之间，纵有愈病之功，而肠胃清纯之气，宁无损伤之患乎。可温者，乃用姜附温之。局方例用热药为主，涩药为佐，用之于下利清白者犹可；其里急后重，经所谓下迫者皆属火热所为，加以涩热之剂，非杀而何。

初得一、二日间，元气未虚，必推荡之，此通因通用之法，用大承气汤或调胃承气汤。下后，看气血调理，气用参、术，血用四物。

五日后，不可下。此亦大概言之，气血虚者，虽一二日亦不可下；实者，十余日后，亦有下之而安者。

腹痛，以白芍药、甘草为君，当归、白术为佐。恶寒者加桂，恶热者加黄柏。

腹痛，因肺金之气郁在大肠之间，以苦梗发之，后用痢药。一云，实则可下，虚则以苦梗发之。

初下痢腹痛者，用温药姜、桂之属，切不可骤用参、术。纵气虚胃虚，皆不可用。后重者，积与气坠下之故，兼升兼消，尤当和气，木香槟榔丸、保和丸之类。身热挟外感者，不恶寒，用小柴胡去人参；发热恶寒，身俱痛，此为表证，宜微汗和解，加苍术、川芎、陈皮、芍药、甘草、生姜，煎服。愚每以上二方并治痢之挟外感者，亦多获奇效也。发热不止者属阴虚，用寒凉药必兼温药、升药。

大孔痛（肛门痛也），因热流于下也，木香、槟榔、黄芩、黄连加炒干姜。

仲景法治大孔痛，一曰温之，一曰清之。若久病身冷自汗脉沉小，宜温之。暴病身热脉洪大，宜清之。

下血者宜凉血活血，当归、黄芩、桃仁之类，或用朴硝。有风邪下陷，宜升提之，盖风伤肝、肝主血故也。有湿伤血，宜行湿清热。

湿热下痢，小便涩少，烦渴能食，脉洪大而缓，腹痛后重，桂苓甘露饮送下保和丸二三十粒。

湿多热少，脾胃不和，食少，腹痛后重，夜多利下，胃苓汤送下保和丸二三十粒。

气虚，面色萎黄或枯白色，人疲倦，痢频并痛，后重不食，脉细或微汗时出，黄芪建中汤送下保和丸二三十粒。

湿热为痢，不渴者，建中汤加苍术、茯苓，下保和丸。

脾胃不和，食少，腹胀痛后重，脉弦紧，宜平胃散加芍药、官桂、葛根、白术、茯苓，下保和丸。

下痢，血气大虚，腹痛频发后重不食，或产后得此证，用四君子汤加当归、陈皮，下保和丸二三十粒。

下痢白积者，用芍药汤加白术、陈皮、甘草、滑石、桃仁。

下痢赤积，身热，益元散加木通、炒芍药、炒陈皮、白术，煎汤送下保和丸加黄芩丸。

久下痢，已数日不能起床，不食，疲弱之甚者，用：

人参五分　白术一钱　黄芪五分　当归七分　芍药一钱　甘草炙，三分　御米壳醋炒，三分　地榆五分　木香三分　缩砂五分　陈皮一钱　升麻三分　白豆蔻仁三分　泽泻五分

上细切，作一服，水一盏半，煎至一盏，去渣温服。

如下坠异常，积中有紫黑血而又痛甚者，此为死血证，用桃仁细研及滑石行之。

血痢久不愈者，属阴虚，四物为主。

下痢如豆汁者，湿也。盖脾胃为水谷之海，无物不受，常兼四脏，故有如五色之相染。当先通利，此迎而夺之之义。如虚，宜审之。

古方用厚朴专为行凝滞之气，滞气稍行则去之。枳壳虽稍缓，亦不宜久服。只以陈皮和药可也。古方多用粟壳治嗽与痢，但要先出病根，乃收功后药也。

如力倦气少恶食，此为挟虚证，宜用白术、当归身尾，甚者加人参、陈皮补之，虚回而痢自止。

如久痢，体虚气弱，滑泄不止，亦当以涩药止之，诃子肉、豆蔻、白矾、半夏、牡蛎之类，择而用之。然须以陈皮为佐，恐太涩亦能作疼。又，甚者须灸天枢、气海取穴法，见前霍乱门。

如痢已减十之七八，秽积已尽，糟粕未实，用炒芍药、炒白术、

炙甘草、陈皮、茯苓煎汤，下固肠丸二三十粒。此丸性多燥涩，有去湿实肠之功。若滞气未尽除者，不可遽用。

如痢后糟粕未实，或食粥稍多，或饥甚方食，腹中作疼，以白陈皮二味煎汤，和之自安。

如气行血和积少，但虚坐努责，此为无血证，倍用归身尾、芍药、生地黄，而以桃仁泥佐之，陈皮和之，血生自安。

如痢后脚弱，渐细小，用苍术二两，白芍药、龟甲各二两半，黄柏五两，粥糊丸，以四物汤加陈皮、甘草，煎汤送下。

噤口痢，胃口热甚故也，用黄连、人参煎汤，终日呷之。如吐，则再强饮，但得一呷下咽，便好。又用田螺捣，纳入脐中，以引下其热。胃中热结，当开以降之。人不知此，多用温药甘味，以济火，以滞益滞也。亦有误服热毒之药犯胃者，当推明而祛其毒，用粪焙干为末，清米饮调下一钱匕，其效。

多有时疫作痢，传染相似，宜推明运气之胜复以治之。

小儿痢疾，用黄连、黄芩、大黄、甘草煎服。赤痢加桃仁、红花，白痢加滑石末，同煎，一小儿八岁，下痢纯血，作食积治，苍术、白术、黄芩、芍药、滑石、茯苓、甘草、陈皮、神曲煎汤，下保和丸。凡下痢纯血者，如尘腐色者，如屋漏水者，大孔开如竹筒者，唇如朱红者，俱死。如鱼脑髓者，身热脉大者，俱半死半生。经所谓身凉脉细者生，身热脉大者死，亦大概言之耳，不可一途而论也。

一方，治热痢血痢，用大黄、黄连、黄芩、黄柏、枳壳、白芍药、川归、滑石、甘草、桃仁、白术等份，神曲糊丸，如梧桐子大，每服五六十丸，白汤下。

清六丸 治血痢神效。

温六丸 治痢及水泻皆效。

固肠丸 治湿热下痢，大便下血，去肠胃陈积之后，用此以燥下湿而实大肠。

樗根白皮不拘多少（细切，略炒）

上一味，研为细末，米糊为丸，如梧桐子大，每服三五十丸，陈米饮送下，或用妙芍药、炒白术、炙甘草、陈皮、茯苓煎汤下。

（以上丹溪方法凡四十二条）

芍药汤 行血则便脓自愈，和气则后重自除，此药是也。

白芍药二钱　当归尾　黄连　黄芩各一钱　大黄七分　甘草　槟榔　木香　桂心各五分

上细切，作一服，水一盏半，煎一盏，空心服。

如初病，后重窘迫甚者，倍大黄，加芒硝一钱。如痞满，气不宣通，加枳实一钱。

如脏毒下血，加黄柏一钱。

黄芩芍药汤（河间）治泻痢腹痛，或后重身热，久而不愈，脉洪数者，及脓血稠黏者。

黄芩　芍药各二钱　甘草一钱

上细切，作一服，水一盏半，煎至一盏，温服。腹痛甚，加桂二分，稍热服之。

黄连汤（河间）治大便后下血，腹中不痛，谓之湿毒下血。

黄连　当归各二钱

上细切，作一服，水一盏半，煎至一盏，去渣温服。

芍药黄连汤（河间）治大便后下血，腹中痛者，谓之热毒下血。

芍药　川归　黄连各一钱五分　大黄三分　桂心一钱五分　甘草三分

上细切，作一服，水一大盏，煎七分，温服。

大黄汤（河间）治痢久不愈，脓血稠黏，里急后重，日夜无度，脉沉实，人不甚困倦者，或初得腹痛甚者，窘迫不安者。

大黄一两

上细切，作一服，用好酒二大盏浸半盏，煎至一盏半，去渣，分作二服，顿饮之。如痢未止，再进后服。后以芍药汤和之，又再服黄芩芍药汤以彻其邪。此乃荡涤邪热之剂，用酒煎者，盖欲其上至顶巅，外彻皮毛也。

香连丸（局方）　治下痢脓血，赤白相杂，里急后重。

黄连（与吴茱萸十两二味各以好酒拌湿同炒，去茱萸）二十两　木香（不见火）四两八钱

上为细末，醋调面糊为丸，如梧桐子大，每服三五十丸，清米饮送下。一方加石莲肉半斤，治噤口痢尤佳。

益元散（河间）　谓此为治痢之圣药也，其功不能尽述。

桂府腻白滑石六两　粉甘草炙，一两

上二味，共为极细末，每服三钱，白水调，无时。

神效参香散　治痢疾日久，秽积已少，腹中不痛，或微痛，不后重窘迫，但滑溜不止，乃收功之后药也。

粟壳去穰蒂，醋炙，一两二钱　陈皮一两三钱　肉豆蔻面裹煨，四钱　茯苓去皮　白扁豆炒，各四钱　木香　人参各二钱

上为细末，每服一钱匕，清米饮调下，食远。

（丹溪活套）云：痢疾乃外感兼内伤之候，须分表里治之。在表者，必恶寒发热，身首俱痛，宜以小柴胡汤，去人参、枣子，加苍术、川芎、陈皮、生芍药，微汗以散之。在里者，必后重窘迫腹痛，下积早宜以大小承气汤、河间酒煎大黄汤之类下之。余邪未尽，更以芍药汤、香连丸之类以彻其邪。秽积已尽而更衣未息者，此大肠不行收令故也，宜以固肠丸、参香散之类以止涩之。噤口者，须详证按法调治，切不可轻用粟壳、肉豆蔻、诃子之类以试之，杀人于反掌之间也。但凡痢证不问轻重，若邪气正盛而以粟壳之类止遏之，虽不死

亦成休息痢，二三年不能愈也。又不可轻用巴豆、牵牛等热毒之剂攻之，盖病因热毒，又得热毒之剂，以火济火，不死何待。

祖传方

和中饮 治痢疾，不分赤白久近，服之无有不效者。但发热噤口不食者，不可服。

陈皮 白术 茯苓 白芍药各一钱 草果仁七分 甘草三分 陈仓米二钱 砂糖三钱 粟壳醋炙，一钱五分 乌梅一个

上细切，作一服，加生姜三片，大枣一枚，水二盏，煎至一盏，去渣温服。

三根饮 治休息痢年久不愈者，其效如神。

五倍木根 苍耳草根 臭樗木根（刮取白皮）

上各等份，细切，每服七钱重，加生姜三片，大枣一枚，大黑豆三十六粒，糯米四十九粒，水二盏，煎至一盏，去渣温服。

二防饮 治痢后不谨，感冒寒湿，或涉水履霜，以致两足痛痹，如刀虎咬之状，膝胫肿大，不能行动，名鹤膝风，此药神效。

人参 白术 黄芪各一钱 甘草炙五分 川归 川芎 芍药 熟地黄各一钱 防风 防己 羌活 牛膝各七分 杜仲姜汁拌炒 草薢各一钱 附子（童子尿浸三日，去皮脐）七分，冬月一钱

上细切，作一服，加生姜三片，大枣二枚，水二盏，煎至一盏，去渣空心温服。

仁斋云：下痢噤口不食者，虽曰脾虚，盖亦热气闭隔心胸间所致也。俗用木香则失之温，用山药则失之闭，惟真料参苓白术散，加石菖蒲末，以地道粳米饮（多年陈仓米尤佳）温调下。或人参、茯苓、石莲子肉，入些少菖蒲，为末与之。胸次一开，自然思食。其参苓白术散本方该有缩砂，或少入木香，见内伤门。

医　案

一子年将五十，夏秋间得痢疾，月余服药而少愈，秽积已，但尽糟粕，不食，昼夜五六次入厕，兼脱肛不安，又半月诸药不效。予记祖传一方，用池塘中鳖一个，如法修事，多用生姜米精作羹，入沙糖一小块，不用盐酱熟煮，吃一二碗，三日不登厕，大肠自此实矣，肛门亦收而不脱。夫此证盖因脾土受虚，致肺与大肠俱失化源之所滋养，是故大肠不行收令也，此母能令子虚耳。鳖乃介虫属金，而有土性温，能补脾肺，又况肺恶寒，先得芩、连等寒凉之味已多，今用生姜之辛以补肺金，用沙糖之甘以补脾土，肺气既实，其大肠亦随而实，故得以行收令也，故其功效如是之验焉。

（《医学正传》）

王 纶

痢疾方治

王纶，字汝言，号节斋，明代医家。

痢是湿热及食积，治者别赤、白、青、黄、黑五色以属五脏。白者，湿热伤气分；赤者，湿热伤血分；赤白相杂，气血俱伤。黄者，食积。治法：泻肠胃之湿热，开郁结之气，消化积滞，通因通用。其初只是下，下后未愈，随症调之。痢稍久者不可下，胃虚故也。痢多属热，然亦有虚与寒者。虚者宜补，寒者宜温。年老及虚弱人不宜下。

主方

黄芩炒　黄连炒，各五分　白芍药炒，二钱　以上三药乃痢疾之必用者　木香　枳壳炒，各五分　甘草炙，三分　槟榔一钱

上姜、水煎服。

若腹痛，加当归一钱五分，缩砂一钱，再加木香、芍药各五分。

愚按：前症若因湿热郁结，后重不利，宜用此方。若饮食停滞，用二陈汤加山楂，送香连丸。仲景先生云：脉沉而有力者，属里实也，宜下之；沉而无力者，属里虚也，宜补之。元气虚滑者，宜温之、涩之。脉滑而数者，有宿食也，当下之。脉浮大，此为虚而强下之故也。脉浮革者，因而肠鸣，当温之。下痢腹坚者，当下之。下痢谵语有燥屎，当下之。下痢三部脉皆平，按之心下坚，急下之。下痢脉大浮弦，当自愈。下痢腹满痛为实，当下之。治者审焉！

若后重，加滑石炒，五分。再加枳壳、槟榔、芍药、条芩各五分。

愚按：痢而便脓血者，乃气行而血止也，行血则便脓自愈，调气则后重自除。若大肠积滞，壅实而后重，法当疏导，若大肠气虚下陷而后重，法当升补。

司马王荆山，患痢后重，服枳壳、槟榔之类，后重益甚，食少，腹痛。余以为脾胃伤而虚寒也，用六君、木香、炮姜而愈。

太常边华泉，呕吐不食，腹痛后重，服大黄之药，腹痛益甚，自汗，发热，昏愦，脉大。余以为胃气复伤，阳气虚寒脱陷也。以参、术各一两，炙草、炮姜各三钱，升麻一钱，一剂而苏。又用补中益气加炮姜，二剂而愈。

若白痢，加白术、白茯苓、滑石炒、陈皮各一钱。初欲下之，再加大黄五钱。兼食积，加山楂、枳实各一钱。

愚按：前症若腹痛后重，怕手按腹，或脉洪实，为积滞闭结，宜用此方疏通之；若腹痛后重，喜手按腹，或脉微细，为阳气虚寒，宜用六君、干姜温补之。

少宗伯顾东江，停食患痢，腹痛下坠，或用疏导之剂，两足肿胀，食少体倦，烦热作渴，脉洪数，按之微细。余以六君子加姜、桂各二钱，吴茱、五味各一钱，煎熟冷服，即睡觉而诸症顿退，再剂而安。此内真寒而外假热，治以热剂而冷饮。东垣先生治假寒热之症，投以假寒热之剂。

廷评曲汝为，食后接内，患腹痛，去后，似痢非痢。次日便脓血，烦热作渴，神思昏倦，用四神丸一服顿减。又用八味丸料加吴茱、五味、骨脂、肉蔻，二剂全愈。

若红痢，加当归、川芎、桃仁各一钱五分。初欲下之，再加大黄五钱。

愚按：前症若病日久，或误服疏通之药而不能愈者，当调补脾胃。大凡血症久而不愈，多因阳气虚而不能生血，或因阳气虚而不能摄血。故丹溪先生治此症，久而不愈，用四君子汤以收其功。

判官汪天锡，患痢，腹痛，后重，渴欲饮冷，饮食不进，用芍药汤，内大黄一两。四剂稍应，仍用前药，但大黄减半，数剂而愈。

通府薛允颙，下血，服犀角地黄汤，其血愈多，发热，少食，里急后重。予以为清气下陷，用补中益气汤加炮姜，一剂而瘳。

若红白相杂，加川芎、当归、桃仁各一钱五分以理血；滑石、陈皮、苍术各一钱五分以理气。有食积者，加山楂、枳实以消导。

愚按：前症若气滞、食积、湿热所致，宜用此方治之。若脾虚饮食停滞，宜用六君子汤送香连丸调补之。《经》云：脾主血，肺主气。前症乃气血俱受病也。若因脾肺血伤所致，宜用四物汤加白术、茯苓，煎送香连丸；若因脾肺气伤所致，宜用四君汤加当归、川芎，煎送香连丸。

若白痢久，胃弱气虚，或下后未愈，去槟榔、枳壳，减芩、连、芍药各七分，加白术一钱五分，黄芪、陈皮、茯苓各一钱，缩砂、干姜炙，各五分。

愚按：前症若数至圊而不能便，或少有白脓者，乃土不能生金，肺与大肠气伤而下坠也，当用升阳益胃汤举其阳气，则阴自降而二便自愈矣。饮食不入，发热作渴，其势危甚，用十全大补汤。如不应，送二神丸，若红痢久，胃弱血虚，或下后未愈，减黄芩、黄连各五分，加当归、川芎、熟地。前症若脾经血热下注而不愈者，用四物汤加白术、茯苓；若脾经气虚不能统血而不愈者，用四君子加川芎、当归；若中气下陷不能摄血而不愈者，用补中益气汤。

若赤黑相杂，此湿胜也，及小便赤涩短少，加木通、泽泻、茯苓各一钱，山栀仁炒五分，以分利之。

愚按：初患湿盛而小便赤涩者，宜用前药；若病久而阳气下陷，或老弱者，宜用升阳除湿防风汤；若脾土亏损，寒水来侮，先用六君子汤加姜、桂以温而补之，后用补中益气汤加茯苓、半夏以升而补之。

若血痢，加当归、川芎、生地黄、桃仁、槐花炒，各一钱。久不愈，减芩、连各七分，去槟榔、枳壳，再加阿胶珠、侧柏叶、白术各一钱五分，干姜炒黑、陈皮各一钱。

愚按：前症亦有因脾气虚弱者，有因脾气下陷者，有因肝气虚弱者，有因肝血虚热者。

祠部李宜散，患血痢，胸腹膨胀，大便欲去不去，肢体殊倦。余以为脾气虚弱，不能摄血归源，用补中益气汤加茯苓、半夏，治之渐愈。后因怒，前症复作，左关脉弦浮，按之微弱，此肝气虚不能藏血，用六味丸治之而愈。

若痢已久，而后重不去，此大肠坠下，去槟榔、枳壳，用条芩，加升麻一钱以升提之。

愚按：前症亦有因大肠气滞者，有因大肠气陷者，有因大肠血虚者，有因脾肾虚寒者。若大肠气滞坠下，宜用四君子送香连丸。若大肠气虚陷下，宜用四君子加柴胡、升麻送香连丸。若大肠血虚后重，宜用四物汤加参、术送香连丸。东垣先生云：里急者，腹中不宽快也，亦有虚坐而大便不行者，皆血虚也，血虚则里急后重。

若呕吐食不得下，加软石膏一钱五分，陈皮一钱，山栀仁炒，五分，生姜六分。缓呷之，以泻胃口之热。

愚按：前症若脾胃素有实热，或过食厚味辛辣而暴患之，宜用此方。若胃气虚，膈气逆而作呕吐者，用六君子加生姜。若胃气虚寒，亦用前药加炮姜、木香。

有一样气血虚而痢者，用四物汤加人参、白术、陈皮、黄芩、黄连。

　　愚按：前症若脾气虚而血弱，宜用四君子汤。若胃气虚而血弱，宜用补中益气汤。若久病气血俱虚，宜用八珍汤。大凡此症久而不愈，或变症百出，但守前法，久之自愈。

　　有一样寒痢，用黄连、木香、芍药酒炒、当归、干姜炒、缩砂、厚朴、肉桂。

　　愚按：东垣先生云：前症若脉沉细而身不动作，晴不了了，饮食不下，鼻准气息者，用姜附汤。身重四肢不举者，用术附汤。暴下无声，身冷自汗，小便自利，大便不禁，气难布息，脉微，呕吐者，用浆水散。

　　先太安人，年八十，仲夏患痢，腹痛作呕，不食，渴饮汤水，按腹痛稍止，脉鼓指而有力。余谓真气虚而邪气实也，用人参五钱，白术、茯苓各三钱，陈皮、升麻、附子、炙甘草各一钱。服之睡觉，索食，脉症顿退，再剂而安。

　　横金陈子复，面带赤色，吐痰，口干，或时作泻，或用二陈、黄连、枳实之类，不应。予脉之，左关弦急，右关弦大，此乃肾水挟肝木之势而克胜脾土也。不信，后交夏果患痢而亡。

　　若得痢而误服温热止涩之药，则虽稍久，亦宜用前法以下之，下后方调之。

　　若得痢便用前症法下之而未应，又用前调理法治之久而不愈，此属虚寒而滑脱，可于前补虚寒温二条用择，更加龙骨、石脂、罂粟壳、乌梅肉等收涩之药。

　　愚按：前症若脾气虚寒下陷，宜用补中益气汤加粟壳、姜、桂。如不应，急用附子。若气血虚弱，宜用十全大补汤加附子、粟壳。若命门火衰，用八味丸以补土母。若腹痛，作渴饮汤，手按腹痛稍止者，俱温补脾胃。

　　　　　　　　　　　　　　　　　　　　　　　　（《明医杂著》）

秦昌遇

病多湿热壅遏，慎用温补兜涩

秦昌遇（1547~1629），名景明，明代医家

　　痢疾一证，有四时寒热之不同。士材先生所说，归重脾肾二经；不知脾传肾、肾传脾，乃论五脏相承内伤之痢，非论夏秋热痢之条。既曰痢起夏秋，湿蒸热郁，是论夏秋之痢矣，即当从阳明燥金司令立论而归重于肠胃，不宜牵入脾肾。夏秋之先水泻后脓血，先脓血后水泻，乃肠胃湿热之证，非脾肾相传之证也。古云：大肠受病，则气凝注而成白痢；小肠受病，则血凝注而成赤痢；大小肠均受病，则赤白相杂。即《经》曰：肠澼下血；肠澼下白沫；肠澼下脓血。诸条皆以肠字立言，则知痢证当以肠字为主。先生论中，脱却肠字本题，而独重于脾肾。夫脾泄、肾泄，脏气不足，内伤之虚，脏证也。夏秋之痢，肠胃受邪，外感之实，腑证也。内伤不足，外感有余，二者天壤，先生言言牵带脾肾，妄存温补固涩，横格胸中，致有初痢肠胃壅滞，热郁于内，反见外寒兼化之象，误认虚寒，妄施温补，证重者为害匪轻，证轻者迁延变重。夫治痢，过用寒凉克削，诚为不可；但补脾、补肾，乃是后来调理法也。至痢门腹痛一证，有识滞壅塞之痛，用下药行之；有气郁大肠之痛，用苦梗开之；有气血不和之痛，用芍药和之。今止举气郁一条，曰以桔梗开之，以芍药为主，不分二味收散不同，混叙气郁条内，似乎腹痛之痢，再无下行之法矣。又云：恶

寒者，加干姜；恶热者，加黄连。夫证有似阴似阳兼化之假象，宜详察脉证，未可以恶寒、恶热为据也。后肛痛一条上云：热流于下，用槐花、木香。又云：挟寒者用理中汤。岂有寒热夹杂于肠胃间乎？夫肛痛初起，断无虚寒；痢久见痛，方为气陷，然止宜用补中汤升之，未可骤用理中汤温之。盖因肛痛皆是湿热下流，燥火闭塞。即痢久，亦止宜于补，未宜于温。即令虚矣，未必寒也；若虚而兼寒，则肛门当不禁而无痛矣。

又曰：《局方》复庵，例用辛热，河间、丹溪，例用苦寒。何其执而不圆？不知夏秋之痢，与四时之痢不同。夏秋之痢，本于湿热，但有湿淫、燥淫之别，从治、正治之分。《局方》复庵，例用辛温，深恐湿淫于内，不行辛散从治，而用苦寒正治，则寒凉抑遏有邪凝内伏之虞，是以用辛散以治寒湿。此宗《内经》湿淫于内，治以苦热；湿淫所胜，平以苦热；而开湿淫为痢，表证居多之法门也。河间、丹溪，例用苦寒，盖谓夏秋之痢，燥火为患，热毒壅害肠胃，此时若效从治，则燥火而遇辛温，肠胃焚烂，是以用苦寒宣利以为正治。此宗《内经》热淫于内，治以咸寒；热淫所胜，治以苦寒；而开燥热为痢，里证居多之法门也。用温用寒，发表攻里，二法各别。余今较正夏秋之痢，当分燥火、湿火；四时之痢，当分外感、内伤；时行疫痢，当分六气、岁气。深彰先生之道，而全先生之书也。

（《症因脉治》）

李中梓

痢疾必读

李中梓（1588~1655），字士材，号念莪，明代医家

经名肠澼，古称滞下。

痢之为证，多本脾肾，脾司仓廪，土为万物之母，肾主蛰藏，水为万物之原，二脏根本之地，投治少差，冤沉幽冥，究其疵误，皆寒热未明，虚实不辨也。晚近不足论，即在前贤，颇有偏僻，如《局方》与复庵，例行辛热，河间与丹溪，专用苦寒，何其执而不圆，相去天壤耶？

夫痢起夏秋，湿蒸热郁，本乎天也；因热就凉，过吞生冷，由于人也。气壮而伤于天者，郁热居多，气弱而伤于人者，阴寒为甚。湿土寄旺四时，或从于火，则阳土有余，而湿热为病，经所谓敦阜是也；或从于水，则阴土不足，而寒湿为病，经所谓卑监是也。言热者遗寒，言寒者废热，岂非立言之过乎？

至以赤为热，白为寒，亦非确论，果尔，则赤白相兼者，岂真寒热同病乎？必以见证与色脉辨之，而后寒热不淆也。须知寒者必虚，热者必实，更以虚实细详之，而寒热愈明耳。胀满恶食，急痛惧按者，实也；烦渴引饮，喜冷畏热者，热也；脉强而实者，实也；脉数而滑者，热也；外此则靡非虚寒矣。

而相似之际，尤当审察。如以口渴为实热似矣，不知凡系泻痢，

必亡津液，液亡于下，则津涸于上，安得不渴？更当以喜热喜冷分虚实也。以腹痛为实热似矣，不知痢出于脏，肠胃必伤，脓血剥肤，安得不痛？更发以痛之缓急，按之可否，脏之阴阳，腹之胀与不胀，脉之有力无力分虚实也。

不知水从痢去，溲必不长，液以阴亡，溺因色变，更当以便之热与不热，液之固与不固，色之泽与不泽，分虚实也。以里急后重为实热似矣，不知气陷则仓廪不藏，阴亡则门户不闭，更当以病之新久，质之强弱，脉之盛衰，分虚实也。

至于治法，须求何邪所伤，何脏受病，如因于湿热者，去其湿热；因于积滞者，去其积滞；因于气者调之，因于血者和之。新感而实者，可以通因通用；久病而虚者，可以塞因塞用。是皆常法，无待言矣。

独怪世之病痢者，十有九虚。而医之治痢者，百无一补。气本下陷，而再行其气，后重不益甚乎？中本虚衰，而复攻其积，元气不愈竭乎？湿热伤血者，自宜调血，若过行推荡，血不转伤乎？津亡作渴者，自宜止泄，若但与渗利，津不转耗乎？世有庸工，专守痛无补法，且曰：直待痛止，方可补耳，不知因虚而痛者，愈攻则愈虚愈痛矣。此皆本末未明，但据现在者为有形之疾病，不思可虑者在无形之元气也。请以宜补之证悉言之：脉来微弱者可补，形色虚薄者可补，疾后而痢者可补，因攻而剧者可补。然而尤有至要者，则在脾肾两脏，如先泻而后痢者，脾传肾为贼邪难疗，先痢而后泻者，肾传脾为微邪易医，是知在脾者病浅，在肾者病深，肾为胃关，开窍于二阴，未有久痢而肾不损者。故治痢不知补肾，非其治也。

凡四君、归脾、十全、补中皆补脾虚，未尝不善，若病在火衰，土位无母，设非桂、附，大补命门，以复肾中之阳，以救脾家之母，则饮食何由而进，门户何由而固，真元何由而复耶？若畏热不前，仅以参、术补土，多致不起，大可伤矣！

积分新旧

旧积者，湿热食痰也，法当下之；新积者，下后又生者也，或调或补，不可轻攻。若因虚而痢者，虽旧积亦不可下，但用异功散，虚回而痢自止。丹溪有先用参、术，补完胃气而后下者，亦一妙法也，虚者宜之。

色黑有二

焦黑者，热极反兼胜己之化，芍药汤；黑如漆之光者，瘀血也，桃仁承气汤。

里急

里急而不得便者，火也，重者承气汤，轻者芍药汤，里急频见污衣者，虚也，补中益气汤去当归，加肉果。

后重

邪迫而后重者，至圊稍减，未几复甚，芍药汤。虚滑而后重者，圊后不减，以得解愈虚故也，真人养脏汤。下后仍后重者，当甘草缓之，升麻举之。

虚坐努责

虚坐而不得大便，血虚故里急，宜归身、地黄、芍药、陈皮之属。

噤口

食不得入，到口即吐，有邪在上膈、火气冲逆者，黄连、木香、桔梗、橘红、茯苓、菖蒲。有胃虚呕逆者，治中汤。有阳气不足，宿食未消者，理中汤加砂仁、陈皮、木香、豆蔻。有肝气呕逆者，木香、黄连、吴茱萸、青皮、芍药之类。有水饮停聚者，轻者五苓散，重者加甘遂。有积秽在下，恶气熏蒸者，承气汤。石莲为末，陈皮汤调下。石莲即莲子之老者，市中皆木莲，不可用。丹溪用人参、黄连煎浓，加姜汁细细呷之，如吐再吃，但得一呼下咽便开。

休息痢

屡止屡发，久不愈者，名曰休息。多因兜涩太早，积热未清，香连丸加参、术、甘草、茯苓、枳实，有调理失宜者，随证治之。有虚滑甚者，椿根白皮东引者，水浸一日，去黄皮，每两配人参一两、煨木香二钱、粳米三钱，煎汤饮之。或大断下丸。

腹痛

因肺金之气郁在大肠之间，宜桔梗开之，白芍药、甘草、陈皮、木香、当归为主。恶寒加干姜，恶热加黄连。

肛门痛

热留于下，宜槐花、木香。挟寒，理中汤。

蛲虫痢

其形极细，九虫之一也。胃弱肠虚，则蛲虫乘之，或痒，或从谷道中溢出，雄黄锐散。内服桃仁、槐子、芜荑。

死证

下纯血者死，如屋漏水者死，大孔如有筒者死，唇若涂朱者死，发热不休者死，色如鱼脑，或如猪肝者，皆半生半死。脉细、皮寒、气少、泄利前后，饮食不入，是谓五虚，死。惟用参、附，十可救一。

脉候

沉、小、细、微者吉，洪、大、滑、数者凶。仲景云：沉弦者重，脉大者为未止，微弱者为欲自止，虽发热不死。

医案

屯院孙潇湘夫人，下痢四十日，口干发热，饮食不进，腹中胀闷，完谷不化，尚有谓其邪热不杀谷者，计服香、连、枳壳、豆蔻、厚朴等三十余剂，绝谷五日，命在须臾。迎余诊之，脉大而数，按之豁然，询得腹痛而喜手按，小便清利，此火衰不能生土，内真寒而外假热也。亟煎附子理中汤，冰冷与服，一剂而痛止，六剂而热退食进，兼服八味丸二十余日，霍然起矣。

淮安郡侯许同生令爱，痢疾腹痛，脉微而软，余曰：此气虚不能运化精微，其窘迫后重者，乃下陷耳。用升阳散火汤一剂，继用补中益气汤十剂，即愈。

文学顾伟男之内，痢疾一月，诸药无功。余诊之曰：气血两虚，但当大补，痢家药品一切停废，以十全大补连投十剂，兼进补中益气，加姜、桂二十余剂而安。

兵尊张纲庵，秋间患痢，凡香连、枳朴等剂，用之两月而病不衰。余诊之，滑而有力，失下之故也。用香、连、归、芍、陈皮、枳壳，加大黄三钱，下秽物颇多，诊其脉尚有力，仍用前方，出积滞如鱼肠者约数碗，调理十余日而痊。

抚台毛孺初痢如鱼脑，肠鸣切痛，闻食则呕，所服皆芩、连、木香、菖蒲、藿香、橘红、芍药而已。后有进四君子汤者，疑而未果。飞艇相招，兼夜而往。诊得脉虽洪大，按之无力，候至右尺，倍觉濡软，余曰：命门火衰，不能生土，亟须参、附，可以回阳。孺翁曰：但用参、术可得愈否？余曰：若无桂、附，虽进参、术，无益于病，且脾土大虚，虚则补母，非补火乎？遂用人参五钱，熟附一钱半，炮姜一钱，白术三钱。连进三剂，吐止食粥，再以补中益气加姜、附十四剂后，即能视事。

大黄汤 治脓血稠黏，里急后重，腹痛脉实。

锦纹大黄一两

好酒二钟，浸半日，煎至钟半，去渣，分二次服。

芍药汤 经曰：溲而便脓血，知气行而血止也。行血则便脓自愈，调气则后重自除。

芍药一钱五分 当归 黄连 黄芩各八分 大黄一钱 官桂五分 甘

草炒　槟榔各四分　木香五分

水二钟，煎一钟服，痢不减，渐加大黄。

白术黄芩汤　服前药，痢虽除，更宜调和。

白术土炒，三钱　黄芩二钱　甘草一钱

水钟半，姜三片，煎八分服。

黄连丸

干姜炮　黄连炒　砂仁炒　川芎　阿胶　蛤粉炒　白术各一两　乳香另研，三钱　枳壳麸炒，五钱

为末，盐梅三个，取肉少入醋丸如桐子大，每服二钱，白汤送下，食前服。

苍术地汤　治脾经受湿，下血痢。

苍术六钱　炒地榆二钱

水二钟，煎一钟服。

郁金散　治热毒痢，下血不止。

真郁金　槐花炒，各五钱　甘草炙，二钱五分

上为细末，每服二钱，食前豆豉汤调下。

芍药黄芩汤

黄芩　芍药各二钱　甘草一钱

水钟半，煎八分服。

香连丸

黄连二十两　吴茱萸水拌，同炒令赤，去茱萸，十两　木香四两八钱八分

上为细末，醋糊丸，桐子大，每服三钱，空心米汤送下。

导气汤

木香　槟榔　黄连各六分　大黄　黄芩各一钱五分　枳壳炒，一钱　芍药六钱　当归三钱

分二服。水二钟，煎一钟，食前服。

真人养脏汤 治虚寒痢疾，久而不愈。

人参 白术炒 当归各六分 白芍药 木香各一钱六分 甘草炙
肉桂各八分 肉果面裹，煨，五分 粟壳蜜炙，三钱六分 柯子肉一两二钱

水二钟，煎一钟，食前温服。

治中汤 即理中汤加陈皮、青皮。

异功散 四君子汤 十全大补汤 归脾汤

仓廪汤 治噤口痢，乃热毒冲心。

人参 茯苓 甘草炙 前胡 川芎 羌活 独活 桔梗 柴胡
枳壳 陈仓米各八分

水二钟，生姜三片，煎一钟服。

诃黎勒丸 治休息痢。

樗白皮二两 诃子去核，五钱 母丁香三十粒

为末糊丸，梧子大，每服三钱，陈米汤入醋少许送下，日三服。

芜荑丸治久痢，及下部有虫。

芜荑炒 黄连各二两 蚺蛇胆五钱

为末，蜜丸，梧子大，每服二钱，食前杏仁汤下。

瓜蒌散 治五色痢久不愈。

瓜蒌一枚，黄色者，炭火煨存性，盖地上一宿，出火毒

上研细末，作一服，温酒调下。

大断下丸 治脏寒久痢。

高良姜一两五钱 干姜炮，一两五钱 细辛一两五钱 龙骨研 枯矾
赤石脂 肉豆蔻面煨 诃子肉各一两 牡蛎煅，一两 附子制，一两 石
榴皮酿浸，炒黄

上为细末，醋糊丸，桐子大，每服三钱，米汤下。

（《医宗必读》）

喻 昌

逆流挽舟急开支河，通因通用斟酌虚实

喻昌（1585~1664），字嘉言，清初医家

痢疾一证，难言之矣。在《灵》、《素》谓之肠澼，亦曰滞下，《金匮》以呕吐哕下利，列为一门。盖以三者，皆足阳明胃手阳明大肠所生之病也。至其所论下利，则皆《伤寒论》中厥阴经之本证，与二阳明呕吐哕同列之义，殊不相合。观其论中，厥与利每每并言，始先即云：六腑气绝于外者，手足寒；五藏气绝于内者，下利不禁，是则厥而且利，为虚寒之极。所以反能食者则死，反发热者不死。

若痢证则能食者不死，发热者多死。何其相反若是耶？此迎《金匮》呕吐哕之下，脱失下痢一证，乃取伤寒厥阴下利之义，补入其中，后人屡试不验，投抒而起者多矣。夫冬月伤寒之下利，与夏秋伤暑湿热之下利，而可借口仲景，谩言治法哉。后人以其无师之智，各呈偏见，或得于目之所击，手之所试，分播广传，终不可以为法，乃遂谓疟痢无正方也。医事之愉，何遂至此！昌谨以岐黄仲景之法，拟议言之：在《内经》冬月伤寒，已称病热，至夏秋热暑湿三气交蒸，互结之热，十倍于冬月矣！外感三气之热而成下痢，其迎从外而出之，以故下痢必从汗，先解其外，后调其内。首用辛凉以解其表，恣用苦寒以清其里，一二剂愈矣。失于表者，外邪但从里出，不死不休，故虽百日之远，仍用逆流挽舟之法，引其邪而出之于外，则死证可活，危

证可安。治经千人，成效历历可纪。按《金匮》有云：下痢脉反弦，发热身汗者自愈。夫久痢之脉，深入阴分，沉涩微弱矣。忽然而转弦脉，浑是少阳生发之气，非用逆挽之法，何以得此。久利邪入于阴，身必不热，间有阴虚之热，则热而不休。今因逆挽之势，逼其暂时燥热，顷之邪从表出，热自无矣。久痢阳气下陷，皮肤干涩，断然无汗。今以逆挽之法，卫外之阳领邪气同还于表，而身有汗，是以腹中安静，而其病自愈也。昌岂敢用无师之智哉？又有骤受暑湿之毒，水谷倾囊而出，一昼夜七八十行，大渴引水自救，百杯不止，此则肠胃为热毒所攻，顷刻腐烂。比之误食巴豆、铅粉，其烈十倍，更用逆挽之法，迂矣！远矣！每从《内经》通因通用之法，大黄、黄连、甘草，一昼夜连进三五十杯，俟其下利、上渴之势少缓，乃始平调于内，更不必挽之于外。盖其邪如决水转石，乘势出尽，无可挽更有急开支河一法，其邪热之在里者，奔迫于大肠，必郁结于膀胱。膀胱热结，则气不化而小溲短赤，不用顺导而用逆挽，仍非计也。清膀胱之热，令气化行而分消热势，则甚捷也。仲景谓下利气者，当利其小便。夫气者膀胱之化也，反从大肠而出，当利其小便，非急开支河之谓乎？然而水出高源，肺不热则小溲自行。肺与大肠为表里，大肠之热，皆因肺热所移，尤宜用辛凉之药，先清肺之化源矣。《金匮》有下利肺痈者，紫参汤主之。气利，诃黎勒散主之。后人疑二方非仲景之方，讵知肠胃有病，其所关全在于肺，本草谓紫参主心腹中积聚，疗肠胃中热，通九窍，利大小便，仲景取之，固通因通用之急也。诃黎勒有通有塞，通以下涎液，消宿食，破结气；涩以固肠脱。仲景取之，亦通塞互用之意也。又可见肺气不通而痛，则急通其壅；大肠之气，坠而逼迫，则通塞互用，而缓调其适矣。嗟乎！《内经》之法，无可下手者，求之《金匮》。《金匮》下利之法，无可下手者，求之自心寐之神，转觉；《金匮》之法，一如指掌。可惜少壮光阴虚掷，今老矣，不能进步矣。特揭鄙言，为后人深入之一助。

再按：治疟之法，当从少阳而进退其间，进而就阳，则从少阳为表法，固矣。乃痢疾之表，亦当从于少阳，盖水谷之气，由胃入肠，疾趋而下，始焉少阳生发之气不伸，继焉少阳生发之气转陷，故泛而求之三阳，不若颛而求之少阳。苍天清净之气，足以升举，水土物产之味，自然变化精微，输泄有度，而无下痢奔迫之苦矣。况两阳明经所藏之津液，既以下泄，尤不可更发其汗。在伤寒经禁，明有阳明禁汗之条，而《金匮》复申下利发汗之禁，谓下利清谷，不可攻其表，汗出必胀满。盖以下利一伤其津液，发汗再伤其津液。津液去，则胃气空，而下出之浊气，随汗势上入胃中，遂成胀满。求其下利且不可得，于非磊戒乎？所以当从少阳半表之法，缓缓逆挽其下陷之清气，身中行春夏之令，不致于收降耳。究竟亦是和法，全非发汗之意。津液未伤者，汗出无妨；津液既伤，皮间微微得润，其下陷之气已举矣。夫岂太阳外感风寒，可正发汗之比乎？又岂太阳阳明合病下利，可用葛根之比乎，微矣！微矣！

治痢用通因通用之法，亦有金针。盖火湿热之邪，奔迫而出，止宜用苦寒之药，如大小承气之类。方书每杂以温中厚肠胃之药，是欲为火湿热立帜也，其孰辨之？

《内经》曰：肠澼便血，身热则死，寒则生。又曰：肠澼下白沫，脉沉则生，浮则死。肠澼之候，身不热，脉不悬绝，滑大者生，悬涩者死，以藏期之。又曰：阴阳虚脱，肠澼死，泄而夺血，脉沉微，手足逆，皆难治。

《脉经》曰：肠澼下脓血，脉沉小留连者生，数大发热者死。又肠澼筋挛，脉细小安静者生，浮大坚者死。

噤口痢，乃胃中湿热之毒，薰蒸清道而上，以致胃口闭塞，而成噤口之证。亦有误服涩之药，而邪气停于胃口者，用人参、石莲子等份，煎服强咽，但得一口下咽，虚热即开，更以二味为末，频频服之。

治噤口痢，多有用黄连者，此正治湿热之药，苦而且降，不能开提，况非胃虚所宜，昌故不敢取用。有用田螺捣如泥，纳脐中，引火热下行最妙。但郁热宜一开一降，未可徒恃一法。有用丁香、砂仁之属，以火济火，则杀人之事矣。

休息痢者，乃乍作乍止，或因邪气未曾涤尽，遽止而复作者是也。或初愈期食厚味，及妄作劳，皆能致之。

《金匮》云：下利已瘥，至其年月日时复发者，以病不尽故也，当下之，宜大承气汤。

休息痢，止而不止，正气既虚，邪复不尽，未可言下。此证止之已久，其正已复，其积未除，故须下之。

《原病式》云：白痢既非寒证，何故服辛热之药，亦有愈者？盖辛热之药，能开发肠胃郁结，使气液宣通，流湿润燥，气和而已，此特其一端也。甚有先曾通泄，或因凉药太过，脉微沉细，四肢厥冷，即宜温补升阳益胃理中之属。至云概不可用热药，亦非通变之精妙也。

《机要》云：后重则宜下；腹痛则宜和；身重则除湿；脉弦则去风；脓血稠黏，以重剂竭之；身冷自汗，以热药温之；风邪内结宜汗之；鹜溏而痢宜温之。

仲景治下痢，可下者悉用承气汤。大黄之寒，其性善走，佐以厚朴之温，善行滞气。缓以甘草之甘，饮以汤液，灌涤肠胃，滋润轻快，积行即止。凡先泻而后痢者逆也，复通之而不已者虚之。脉微迟，宜温补。脉弦数为逆，主死。产后痢，亦宜温补。

腹痛因肺金之气郁在大肠之间者，以苦梗发之，后用痢药。

肛门痛，热留于下也。初病身热，脉洪大，宜清之，黄芩芍药汤。病人身冷自汗，宜温之，理中汤。

下血者，宜凉血活血，当归、黄芩、桃仁之类。风邪下陷者，宜升提之。湿热伤血者，宜行湿清热。下坠异常，积中有紫黑血，而且痛甚者，此为死血，用桃仁、滑石行之。

血痢久不愈者，属阳虚阴脱，用八珍汤加升举之药。甚有阵阵自下，手足厥冷，脉渐微缩，此为元气欲绝，急灸气海穴，用附子理中汤，稍迟之则死。凡下痢纯血者，如尘腐色者，如屋漏水者，大孔开而不收如竹筒，唇如红者，俱死。如鱼脑髓者，身热脉大者，俱半死半生。

久痢血，脉沉弱，诸药不效，以十全大补汤，加姜枣少入蜜煎服。

律 三 条

凡治痢不分标本先后，概用苦寒者，医之罪也。以肠胃论，大肠为标，胃为本；以经脉论，手足阳明为标，少阳相火为本。故胃受湿热，水谷从少阳之火化，变为恶浊，而传入于大肠。不治少阳，但治阳明，无益也。以少阳生发之气，传入土中，因而下陷，不先以辛凉举之，径以苦寒夺之，痢无止期矣。

凡治痢不审病情虚实，徒执常法，自恃专门者，医之罪也。实者邪气之实也，虚者正气之虚也。七实三虚，攻邪为先。七虚三实，扶正为本。十分实邪，即为壮火食气，无正可扶，急去其邪，以留其正。十分虚邪，即为奄奄一息，无实可攻，急补其正，听邪自去。故医而不知变通，徒守家传，最为误事。

凡治痢不分所受湿热多寡，辄投合成丸药误人者，医之罪也。痢由湿热内蕴，不得已用苦寒荡涤，宜煎不宜丸。

丸药不能荡涤，且多夹带巴豆、轻粉、定粉、硫黄、瑙砂、甘遂、芫花、大戟、牵牛、乌梅、粟壳之类，即使病去药存，为害且大。况病不能去，毒烈转深，难以复救，可不慎耶！

（《医门法律》）

张 璐

痢 疾 证 治

张璐（1617~1699），字路玉，号石顽，清初医家

　　肠澼之证，《内经》原有下血、下白沫、下脓血之异。推详脉证，大抵以白沫属寒，其脉应沉；脓血属热，脉应滑大。若见白沫而脉反浮，见脓血而脉反弦涩悬绝，为脉不应病，故皆主死。其扼要尤在身热则死、寒则生为大关捩，以肠胃受病，不当更见表热，表热则外内俱困，将何所恃而与攻救邪？更详脏腑诸痢，咸以脉沉小为可治，血温身热主死，《内经》大义如此。再推仲景论痢，以身热手足温为阳回可治，厥逆不返为阳绝主死。此盖指伤寒阴证而言，不可与夏秋肠澼并列而论也。然下痢岂无身热得生者？凡挟邪之痢与时行疫痢，皆有身热，但当先撤表邪，自然身凉痢止。当知《内经》所言血温身热，乃阴虚之本证，此则兼并客邪耳。及观先辈论痢，并以白沫隶之虚寒，脓血隶之湿热，至守真乃有赤白相兼者，岂寒热俱甚于肠胃，而同为痢之说，丹溪从而和之，遂有赤痢从小肠来，白痢从大肠来，皆湿热为患。此论一出，后世咸为痢皆属热，恣用苦寒攻之，蒙害至今未已。即东垣之圣于脾胃者，犹言湿热之物，伤于中而下脓血，宜苦寒以疏利之，脓血稠黏，数至圊而不能便，脉洪大有力者下之，亦认定脓血为热。曷知血色鲜紫浓厚者，信乎属热，若瘀晦稀淡，或如玛瑙色者，为阳虚不能制阴而下，非温理其气则血不清。理气如炉冶分

34

金，最为捷法，设不知此，概行疏利之法，使五液尽随寒降而下，安望其有宁止之日哉！尝见屡服黄连，虚阳迫外，而反发热发斑者；亦有虚阳内扰，忽发除中，反骤能食者；有频用大黄，开肠洞泄，甚至发呃吐蛔者；有大黄下咽，反胀闭不通，阴气上逆，而变中满鼓胀水肿者。凡此之类，未遑枚举。夫天气之热，四时之正令也，因热而恣伤冰水瓜果，是逆其正气，脏腑为寒物所伤而为患也。

以逆正气之病，又以逆病情之药治之，何怪变证百出乎？虽是岁之热较他岁倍常，是以患肠澼者较他岁亦倍常，其间总轻重不同。所见之积，一皆五色，良由五脏之气化并伤，是以五色兼见。按五色痢古人皆为肾病，以肾为藏精之室，所居之位最下最深，深者既病，其浅而上者，安有不病之理？精室既伤，安能任蛰藏之令乎？仲景所谓五液注下，脐筑揪痛，命将难全者是也。夫以精室受伤，五液不守之患，不知益火消阴、实脾堤水，兼分理其气，使失于气化之积随之而下，未失气化之津统之而安，即口噤不食者，亦不出乎此法。盖肠澼之属，皆缘传化失职，津液受伤，而致奔迫无度，岂可恣行攻伐，以为不易之定法乎？历观时师治痢，无高下贤愚，必用橘皮、枳壳、厚朴、槟榔之属；稍有赤沫，即用芩、连、芍药；水道不利，便与木通、车前；口噤不食，不出黄连、石莲，况世所谓石莲者，皆粤中草实伪充，大苦大寒，与本草所言莲子堕淤泥中，经岁取出者迥异也。凡遇五色噤口，及瘀晦清血诸痢，每用甘草、干姜专理脾胃，肉桂、茯苓专伐肾邪，其效如鼓应桴。初起腹痛后重者，则兼木香、槟、朴以泄之；饮食艰进者，则兼枳实、焦术以运之；阴气上逆，干呕不食者，则兼丁香、吴茱萸以温之；呕吐涎水者，则兼橘、半、生姜以豁之；脓血稠黏者，则兼茜根、乌梅以理之；水道不通者，则兼升、柴以举之；身热不除者，则兼桂枝、芍药、姜、枣以和之，阴虚至夜发热痛剧者，则兼熟地、黄芪、阿胶、归、芍以济之；若数日不已而腹痛后重转甚者，必须参、术、升、柴兼补而升之。久痢噤口不食，此胃气告匮，最为危候，较之初起口噤，尚有浊气可破，积沫可驱，迥乎不同，非大剂参、术，佐以茯苓、甘草、藿香、木香、煨葛根之属，大补胃气，兼行津液，不能开之。但得胃气一转，饮食稍进，便宜独参汤略加橘皮或制香附，缓缓调补，兼疏滞气，最为合剂。如茯苓之淡渗，木香之耗气，葛根之行津，皆当屏除。即如久痢后重用三奇散，取黄芪、防风以致开阖，枳壳以破滞气，以为卓识不群，然后重稍减，便当改用补中益气，转关妙用，全在乎此。若厚朴、枳、橘、砂仁等耗气之药，皆戈戟也。凡脉见弦细小弱，或六部沉小，皆当准此。间有脉来滑大数实者，方可用芩、连、芍药、泽泻之属；挟热后重烦渴者，当与白头翁、秦皮、黄连、白芍之类，误用大黄，变生肿胀。若其人元气未惫，大剂人参、桂、附散其浊阴，尚可救其一二。洞泄不止，服大剂参、术不应，用养脏汤亦不应，惟附子理中汤调赤石脂末，间有得生者。即发呃吐蛔，尚有四逆、参附、吴茱萸汤、干姜黄芩黄连人参汤、乌梅丸等法，然非平日相信之真，纵有生机，亦勿许治。若至发斑发躁，久痢不食，忽发除中，从无救治之法也。尝见痢久虚脱，六脉弦细，厥逆冷汗，烦渴躁扰，呃逆不宁，峻用理中、四逆、白通、通脉之类，虽日进人参二三两，服之非不暂安，脉来微续，手足渐温，稀糜稍进，去后亦稀，三四日后必然骤变，此根气已绝，灯尽复明之兆，切勿因其暂安，轻许以治，徒为识者鄙笑耳。

至于妇人临产下痢，最为危殆，郑氏有胎前下痢，产后不止，七日必死之例。予尝用甘草干姜汤加厚朴、茯苓、木香，治妊娠白痢；《千金》三物胶艾汤，治妊娠血痢；连理汤加胶、艾，治赤白相兼之利。驻车丸、《千金》黄连汤、白头翁加甘草阿胶汤，胎前产后五色诸痢，皆可选用。若胎前下痢，产后不止，势莫挽回者，用伏龙肝汤丸随证加减，未尝不随手获效也。世俗治痢，专守通因通用、痛无补法之例，不知因气病而肠中切痛，非温理其气则痛不止；因气陷而浊气下坠，非升举其气则后重不除；因气伤而津液崩脱，非调补其气则积不已；因阴虚而至夜微热腹痛，非峻补其阴则痢痛不息。世人见余用参、术、姜、桂温补气血之药，以为可骇；更有用黄芪、地黄滋阴腻滞之药，益怪甚矣；且有用石脂、干姜温涩固脱之药，以为劫剂而大诽之，不知《内经》中原有涩因涩用之法。盖里急后重，数至圊而不能便，非涩而何？况因涩而过用利气，乃致滑脱不收，安得不用涩以固之耶？更有不知调气，但见下痢日久，便行止涩，轻以粟壳、诃子投之，闭其滞气，迫痛愈加，愈劫愈甚，此与杀之无异也。

（《张氏医通》）

郑重光

痢 疾 案 析

郑重光（1638~1716）字在辛，号素圃。安徽歙县人。清代医家

朱贞启文学，年六十外，初秋患痢，其证恶寒发热，脉浮而数，头疼身痛，目赤口干，而又腹痛，痢下脓血，不离秽桶。此虽挟表之证，其势甚危，乃疫毒痢也。表里皆病，必须先解其表，而后攻里，正合败毒散加陈仓米，乃属仓廪汤之证。遂以羌活、独活、柴胡、前胡、川芎、茯苓、枳壳、桔梗、甘草、陈仓米，日投二剂，身得微汗，表热里痢皆减半。浮脉虽平，而虚数不敛，此高年气虚，即以前药遵古方加人参一钱。二剂遂大汗通身，热退痢止，邪从外解，竟不须攻里矣。

按：痢疾夹表必须先解其表，而后攻里，正合败毒散加陈仓米，乃属仓廪汤之证。"确为经验之论。喻嘉言首倡此论，称之为"逆流挽舟法，外感三气之热而成下痢，其必从外而出之，以故下痢必从汗，先解其外，后调其内。首用辛凉以解其表，次用苦寒以清其里，一二剂愈矣。失于表者，外邪但从里出，不死不休，故虽百日之远，仍用逆流挽舟之法，引其邪而出之于外，则死证可活，危证可安。治经千人，成效历历可纪。《金匮》有云：下痢脉反弦，发热身汗者自愈。夫久痢之脉，深入阴分，沉涩微弱矣。忽然而转弦脉，浑是少阳生发之气，非用逆挽之法，何以得此。久利邪入于阴，身必不热，间有阴虚

之热，则热而不休。今因逆挽之势，逼其暂时燥热，顷之邪从表出，热自无矣。久痢阳气下陷，皮肤干涩，断然无汗。今以逆挽之法，卫外之阳领邪气同还于表，而身有汗，是以腹中安静，而其病自愈也。"（《医门法律·痢疾论》）

休邑黄益之，时寓瓜镇，年七十四岁。秋初患痢疾，六脉虽大，而尚有力，赤白相间。初以平胃散加归芍香砂，四剂积滞已行，而痢不止，下迫益甚，小便难出，六脉更大而无力。余议用参附，其邻医曰：痢脉忌洪大，而又有血，反用参附，殊为不合。余曰：老人脉大为虚，今脉大而不数，重取无力，此气虚非热也，乃中气虚寒，逼阳于外，致脉亦浮于外也。痢疾属肾，肾主二便，开窍于二阴。今小便秘而大便不禁，乃元气下脱，宜升阳温肾，非桂附不可。遂用人参三钱，芪术桂附炮姜当归茯苓各钱半，升麻、甘草各五分。四五剂后，小便即通，脉亦敛小，不十剂而痢止矣。后用八味地黄丸加破故纸、五味子，调理一月，计服人参半斤而痊。此治痢变法，因其年迈也。

按："此治痢变法，因其年迈也。"本案确显医法园通之旨。

溧水药店张姓，初秋患痢，昼夜百度，不能离秽桶，干呕烦热，而手足反时冷，脉又细数，渴食西瓜，片时随即利下，而色不变。医议纷纷，或云完谷不化，手足时冷，恐属胃寒。余复细验，脉虽细，重按则长，齿燥舌黄，断为热厥，此邪热不杀谷，因胃热极，传化失常，不及变而速下，此经所谓"暴注下迫，皆属于热"也。用大黄三钱，黄连二钱，厚朴、槟榔、白芍、木香为佐，乘热与服，微寐片时，腹中大鸣，洞泻数次，积粪甚多，而痢减半。即去大黄，加当归、陈皮、泽泻，数剂而愈。

按：此案痢疾见有"完谷不化，手足时冷"之症，似有胃寒之象。素圃验"脉虽细，重按则长，齿燥舌黄，断为热厥，此邪热不杀谷，因胃热极，传化失常，不及变而速下，此经所谓暴注下迫，皆属于热也。"认证精准，用痢疾正方芍药汤，一剂而效。

周子仁，深秋患痢，自恃知医，先以巴霜丸下之不减。恣啖酒肉，全不禁忌，又进大黄丸下之益甚，又自服平胃香砂归芍等药，亦不效。昼夜四五十次，将近一月，急招予治。脉则细数身热，干呕不食，面白唇红，左肋气冲而痛，下痢纯红，愈便愈坠，投以黄连归芍香槟苓草陈皮不效。然所见诸证，皆痢所忌，视其人清瘦，素属阴虚，巴豆治寒痢，大黄治热痢，寒热乱投，下多亡阴。季肋属肾，痢亦肾病，当变法以治之，补阴为本，治痢为标。用生地黄、归、芍为君，黄柏、人参、陈皮、甘草、陈米、神曲为臣，日进二剂，脉数唇红稍退。遂执此方坚服半月，渐次减少而愈。若以脉数身热，下血唇红，干呕不食，弃为逆证，而不以下多亡阴，用滋肾治法，奚望其生乎？

按：此案从"其人清瘦"、"下多亡阴"着眼，补阴治痢，亦属变法。

族兄晓斋先生尊阃，深秋患痢，年近六旬，夏日贪凉食冷，乃寒痢也。以自知药性，喜补畏消，更恶热药，诸医顺其性，惟以平妥套剂治之。因循日久，转变虚寒，有用肉桂者，有用黄连者，无所适从，决之于余。诊其脉两尺全伏，舌苔灰黑，哕声近呃，足冷至膝，布障窗牖，畏见日光，脉证皆大虚寒，以书证病，确当温补。遂用人参三钱，附子、炮姜、肉桂、茯苓、芍药各钱半，暮夜请医不到，势急勉煎。而病人亦神昏不辨何药，服后随得熟寐。醒索再煎，又照前方一剂，次日足温呃止，痢亦减半。继延团分璜，余适往探，不令余诊，恐余用热药也。然分璜以余药为宜，随又迎京口吴时乘，用药亦同，惟加附子三分耳。因病人最恶热药，时乘令将人参炮姜先煎汤于药罐内，以白术、归芍、茯苓、甘草、陈皮佐助群药，面投罐内，以免疑畏，用术治愈。

按：东汉名医郭玉曾指出，处尊贵者治病有"四难"，第一难即是"自用意而不用医"，本案患者即为例证，其以"自知药性，喜补畏消，更恶热药"，先后请了三位医家诊视，唯恐"用热药也"。幸三家所见略同，不得已使了些招法瞒过病人，"以免疑畏"，方才"用术治愈"，亦算行园智方了。

汪紫臣翁深秋患痢，历冬不瘥，日不过三四次，夜或便，或不便，腹不痛，但腰下一坠，即便脓血矣。历医二三人皆不效，然饮食起居如常。最后问治于余，诊其脉弦而无力，两尺细紧。余曰：非痢也，此经所谓大瘕泻，乃肾气虚也。盖肾主二便，今大小两便，一齐并出，小便不能单行，此五虚证之一。谓之泻利前后，理宜补气，用人参、芪术、当归、桂附、故纸、五味、升麻，服十剂。紫臣云：全不效。余曰：虚回痢自止，不能计日取效，非余故留病也。遂疏方请自制药日服，期以小便能单出为效。服药将一月，相遇于友家，喜曰：昨日能立出小便矣。令其再服十余剂，勿功亏一篑，后遂全愈。若作痢治，则去道远矣。

方豫章部司，素虚寒，初秋患痢，日夜十多次，红白相半，脉弦细紧，反不恶寒，而微发热，头疼身痛。若以脉细紧为寒，不当头痛发热，以头痛发热为湿热，脉又不当细紧。然必以脉为准，定属厥阴病，寒凝于内，反逼阳于外也。况厥阴病原有头痛，且肝藏血，理宜用当归四逆汤。本方加附子、干姜、吴萸，解肌温里，俾邪外解，每日服药，夜必微汗，次日必热微利减。如此六七日，则表热里痢皆瘥。以后三年初秋必病，皆如此治之。

按：近代伤寒名家吴棹仙先生曾治一痢疾病人，辨为从寒而化，用当归四逆汤加吴茱萸生姜，一服而痛减痢轻，数服病愈。由此悟知，"后重脓血者亦有阴寒也"。此后，"此证遂数见不鲜…"？皆从此等治法加减奏功。"结合本案，"三年初秋必病，皆如此治之。"可知经得起重复。

余弟思承，年五十六岁，宣城贸易。初秋酷暑，日食苦蓣菜，即本草所谓败酱也。且餐石膏豆腐，淡薄水酒，平素中寒，因而腹痛作泻，泻后数日即痢疾矣。十余日余归，脉双弦紧硬，而两尺尤甚，胸中饱胀不能食，脐旁动气，按之痛，昼夜五十遍，腹反不痛，惟尾闾一酸坠即下痢矣，小便点滴难通，惟与痢并出。观脉之紧硬，腹之不痛，此肾藏虚寒之痢无疑矣。初即用附子、干姜、肉桂、归、芍、苍术、香砂，十数日不减，而下迫益甚，更换白术、茯苓，去香砂、干姜，亦不效。益之以人参、黄芪、升麻，亦不效。再以八味地黄三倍桂附为丸，清晨吞服，夜用鹿茸、鹿胶、鹿角霜为丸，虽稍减而亦不愈。如斯大药，服之百日，至立春方减至十数便。因痢久下陷成痔，日下鲜血，而紧硬脉不退，但停鹿茸丸，煎剂之桂附，八味丸之桂附，仍日服不辍，至春分日方一夕而痢止。次年八月，即上年得痢之日，又复痢疾。仍如前煎丸并服，又不见效，再以硫黄之玉粉丹服之一月，至冬至前后方痢止。

乙酉仲秋，前痢又作因食蟹所致，如前治法，冬至方回。此痢之虚寒，世不多见，因属胞弟，彼此不疑，故得获效于万一也。

（《素圃医案》）

冯兆张

始用推荡，久当温补

冯兆张，字楚瞻，清初医家

治痢大法，始当推荡，久当温补，而尤宜以顾胃气为主。盖百病以胃气为本，而于痢为尤要。故能食者轻，不能食者重，绝不食者死。是痢之赖于胃气者，如此其重矣。

泻与痢，不分两证，混言湿热而利小便，非也。盖淡渗功能利水，浊流得快，则泻自止。若痢疾乃垢秽之物，因于湿热，肠胃怫郁而成，出于大肠传送之道，故不宜过用渗利之药，重竭其阳而涸其津液，是病降之而药又降之也。

凡治滞下与滑泄不同。滑泄有可涩之道，故古人有用粟壳、诃子以止其滑。若滞下，本属湿热涩滞，法宜疏利，最忌兜涩。大肠为肺之腑，大肠既有湿热留滞，则肺家亦必有郁滞不清，古人用药，每利肺气，知其性喜通利，清脏以及腑也。倘误用兜涩，则湿热无所宣泄，肺气不得下行，非惟痢疾增剧，且恐湿热熏蒸，上下乎肺，则胀满、气逆、不眠、恶食诸证至矣。

（《冯氏锦囊》）

李用粹

痢疾汇补

李用粹（1662~1722），字修之，清代医家

大意

饮食不节，起居不时阴受之则入五脏闭塞滞下为飧泄肠澼。《内经》滞下者，谓气食滞于下焦。肠澼者，谓湿热积于肠中，即今之痢疾也。《汇补》故曰：无积不成痢，痢乃湿热食积三者。《杂著》

内因

生冷油腻，留滞于内。湿蒸热瘀，伏而不作。偶为调摄失宜，风寒暑湿，干触秽浊，故为此疾。《指掌》其多发于夏秋者，因脾主长夏，脾感酷暑，肺金亦病。至秋阳气收敛，火气下降，肺传大肠，并迫而为病也。《医统》

外候

或脓或血，或脓血相杂，或纯肠垢或无糟粕或糟粕相杂。虽有痛、不痛、大痛之分，然皆里急后重，逼迫恼人。《丹溪》若初起有恶寒发热，头疼身痛者，带表症也。初起有心烦口渴，腹痛呕吐者，里实症也。《汇补》

分寒热

痢起夏秋，湿热交蒸，本乎天也。因热求凉，过吞生冷，由于人

也。气壮而伤于天者，郁热为多。气弱而伤于人者，阴寒为甚。湿土寄旺四时，或从火化，则阳土有余，而湿热为病。或从水化，则阴土不足，而寒湿为病。《必读》

辨虚实

胀满恶食，急痛惧按者，实也。烦渴引饮，喜冷畏热者，热也。脉强而实者，实也。脉数而滑者，热也。外此无非虚寒矣。其相似之际，最当审察。如口渴而喜冷者，为热。口渴而喜热者，为寒。腹痛而胀闷者，为实。腹痛而喜按者，为虚。溺短而赤涩者，为热。溺短而清白者，为寒。后重而新病为实。后重而久病为虚。脉大而沉实为实。脉大而浮洪亦虚。《必读》

辨五色

湿热之积，干于血分则赤；干于气分则白；赤白兼见，气血俱病也。纯下清血者，伤风也。色如豆汁者，伤湿也。淡黄挟白者，食积也。微红焦黄者，热毒也。紫黑血丝者，瘀血也。杂下散血者，损伤也。如鱼脑者，脾失运而陈积不腐也。如冻胶者，肠胃冷而真液下脱也。如白脓者，虚而挟热，津液努责而结也。如屋漏水尘腐色者，元气弱极也。如鸡肝色者，百脉皆伤也。《汇补》

辨寒热

世俗多以白为寒，赤为热，似矣。然白色亦有属热者，如谷食腐熟而成脓也。赤色亦有属寒者，因血瘀凝泣而入肠也。不可以赤白为准，但当以脉辨之。《医统》

积分新旧

旧积者，湿热食积也，当推荡。新积者，下后又生也，当调补。不可轻攻，脾运而积自化。若因虚而痢，虽旧积亦不可下，虚回而痢自止。丹溪有先用参、术，补完胃气而后下者，亦一时之权宜也。《汇补》

邪分逆顺

先水泻，后便脓，此脾传肾之贼邪，为逆难愈。先脓血，后水泻，此肾传脾之微邪，为顺，易愈。《丹溪》

里急分辨

里急而不及更衣者，火也。火性急速，能燥物也。里急而频见更衣者，虚也。元气滑脱，不禁固也。《汇补》

后重分辨

邪迫而后重者，至圊积减，未几复作此大肠经积滞不能宣通也。虚滑而复重者，至圊不减，后反加甚，此肺脾气降，不能发升也。《医统》

身热分辨

初痢身热脉浮者，可解表。初痢身热脉沉者，可攻下。久痢身热脉虚者，正虚可治。久痢身热脉大者，邪盛难医。《汇补》

腹痛分辨

痢疾腹痛，乃肺金之气郁在大肠宜苦梗开之。奚后随症用药。因积滞者，腹必胀满。血虚者，痛必喜按。又有虚寒作痛者，必久痢见之。《汇补》

色黑分辨

下痢色黑有三。黑而焦色者，热极反见水化也。黑而有光如漆者，瘀血也。黑如尘腐者，乃死症耳。《汇补》

呕逆分辨

痢而呕者，胃气不和也。《心法》

有胃中火逆而呕者，有毒气上攻而呕者，有胃虚而呕者，有肝旺而呕者。大率久痢见之为逆。《汇补》

气滞痢

七情乖乱，气不宣通，郁滞肠间，触发积物，去如蟹沫，拘急独

甚，必兼胸宇不宽首宜化气。《汇补》

食积痢

饮食过多，脾胃不运，生冷失调湿热乃成。痢下黄色，或如鱼脑，腹痛胀满不嗜饮食，宜消导。《汇补》

时疫痢

有一方一家之内，上下传染，长幼相似是疫毒痢也。当察运气之相胜，以发散疫邪。《大全》不可用克导攻下之剂。

瘀血痢

凡饱食疾走，极力叫号，跌仆受伤，郁怒不泄以及妇人经行产后误吞生冷恶血不行凝滞于内侵入肠间而成痢疾。纯下紫黑恶血，脉现芤细结促，治当祛瘀。《汇补》

噤口痢

痢而能食，知胃未病。有脾家湿热，薰蒸清道而成噤口者，亦有脾胃素虚者，亦有误服利药犯其胃气者，亦有服涩剂太早者。如胃弱气陷，绝不思食，则难治矣。如大虚大热者，以人参同姜炒黄连煎汤，时时呷之；或单用石莲肉炒香煎服。外用田螺捣烂，入麝一分，纳入脐中，引热下行。《汇补》

休息痢

屡止屡发，经年不愈，名曰休息。多因兜涩太早，积热未清所致。亦有调理失宜，亦有过服寒凉，亦有元气下陷，亦有肾虚不固均能患此。《医统》

虚滑痢

劳役过度，中州衰损，四肢困倦，谷食难化，下利糟粕，腹中微痛，但有虚坐并无努责，六脉沉伏或应指模糊，治宜调补。不可以常例治之。亦有痢久不愈而变成者，治法相同。如再用寒凉行气，则恶寒厥逆，自汗昏沉等症立见矣，须大剂辛温之品补之。

阴虚痢

有素患阴虚，偶感寒邪，腹痛下利，里急后重赤白稠浊，或见红水，发热夜甚，烦渴不宁，胸中似饥，得食则胀。治以清解热邪，兼滋阴血，庶可保全。设用凉血攻积补气破气治之，必死。如白芍、生地、丹皮、山药、甘、桔、阿胶、石莲、赤苓、陈皮、风、米、泽泻之类。《寓意草》

蛲虫痢

胃弱肠虚，则蛲虫下乘，或痛或痒从谷道中出，其形极细，乃九虫之一也。宜清热杀虫。《医统》

虫痊痢，痢下黑色，形如鸡肝，口燥大渴，五内切痛。由服金石汤丸，逼损真阴，其血自百脉经络而来，难治。《医统》

痢分轻重

凡痢身不热者轻，身热者重。能食者轻，不能食者死。《汇补》

疟痢前后

疟痢二症，同因暑邪饮食失宜。致有疟后发痢者，由汗多亡阳，元气下陷，后重里急似痢非痢也。亦有痢后发疟者，因下多亡阴，荣卫失调，寒热交争似疟非疟也。俱不可纯用攻剂。若疟痢兼发者，内有积滞，外受风寒，可双解之。《医统》

死症

下痢纯血者死。如尘腐色者死。如屋漏水者死。如鱼脑如猪肝者，半死半生。气短呃逆者死。唇若涂朱者死。大孔如竹筒者死。身热脉弦者，半生半死；脉细，皮寒，气少，泄痢前后，饮食不入，五虚者死。直肠自下者死。久痢，忽大下结粪者死。小儿出痘，即发痢者死。妇人新产，即发痢者亦死。《汇补》

脉法

肠澼下脓血，脉沉小滑利者吉。浮洪弦数者凶。又洪弦者重。浮大者未止。微弱者自愈，虽发热不死。惟弦急者难治。《汇补》

治法

和血则便脓自愈，行气则后重自除。《内经》后重则宜下，腹痛则宜和，身重则除湿，脉弦则祛风。东垣因于湿热者，去其湿热。因于积滞者，去其积滞。因于气者调之。因于血者和之。新感而实者，可以通因通用。久病而虚者，可以塞因塞用。《必读》

初痢忌涩

初痢之法，化滞清热。直候积消毒散，脾胃已和，气血将复，方可调补。不可遽用肉蔻、诃子、白术辈，以补住湿热。不可妄投粟壳、龙骨、乌梅等，以秘涩肠胃。恐邪得补而愈甚，腹痛欲死，变症百出，日久延迁而未已也。《心法》

久痢忌攻

气本下陷，而再行其气，后重不益甚乎。中本虚衰，而复攻其积，元气不愈竭乎。湿热伤血者，自宜调血。若过行推荡，血不转伤乎。津亡作渴者，自宜止泄。若但与渗利，津不转耗乎。《必读》

痢有汗法

初起发热恶寒，头疼身痛，表症见者即宜发散。所谓风邪内结者，汗之是也。《医统》

痢有补法

脉来微弱者可补。形色虚薄者可补。病后而痢者可补。因攻而剧者可补。《必读》

痢久补脾

久痢体虚气弱滑脱，徒知止涩竟难奏效。殊不知元气下陷，当用升提补气，如参、芪、白术、升麻之属，自能渐愈。甚者灸气海、天枢、百会穴。《医统》如食少者，专调脾胃，饮食进而气血和。盖痢以胃气为本也。《入门》

痢久补肾

肾为胃关，开窍于二阴。未有久痢而肾不虚，故治痢不知补肾，非其治也。盖病在火衰，土位无母，设非桂、附大补命门，以复肾中之阳，以救脾家之母，则门户何由而固，真元何由而复。《士材》

用药

主以保和丸。赤痢，加川芎、当归。白痢，加苍术。腹痛，加当归、芍药。后重，倍槟榔、枳壳。小水赤涩，加茯苓、木通。肛门热痛，加大黄、朴硝。此通导之法，凡实热者用之。若赤痢久而血虚者，四物汤加阿胶、陈皮、白术、甘草。白痢久而气虚者，四君子汤加黄芪、扁豆、木香、砂仁。痢久而后重不去，此元气下陷，补中益气汤。痢久而积滞不化，为脾气不运，六君子汤。中焦寒者，理中汤。下焦虚者，四神丸。此温补之法，凡虚寒者用之。若血瘀痢者，用当归、桃仁、赤芍、枳壳、甘草、黄芩、香附、陈皮、肉桂。若食积痢者，用化滞汤加山楂、枳壳、木香、砂仁。此疏知之法，凡内伤气食者宜之。若时疫痢者，用防风汤加羌活、白芷、柴胡、川芎。此发散之例，凡外感风寒者用之。若噤口痢者，香连丸，同石莲肉、竹茹、枇杷叶、苍术，徐徐呷下。此清解之例，凡虚热者宜之。若秽尽气虚，用芍药汤加参、芪、苓、术、诃黎、粟壳、乌梅、肉果、香椿皮。此兜涩之剂，凡滑脱者宜之。若阳邪陷入阴中，脉沉数有力，肌肤晦黑者，初则升散用人参败毒散。后则升补，用补中益气汤。服药时外宜坐殿肛门，努力忍便，直待药势已行，皮间汗润而止。务使内陷之邪，提之转从表出，所以挽其下趋之势也。凡初痢腹痛，不可骤用参术，虽胃气虚弱，亦当禁之。

痢疾选方

芍药汤　治下痢脓血，里急后重诸症。

芍药二两　当归　黄连　黄芩各半两　大黄三钱　肉桂二钱五分　槟榔　甘草各三钱　木香一钱　每服五钱，水煎。加枳壳，名导气汤。

化滞汤　治下痢因于食积气滞者。

青皮　陈皮　厚朴　枳实　黄芩　黄连　当归　芍药各二钱　木香五分　槟榔八分　滑石三分　甘草四分

加味平胃散　治下痢，因于湿蒸热郁者。

苍术　陈皮　甘草　黄芩　黄连　槟榔　茯苓　木香　泽泻　木通

加味防风汤　治下痢，因于风邪时疫者，必有表症乃可用之。

麻黄　防风　苍术　川芎　藁本　羌活　白芷　桔梗　芍药　甘草

香连丸《直指》　统治痢疾初起，乃和平之剂。

黄连十两　木香四两　末之，醋糊丸。淡姜汤下。随症加入。

芩术汤　统治痢疾积去调理之剂。

白术一两　黄芩七钱　甘草三钱　每服三钱，水煎。

黄芩汤　黄芩二钱　芍药一钱半　甘草五分

真人养脏汤《和剂》　治痢久脾肾俱虚，肠胃不固经年不愈者。

人参　白术　当归各六钱　白芍　木香各一两六钱　甘草　肉桂各八钱　肉果半两　粟壳蜜炙，三两半　诃子一两二钱

每服四钱水煎。久病，加附子。

四神丸　治下焦不固，下痢不止。

卫生汤　即异功散加山药、苡仁、泽泻、黄连。

钱氏白术散　治脾虚泄痢肌热。

即四君子加木香、藿香、干葛。

四君子汤　治白痢久而不愈，属气虚者。

六君子汤　治痢久而积滞不减，脾气不运者。

补中益气汤　治痢久而后重不去，属脾气下陷者。

胃风汤　治中焦虚寒，下痢不止。

人参　白术　茯苓　当归　芍药　川芎各等份　肉桂减半水煎。一方加干葛。

四物汤　治赤痢久而不愈，属血虚者。方见中风。

（《证治汇补》）

程钟龄

治 痢 心 悟

程钟龄（1662~1735），名国彭，清代医家

古人治痢，多用坠下之品，所谓通因通用，法非不善。然效者半，不效者半。其不效者，每至缠绵难愈，或呕逆不食而成败证。仔细揣摩，偶见烛光，恍然有得，因思火性炎上，何以降于肠间而为痢？良由积热在中，或为风寒所闭，生冷所遏，致火气不得舒伸，逼迫于下。医者更用下坠之药，则降者愈降，而痢愈甚矣。因制治痢散以治痢证初起，方用葛根为君，鼓舞胃气上行；陈茶、苦参为臣，清湿热也；麦芽、山楂为佐，消宿滞也；赤芍、广皮为使，所谓行血则便脓自愈，调气则后重自除也。惟于腹中胀满拒按者，此有宿食，更佐以朴黄丸下之。若日久脾虚，食少痢多者，五味异功散加白芍、香、连清而补之。若气虚下陷者，补中益气汤升提之；若邪热秽气塞于胃脘，呕逆不食者，开噤散启之；若久痢变为虚寒，肢冷脉微，饮食不消者，附子理中汤加肉桂温之。

叶天士

痢疾案绎

叶天士（1667~1746），名桂，号香岩，清代医家

叶氏治疗痢疾，曾归纳为通、涩两法，并指出"有滞必先痛后下"，以资鉴别虚实。他在《三时伏气外感篇》中总结说："痢疾一证，古称滞下，盖里有滞浊而后下也。但滞在气、滞在血、冷伤、热伤，而滞非一……夫疟痢皆起夏初，都因湿热郁蒸，以致脾胃水谷不通，湿热灼气血为黏腻，先痛后痢，痢后不爽。若偶食瓜果水寒即病，未必即变为热，先宜辛温疏利之剂。若脓血几十行，绞痛后重，初用宣通驱热，加芩、连、大黄，必加甘草以缓之。非如伤寒粪坚，须用芒硝咸以软坚，直走破泄至阴，此不过苦能胜湿，寒以逐热，足可却病。古云：行血则便脓愈，导气则后重除。行血凉血，如丹皮、桃仁、延胡、黑楂、归尾、红花之属；导气如木香、槟榔、青皮、枳、朴、橘皮之属……初病体坚质实，前法可遵；久病气馁神衰，虽有腹痛后重，亦宜详审，不可概以攻积清夺施治。"在《幼科要略》中又说："噤口不纳水谷下痢，都因热升浊攻，必用大苦，如芩、连、石莲清热，人参辅胃益气，热气一开，即能进食，药宜频频进二三口。小儿休息痢，变为粪后下血，最难速愈，有因气弱下陷者补中益气，虚寒饮食不化者钱氏益黄散，湿热未净气分延虚者清暑益气汤，胃强善食者苦寒清热，更节饮食，须善调经月。久泻久痢必伤及肾，以肾司二便

也，必肛门后坠不已，与初病湿热里急下重不同，治以摄阴液，或佐疏补，久则纯与摄纳"。叶氏治疗噤口痢，还有辛开苦降一法，邵新甫总结说："噤口痢……先生又借用半夏泻心汤，减去守中之品，取补以运之，辛以开之，苦以降之，与病情尤为允协。"

因此，叶氏治痢的特点为：实证辨别湿热、寒湿、气血，重在三焦和胃肠；虚证分别阴伤、阳虚，突出肝脾肾，且旁及奇经。

叶氏认为痢之主因，主要是暑湿。他在案中说："暑必夹湿，伤在气分，古称滞下，此滞字，非停滞饮食，言暑湿内侵，腑中流行阻遏而为滞矣。"如果采用"消导、升举、温补"等法，必使"暑邪无有出路"。他说："湿热下痢，必用苦辛寒为治。""暑湿内伏，三焦气机不主宣达，宜用分理气血，不必见积，以攻涤下药。""法当苦寒泄热，苦辛香流气渗泄利湿，盖积滞有形，湿与热本无形质耳。""古方香连丸，取其清里热，必佐理气，谓气行斯湿热积聚无客留矣。"如果病在下焦，需用白头翁汤，他说："香、连、梅、芍，仅宣中焦，未能泄下热燔燎。"

叶氏治痢之虚证时，还注重脏腑性能。他在案中说："脾阳动则冀运，肾阳静可望藏。""上脘宜通其清阳，下焦当固摄其滑脱。""脾为柔脏，惟刚药可以宣阳驱浊。""太阴脾营虚寒也，仿理阴煎。""肝为至阴之脏，相火内寄，仲景治法，不用纯刚燥热之药，以肝为刚脏故也。""厥阴下利，宜柔宜通，血虚有风显然。""痢久都属肾伤……议与升阳，亦须下治。""泻痢久则伤肾，多见下焦沉坠，先伤在阴，刚药不效。"

叶氏治痢，还提出"及奇经"之说。他在案中说："由脏腑络伤，已及奇经，前议轻剂升阳颇投，仍从下治。""其外邪为少，而内损为多，八脉无权，下无收摄，漏卮不已，理必生阳泄、下焦冷，此皆阴阳二气微绝，治病则夯，治本为宜。"其中，参茸汤为其代表方之一。

此外，叶氏治痢，常常寒热并用（如黄柏、秦皮、茵陈与藿香、白芷合用，或大黄牡丹皮汤加肉桂）、刚柔并济如炮姜与粳米合用，或桂、附与白芍合用）、通摄并用如人参、黄芪、石莲子与川连、银花合用，或熟地、当归、禹余粮与山楂、谷芽合用，或人参、干姜、生地与桃仁合用，或苍术、猪苓、泽泻与黄柏、地榆合用）、升降结合如人参、防风、羌活、升麻与茯苓、泽泻合用，或鹿茸、人参与茯苓合用等。另外，案中用药比较突出者，还有湿热痢用草决明、湿热血痢用椿根皮、腑实痢证用紫菀，都超乎他人。这些经验，尤其对于慢性痢疾的治疗，每启人深思。

俞震在《古今医案按》中曾评说："至如《临证指南》所载，都属古人常用方法。惟以温药下之，乃江氏《类案》所未有，而附子、大黄为君，参入苓、朴及草果、益智、木香、大茴等，谅系对证择加，总不外举散温通之义。……独有肾气丸之炒焦，及姚颐真之用大剂苁蓉为创立，但炒焦者不过熟地炭、桂附炭之侣，苁蓉配参、归、姜、附，即以温药下之，化为温药滑之耳，然同温药则可，同阴药则不可，予曾试之矣。其痢久伤肾，下焦沉坠，刚药不效者，用人参、鹿茸、大茴、茯、菟、故纸；痢久伤阴，唇燥舌干，胃气又弱，戒投阴腻柔药者，用人参、炙草、茯神、炒麦冬、炒白芍、炒乌梅肉，一系温柔补固，一系酸甘化阴。"这是俞氏对叶氏医案治痢的评价，可资参考。

辨 治 规 律

一、湿热

1. 暑湿内伏，湿重于热

三焦气机不主宣达，症见下利红白积滞，渴不多饮，不饥，恶心，小溲不利，舌色灰黄，治宜分消暑湿，用滑石藿香汤（滑石、通草、猪苓、茯苓皮、藿香、厚朴、蔻仁、新会皮）。如症见腹痛白积，治宜导气分消，用藿朴陈苓汤合香连丸（藿香、厚朴、陈皮、茯苓皮、川连、木香、木瓜、扁豆）。如湿温下痢脱肛，治宜理气利水清热，用五苓散加寒水石。如酒客湿滞肠中，十年久痢，饮食不减，治宜风药之辛，佐苦味入肠，方能胜湿逐热，用茵陈白芷汤（茵陈、白芷、秦皮、茯苓皮、黄柏、藿香）。如湿郁腹痛，利红如豆汁，用茅术红曲方（生茅术、山楂、厚朴、红曲、广皮、猪苓）。如湿胜内蕴，肠胃不爽，症见得汤饮腹中辘辘，自利稀水，但仍能纳食，治宜苦味坚阴，芳香理脾，用二妙丸加味（生茅术、炒黄柏、地榆炭、猪苓、泽泻），徐灵胎评谓："此夹饮之痢方，极灵妙。"如湿热赤痢，夏季受邪，入冬仍不愈，治宜化湿清血，用茅术草果银花方（茅术、厚朴、山楂、草果、椿根皮、槐花、广皮、银花）。

2. 湿热犯肠，热重于湿

阻于气分，症见下利不爽，或噤口痢，治宜清热导气，用黄芩芍药方（黄芩、川连、草决明、炒山楂、生白芍、石莲、丹皮、广木香），或川连白芍方（川连、人参、黄芩、白芍、草决明、山楂、炒银花）。如水湿内蒸为热，气道阻闭，邪犯募原，症见上热下冷，寒热不清，心脘痛窒，至圊复便不爽，面垢，舌白，或潮热自利腹痛，用黄芩槟榔方（黄芩、川连、竹叶、槟榔、白芍、厚朴、广皮白），或黄连泽泻方（黄连、黄芩、白芍、茯苓、泽泻、木瓜）。如湿热郁于肠胃，清浊交混，症见每痢必痛，痢又不爽，微呕有痰，口味有变，渴不欲饮，头中空痛，两颊皆赤，心腹热，烦躁，舌白，治宜苦寒泄热，苦辛香流气，渗泄利湿，用黄连秦皮方（川连、黄芩、郁金、厚朴、猪苓、槐米、秦皮）。如湿热内阻气分，腹痛下痢，目眦黄，舌光不渴，治宜清里以泄湿热，用黄芩秦皮方（黄芩、寒水石、川连、厚朴、秦皮、郁金）。如湿热下痢，误投消食，湿热未罢，反劫津液，症见形瘦下痢、咽喉痛且呛咳，用川连银花方（川连、银花、通草、黄芩、川贝、茯苓皮）。

3. 湿热俱盛

症见身热经旬不解，协热下痢，神识有时不清，或噤口痢，腹痛在下尤甚，脉左小右大，治宜清热祛湿，用加味白头翁汤（白头翁、川连、黄芩、秦皮、黄柏、白芍），或白头翁汤加减（秦皮、白头翁、茯苓、泽泻、银花、益元散）。如热渐入里，症见胸痞便泄，治宜酸苦泄热，用黄芩枳实方（黄芩、黄连、枳实、白芍、广皮、滑石、甘草、谷芽）。如寒热互伤，症见先厥，下痢脓血，腹痛呕恶，治宜清热为主，兼以温中，用黄芩干姜方（黄芩、川连、丹皮、生白芍、炮姜、银花）。如湿热久蕴，肠胃气壅，利频不爽，腹形满胀，治宜分消以去湿热，用丹溪小温中丸，早晚各进三钱。如湿热下痢带瘀血，肛中气坠，腹不痛，治宜清热利湿坚阴，用断下渗湿汤（炒椿根皮、茅术、黄柏、炒楂肉、炒地榆、炒银花、赤苓、猪苓）。

4. 湿热夹食积

症见痢下腹痛，治宜清热宣通导滞，用木香槟榔丸加减（槟榔、青皮、陈皮、厚朴、川连、黄芩、木香、山楂），或香连丸加味（厚朴、黄芩、川连、木香、楂肉、炒银花、麦芽）。如肠滞不通，症见里急后重，腹痛便脓，秘塞不爽，治宜宣通气血，用紫菀大黄丸（紫菀、厚朴、炒地榆、制川军、桔梗、木香、炒楂肉、炒青皮）。如湿热滞于肠胃，症见血积痛痢，起于夏令，秋半不减，面色消夺，右脉搏大，治宜稍通积聚，兼以和血，用大黄牡丹皮汤加减（酒大黄、川连、黄芩、丹皮、肉桂、归身、白芍、炙草）。

5. 寒热互结，胃脘痞结

三焦皆受暑湿邪蒸，上下浑如两截，症见休息痢、胸痞不食、黏腻未已、肛门沉坠里结，或下痢能食腹痛，治宜两调寒热、消痞扶胃，用泻心汤加减（干姜、生姜、川连、黄芩、人参、枳实，或人参、白芍、黄芩、枳实、川连、木香）。如为阳气素虚体质，湿热内蕴，中焦痞结，症见湿注自利不爽、神识昏乱，治用半夏泻心汤加减（炒半夏、人参、枳实、川连、干姜、黄芩、姜汁）。体虚夹邪，暑热郁滞于中，症见泻痢两月、肢体浮肿、胸脘痞闷、纳谷恶心、利先腹痛，治宜消痞散结，用人参枳实方（人参、茯苓、川连、干姜、白芍、枳实）。

如痢症湿热伏邪而以攻消误伤胃气，症见微呕、不饥不寐、大便欲解不通，治宜消痞散结，用黄连干姜方（人参、吴萸炒川连、淡干姜、茯苓、川楝子、白芍）。如噤口痢，干呕、不能纳谷、腹痛、里急后重、痢积不爽、脉左细数右弦，治宜苦寒清热解毒，必痛缓胃开，方免昏厥之变，用加减泻心汤（川连、干姜、黄芩、银花、山楂、白芍、木香）。

6. 湿热兼虚

湿热兼脾虚：症见寒热下痢血积，腹痛吐逆，目黄羞明，脉右弦左弱，治宜补虚之中，佐以清邪，用人参黄连方（人参、黄芪、白芍、广皮、石莲、川连、楂肉、草决明、金银花）。

湿热兼伤阴：症见滞下三月不愈，治宜清疏带补，用连梅汤加减（人参、川连、白芍、楂肉、广皮、茯苓、当归、乌梅）。

二、寒湿

1. 中焦寒湿

症见脐上痛、便稀溺短、气滞里急、脉缓，治宜导湿分消，用五苓散加减（生茅术、广皮、厚朴、官桂、滑石、茯苓、猪苓、泽泻、山楂）。如久痢、遇冷病加、小便不通，治宜分消其湿，用桂苓甘露饮加减（於术、茯苓、猪苓、泽泻、滑石、桂心）。如久痢便血、里急后重、脉软不数，经用凉血药无效，治宜化湿健脾温胃，用醉乡玉屑方（苍术、厚朴、陈皮、甘草、内金、砂仁、丁香）。

2. 肠胃留滞

症见久痢腹痛、先痛后下、畏寒少食，或有呕恶、口干唇燥赤、腹满按之软、舌白、脉沉伏，治宜刚药以宣阳驱浊，以温阳、导气、逐滞为法，用大黄附子厚朴方（大黄、熟附、厚朴、木香、茯苓），或加茅术，或加草果、陈皮，或加益智、猪苓、广皮，或加大茴香。轻者，则用厚朴煨姜方（厚朴、谷芽、煨姜、陈皮、半夏曲、枳实）。

三、邪陷厥少

1. 邪陷少阳

疟邪热气，内陷变痢，延已三月，面浮肚膨，里急欲坠，属中虚伏邪，治宜和解少阳为主，用小柴胡汤加减（黄芩、柴胡、人参、丹皮、炒当归、白芍、谷芽、山楂）。

2. 邪陷厥阴

邪陷疟后变痢，伤及厥阴，症见气上撞心，饥不能食，干呕腹痛，因肝为刚脏，治不宜用纯刚燥热之药，用乌梅丸加减（人参、当归、炒白芍、炒乌梅、茯苓、吴萸、香附、秦皮）。如邪伏厥阴，症见神气索然、腹中动气、舌红嗌干、寒热日迟、脉促细坚，治宜存阴，用复脉汤（炙草、桂枝、人参、麻仁、生地、阿胶、麦冬、生姜、大枣）。

四、阴虚

1. 阴虚夹热

症见温热内陷下痢，治宜养阴清热，用加减黄连阿胶汤（川连、阿胶、黄芩、生地、白芍、炙草）。如血虚有风，痛缓积稀，治宜柔通，用生地银花方生地、阿胶、丹皮、白芍、银花、稽豆衣）。如噤口痢，口中干燥，小便全无，冲脉气震高突，湿热壅于胃口，下元衰惫，治宜养阴清热，用石莲乌梅方（川连、黄芩、草决明、石莲子、乌梅、白芍）。

2. 阴虚夹滞

症见下痢腹痛肛坠、暮夜微热、舌干、治宜养阴疏通，用熟地山楂方（炒熟地、炒当归、炒白芍、炙草、山楂、谷芽，或熟地炭、归身炭、炒黄柏、泽泻、黑豆皮、山楂炭、制川军、赤苓），或用熟地山楂防风方（熟地炭、当归炭、山楂炭、炒麦芽、炙甘草、防风、炒升麻）以滋阴升阳，或用熟地山楂乌梅方（熟地、茯苓、山楂、炒乌梅、木瓜）以摄阴和肝。阴虚血痢，症见血痢半载，少腹痛，治宜养阴疏理，用六味地黄丸加炒楂肉、炒延胡。

3. 阴损液耗

症见初病如疟，变为下痢，面垢舌燥、白苔点点、肌肤甲错、脉右数左细数，治宜急救阴液，用复脉汤去姜、桂、麻；如久痢伤阴，口渴微咳、唇燥舌干、善噫难饥、胃关不和，治宜酸甘化阴法，用人参乌梅方（人参、生地、乌梅、炙草、麦冬、木瓜），或加山药、莲肉，或加白芍、茯神。

4. 阴阳两虚

症见下痢、小便不通、厌食欲呕，治以中下两焦为主，用理阴煎加减（熟地、白芍、附子、五味、炮姜、茯苓）。

五、阳虚

1. 阳虚浊泛

症邪内陷，胸痞，频利，治宜理阳祛浊，用救逆汤去姜（龙骨、牡蛎、炙草、桂枝、人参、生地、阿胶、麦冬、大枣）。如兼奔豚动气，治宜和营理阳，用人参牡蛎方（人参、茯苓、归身、炙草、桂心、牡蛎、煨姜、大枣）。

2. 脾胃阳虚

症见下痢、胃虚少纳、早食相安、晚食胀满、脉右弦大，治宜温通胃阳，用益智白芍方（白芍、益智、广皮、茯苓、焦白术、炙草、谷芽、砂壳）。如症见痢积虽然稍缓，诸症不减，面色青晦，四肢厥冷，用益黄散加减（人参、益智仁、丁香、茯苓、广皮、青皮、木瓜、炒冬米）。如症见久痢腹满，或肠澼下白沫、少谷欲呕、食不健运、色脉俱是虚象、小便清长、脉濡小，治宜温运中阳，用理中汤加减（人参、白术、茯苓、炙草、广皮、炮姜、益智，或人参、炮姜、桂枝、於术、炮附子、大枣、炙甘草），如呕可加丁香，腹满可加厚朴，小便清长可加附子。如痢止腹痛食少，脾胃受伤，用六君子汤加肉桂。如症见下痢不渴，呃忒纳少，冲气上逆，有土败之象，用附子粳米汤（人参、附子、干姜、炙草、粳米）。

3. 脾营虚寒

太阴脾营虚寒，症见下痢四十余日、下痢红紫黑、形寒腹痛、并不渴饮、舌苔粉白、脉沉微，治宜补养脾营脾阳，用理阴煎加减（炒当归、白芍、炮姜、炙草、益智）；如形寒腹痛，可去炮姜、益智、炙草，加肉桂、青皮、山楂。

4. 脾肾阳虚

如症见痛而痢、痢后复痛、按之痛减，久痢治肾，用苓姜术桂汤，或真武汤。如症见下痢、神困音低、痰多、舌干、脉右空大，治宜温补脾肾，用菟丝炮姜方（人参、菟丝子、赤石脂、炮姜、茯苓、木瓜），可酌加胡芦巴、白术、益智仁、肉桂。如肾液少而气陷，症见久痢久泻、肛坠尻酸，治以四神丸辛温香燥，佐以五味子酸柔，用地黄余粮汤（熟地、禹余粮、五味子）。如久痢后，食血腥必便溏，脾胃气血未充，治宜脾肾两补，用双补汤人参、山药、茯苓、湖莲、芡实、补骨脂、苁蓉、萸肉、五味、巴戟、菟丝、覆盆）。

六、气虚下陷

1. 气虚血痢

症见血痢，昼痢夜止，肛门欲坠，治宜补脾升陷，用归芍六君子汤加减（人参、当归、白芍、肉桂、炙草、白术、广皮、煨姜、南枣）；如久痢下血腹痛，用归脾汤加减（生芪、白术、炒归身、炒楂肉、炒地榆、广皮、厚朴、羌活、防风）。

2. 脾虚下陷

气虚下陷，下利后重下坠，门户不藏，治宜补脾举陷，用补中益气汤加减（人参、黄芪、广皮、炙草、归身、白芍、防风、升麻，或人参、归身、白芍、炙草、升麻、荷叶）。

3. 气虚肾寒

症见下利，里急后重，误用知母、生地和桂、附及大黄芩药后，伤及下焦，致小腹痛坠畏冷、肛坠，治宜升阳，用人参羌活方（人参、茯苓、泽泻、炙草、防风、羌活、独活、细辛、生姜、大枣）。

4. 中伤噤口

症见痢下四十日来，积少痛缓，食不下咽，不知饥饱，形衰不渴饮水，日泻数行，舌白，脉弦，治宜醒脾胃，用加味参苓白术散（人参、焦术、茯苓、炙草、炒扁豆、苡仁、桔梗、砂仁、炮姜炭、肉豆蔻）。如自痢稀水、小便不利、渴饮、干呕微微冷呃、舌心黄边白、脉坚劲不和，治宜清暑益气汤加减（川连、黄芩、石莲子、煨葛根、青皮、人参、茯苓、厚朴、猪苓、泽泻）。

七、下虚不固

1. 肾阳虚衰

如下痢，经用温中法而不效，症见下痢无度、呕呃、肢厥、脉微细，防其衰脱，治宜温阳固摄，堵截阳明法，用人参石脂汤（人参、粳米、炮姜、赤石脂），或桃花汤合参附汤（人参、附子、赤石脂、干姜、粳米、白芍）。如久痢腰酸脉涩，用鹿角霜赤石脂方（鹿角霜、川断、禹余粮、巴戟、赤石脂、椿根皮）。

2. 肾阴亏伤

如久痢肛坠，治宜补肾收纳，用理阴煎合禹余粮丸（熟地炭、归身炭、人参、炙草、五味、炒楂肉，兼服禹粮赤石脂丸）。如下痢腹鸣痛、后坠、卧则气冲、咳嗽吐黏涎、纳谷日少、形神日衰、脉数劲，用熟地赤石脂方（熟地炭、人参、茯神、炒山药、建莲、赤石脂）如下痢无积、腹中不痛、肛坠、肠间汨汨有声，治宜摄固，用左归丸加减（熟地炭、萸肉炭、炒归身、炒枸杞、川断、北五味、赤石脂丸）。

3. 阴阳两虚

如下痢、腹浮肿、经停有瘕，治宜补肾利水，用济生肾气丸（熟地、萸肉、山药、泽泻、茯苓、丹皮、附子、肉桂、车前子）。如痢久，肠腻自滑而下，纳谷运迟，肾中阴阳俱衰，用三神丸（五味、补骨脂、肉果）。

如血痢晨泄、无痛坠等因，治用黑地黄丸（苍术、熟地、干姜）。如休息痢不能收摄，经期不来，小腹抚摩有形上行，似乎癥瘕，其实乃气结，治宜温补，用参芍汤（人参、附子、茯苓、炙草、五味、白芍）。

4.奇脉无权

痢久伤肾，阴阳两伤，由脏腑络伤，已及奇经，症见痢久，少腹肛坠，连两腰胯脊髀酸痛，因其病先伤在阴，治疗不可用桂、附刚药，宜血肉温养、温润升阳为法，用鹿茸菟丝方(人参、鹿茸、菟丝子、茯苓、茴香、补骨脂、砂仁)，或参茸汤(人参、鹿茸、附子、炒当归、茴香、菟丝子、杜仲)，也可去附子、茴香、菟丝子，加沙苑、茯苓。

方 案 选 析

一、滑石藿香汤

某，舌色灰黄，渴不多饮，不饥恶心，下利红白积滞，小溲不利，此暑湿内伏，三焦气机不主宣达，宜用分理气血，不必见积，以攻涤下药。

飞滑石，川通草，猪苓，茯苓皮，藿香梗，厚朴，白蔻仁，新会皮。(《临证指南医案·痢》)

主治 暑湿内伏，三焦气机不宣，下利红白积滞，小溲不利，渴不多饮，不饥恶心，舌苔灰黄。

方中以藿香、白蔻仁芳香化湿，厚朴、陈皮理气燥湿，滑石清热利湿，猪苓、茯苓皮、通草淡渗利湿。全方有辛淡渗湿、芳香宣气之功，对湿重于热，阻塞三焦者有效。吴鞠通将本方取名为"滑石藿香汤"，主治"滞下红白，舌色灰黄，渴不多饮，小溲不利"。

加减：有食积，可加神曲、山楂。

二、茵陈白芷汤

祝，十年久痢，须推饮食避忌，酒客湿滞肠中，非风药之辛，佐苦味入肠，何以胜湿逐热，久病饮食不减，肠中病也。

绵茵陈，香白芷，北秦皮，茯苓皮，黄柏，藿香。(《临证指南医案·痢》)

主治 湿滞肠中，久痢，饮食不减。

方中以茵陈、黄柏、秦皮之苦，以清热渗湿；茯苓皮、藿香，以化湿利湿；白芷之辛，以祛风胜湿，兼升脾阳。全方有祛湿清热之功。吴鞠通将本方取名为"茵陈白芷汤"，主治"酒客久痢，饮食不减"者。

三、黄芩芍药方

王，痢疾古称滞下，乃是湿热气薄肠胃，阻闭气分，故利仍不爽。河间、丹溪之用清热导气者为此。

黄芩，川连，草决明，炒黑楂肉，生白芍，石莲，丹皮，广木香汁。(《临证指南医案·痢》)

主治 湿热阻于肠胃气分，下利不爽。

方中以黄芩、黄连清热燥湿，草决明、丹皮清泄凉血，山楂消食导滞，石莲除湿热又开胃，白芍、木香和血调气止痛。全方有清热导滞、和血调气之功，对热重于湿的下痢有效。

加减：便下不爽，可加槟榔通滞。

四、黄连秦皮方

某，舌白，渴不欲饮，心腹热，每痢必痛，肛坠，痢又不爽，微呕有痰，口味有变，头中空痛，两颊皆赤，此水谷气蒸湿热，郁于肠胃，清浊交混。忽加烦躁，难鸣苦况。法当苦寒泄热，辛香流气，渗泄利湿。盖积滞有形，湿与热本无形质耳。

川连，黄芩，郁金，厚朴，猪苓，槐米，秦皮。(《临证指南医案·痢》)

主治 湿热郁于肠胃，清浊交混，下痢，痢必腹痛，肛坠，痢又不爽，心腹热，烦躁，微呕有痰，渴不欲饮，口味有变，头中空痛，两颊皆赤，舌白。

方中以川连、黄芩、秦皮清热燥湿，郁金、厚朴理气化湿，猪苓利水渗湿，槐米凉血止血。全方有清热燥湿止血之功，对热重于湿的下痢赤白者尤宜。

五、断下渗湿汤

朱，下痢带瘀血，肛中气坠，腹不痛。

炒黑樗根皮一两，生茅术一钱，生黄柏一钱，炒黑楂肉三钱，炒黑地榆钱半，炒焦银花钱半，赤苓三钱，猪苓钱半。（《临证指南医案·痢》）

主治 湿热下痢带瘀血，肛中气坠，腹不痛。

方中重用椿皮入血分以清热燥湿涩血为君，炒地榆凉血止血，茅术、黄柏、赤苓、猪苓清利下焦湿热，山楂消导化瘀，银花解毒清热。全方为气分之湿热久羁而入于血分所设，有清热燥湿止血之功。吴鞠通将本方取名为"断下渗湿汤"，主治"久痢带瘀血，肛中气坠，腹中不痛"者。

六、黄芩枳实方

某，热渐入里，胸痞便泄，议酸苦泄热。

黄芩，川连，枳实，白芍，广皮白，滑石，甘草，谷芽。（《临证指南医案·痢》）

主治 湿热入里，便泄胸痞。

方中以黄芩、川连清热燥湿，枳实、广皮白理气消痞，滑石清热利湿，白芍与黄连配伍则酸苦泄热，谷芽、甘草和胃。全方有清泄里热、利湿消痞之功。

七、紫菀大黄方

里急后重，腹痛便脓，秘塞不爽，久延交冬，乃是肠滞不通，法当宣通气血。

紫菀，厚朴，炒黑地榆，制军，桔梗，木香，炒黑楂肉，炒青皮。(《叶案存真类编·痢》)

主治 肠中积滞不通，里急后重，腹痛便脓，秘塞不爽。

方中以紫菀、桔梗、厚朴、木香、青皮理气，楂肉消食导滞，制川军宣通湿热，炒地榆清热止血。全方有宣通肠中湿热、积滞之功。

八、人参枳实方

陈：泻痢两月，肢体浮肿，高年自属虚象。但胸脘痞闷，纳谷恶心，每利必先腹痛，是夏秋暑热，郁滞于中，虚体夹邪，焉有补涩可去邪扶正之理？恐交节令变症，明是棘手重症矣。

人参，茯苓，川连，淡干姜，生白芍，枳实。(《临证指南医案·痢》)

主治 虚体夹邪，暑热郁中，泻痢已久，肢体浮肿，胸脘痞闷，纳谷恶心，每痢必先腹痛。

方中以人参益气，生白芍养阴，茯苓健脾利湿，枳实理气宽中，川连配干姜辛开苦降消痞。全方有补有泄，扶正中以去湿热，为叶氏治疗湿热夹虚的常用方。

加减：如热重，可加黄芩。湿重，可加半夏。

九、加减泻心汤

又，脉左细数，右弦，干呕不能纳谷，腹痛里急后重，痢积不爽，此暑湿深入脏腑，势属噤口痢疾，症非轻渺，议用苦寒清解热毒，必痛缓胃开，方免昏厥之变。

川连，干姜，黄芩，银花，炒山楂，白芍，木香汁。(《临证指南医案·痢》)

主治 暑湿深入胃肠，噤口痢，痢积不爽，腹痛里急后重，干呕不能纳谷，脉左细数右弦。

方中以川连、黄芩、干姜辛开苦降以调中去湿，银花清热解毒，山楂消食导滞，木香理气止痛，白芍收敛阴液。全方有辛开苦降、清热和中之功，为叶氏治疗湿热未清的噤口痢主要方剂之一。吴鞠通将本方取名为"加减泻心汤"，主治"噤口痢，左脉细数，右手脉弦，干呕腹痛，里急后重，积下不爽"者。

十、大黄附子厚朴方

范，痢称滞下，谓有滞必先痛后下，况病起不慎口腹，阳气窒塞，积聚留着。试阅前方，宣通者有效，守补则病剧。六腑皆以宣通为用。

附子，大黄，茯苓，厚朴，生草果，广皮。(《临证指南医案·痢》)

主治 肠滞不通，久痢腹痛，先痛后下，畏寒少食，或有呕恶，口干唇燥赤，腹满按之软，舌白，脉沉伏。

方中以大黄通导肠中湿热，厚朴、木香理气导滞，熟附温散寒积，茯苓健中利湿。全方有温通肠中寒积之功，为叶氏常用方之一。

加减：燥湿，可加苍术；温脾理气，可加草果、陈皮，温脾利湿，可加益智仁、猪苓、广皮；腹满，可加大茴香。

十一、熟地山楂方

吴，痢久阴伤腹痛，肛门坠胀，秋病入冬不愈，已属休息痢。和阴剂中，仍有升降，仿东垣法。

　　炒熟地，炒当归，炒白芍，炙草，生山楂，生谷芽。(《临证指南医案·痢》)

　　主治　痢久伤阴，腹痛，肛门坠胀。

　　方中以熟地、当归、白芍、甘草滋阴养血，尤妙在前三味都炒用，不使滋腻太甚；再配以山楂、谷芽消食和中。

　　全方实从理阴煎（熟地、当归、炙草、炮姜）加减而成，有养阴消食之功。

　　加减：可以茯苓易谷芽。

十二、人参乌梅汤

　　鲍，痢久，阴液消亡，无以上承，必唇燥舌干。奈胃关不和，善噫难饥，此由阴腻柔剂所致。择其不腻滞者调之。

　　人参，炙草，炒白芍，炒乌梅肉，炒麦冬，茯神。(《临证指南医案·痢》)

　　主治　泻痢久必伤阴，痢下口渴，唇燥舌干，善噫难饥。

　　方中以人参、山药、湖莲、炙草补益脾胃，乌梅、木瓜养阴敛液。全方以酸甘化阴为主，有补脾胃、救阴液之功。吴鞠通将本方取名为"人参乌梅汤"，主治"久痢伤阴，口渴舌干，微热微咳"者。近人用于泄利不止，口渴引饮，舌干失津如镜，愈饮愈泄，并伴有微热微咳，其脉多沉细而数，间或有浮虚无力者，以小儿为多。

　　加减：如善噫难饥，则去湖莲、山药、木瓜，加白芍、麦冬、茯神。

十三、地黄余粮汤

　　王，久痢久泻为肾病，下泻久而阴伤气坠。四神丸治脾肾晨泄，辛温香燥皆刚，佐入五味酸柔，不过稍制其雄烈。此肛坠尻酸，乃肾液内少而气陷矣。腥油肉食须忌。

熟地，禹余粮，五味子。（《临证指南医案·痢》） 主治久痢久泻，阴伤气坠，肛坠尻酸。

方中以熟地、五味子养阴补肾，禹余粮固摄下焦。本方由桃花汤和四神丸化裁而来，与三神丸（五味子、补骨脂、肉果）相似，以熟地代补骨脂，以禹余粮代肉果，有养阴补肾固涩之功。吴鞠通将本方取名为"地黄余粮汤"，主治"久痢，阴伤气陷，肛坠尻酸"者。

十四、双补汤

蒋，久痢用辛甘温而效，是脾阳久伤，治由东垣法极是。述食血腥，滑必便溏，四肢忽有肉疹，营卫内应脾胃，气血未得充复。五旬外，下一层，用脾肾两补。

人参，山药，茯苓，湖莲，芡实，补骨脂，苁蓉，萸肉，五味，巴戟，菟丝，覆盆子。（《临证指南医案·痢》

主治 久痢脾肾两虚，食血腥之物必便溏，四肢有肉疹。

方中人参、山药、茯苓、莲子、芡实甘温甘淡以补脾渗湿，补骨脂、苁蓉、巴戟、菟丝、覆盆、萸肉、五味酸甘微辛以补肾益精。全方有脾肾双补之功，对久痢伤脾及肾者宜。吴鞠通将本方取名为"双补汤"，主治"老年久痢，脾阳受伤，食滑便溏，肾阳亦衰"者。

十五、人参羌活方

某，夏秋痢疾，固是湿热伤气，脾胃气滞，后重里急不爽。古方香连丸，取其清里热，必佐理气，谓气行湿热积聚无容留矣。知母、生地，滋阴除热，治阴分阳亢之火，与痢门湿热大异。盖滋则呆滞，气钝窒塞，宜乎欲便不出，究竟湿热留邪仍在。桂、附热燥，又致肛坠，痛如刀割。补中益气东垣成法，仅仅升举下焦清阳，未能直透肠中。再用大黄重药，兼知母、生地等味，更令伤及下焦。书义谓诸痢久，都属肾阳。小腹痛坠、忌冷，显然是下症。议与升阳，亦须下治。

人参，茯苓，泽泻，炙草，防风根，羌活，独活，细辛，生姜，大枣。（《临证指南医案·痢》）

主治 湿热久痢，脾肾受伤，下痢，里急后重，小腹痛坠畏冷，肛坠。

方中以人参益气，茯苓、泽泻利水渗湿，防风、羌活、独活、细辛辛散升阳、鼓动阳气、祛风胜湿，甘草和中，生姜、大枣调和营卫。全方有补中升阳、祛风胜湿之功，与升阳益胃汤有异曲同功之妙。

十六、人参石脂汤

沈，议堵截阳明一法。

人参，炒白粳米，炮姜，赤石脂。（《临证指南医案·痢》）

主治 下痢无度，呕呃，肢厥，脉微细，有衰脱之势。

方中以人参、粳米补中，炮姜温中止泻，赤石脂温敛固泻。全方有温涩止泻防脱之功，以辛甘温涩为法，为桃花汤之变方。吴鞠通将本方取名为"人参石脂汤"，主治"久痢阳明不阖"者。

十七、三神丸

周，痢久必伤肾阴，八脉不固，肠腻自滑而下，但执健脾无用，病不在中，纳谷运迟，下焦坎阳亦衰，用三神丸。

五味子，补骨脂，肉果。（《临证指南医案·痢》）主治痢久伤及肾中阴阳，肠腻自滑而下。

方中五味子酸以敛阴，补骨脂温以固肾，肉果温以涩脾。全方有酸甘温涩止泻之功，对脾阳及肾中阴阳俱虚者宜，实由四神丸去吴萸，以肉果易肉豆蔻而来。

十八、参芍汤

某，休息痢经二年，明是下焦阴阳皆虚，不能收摄。经期不来，小腹抚摩有形上行，似乎癥瘕，其实气结。若不急进温补，恐滋扰肿胀之累也。

人参，附子，茯苓，炙草，五味，白芍。(《临证指南医案·痢》)

主治　休息痢，下焦阴阳皆虚，不能收摄，少腹气结。

方中以人参、茯苓、甘草补脾胃，人参、附子补阴阳，白芍、五味敛阴液。全方有两补阴阳之功。此方对虚脱、漏汗、滑泄者也可应用。吴鞠通将本方取名为"参芍汤"，主治"休息痢，经年不愈，下焦阴阳皆虚，不能收摄，少腹气结，有似癥瘕"者。

加减：如汗多，可加牡蛎、龙骨。

十九、参茸汤

某，痢久阴阳两伤，少腹肛坠，连两腰胯脊髀酸痛，由脏腑络伤，已及奇经，前议轻剂升阳颇投，仍从下治。

人参，鹿茸，附子，炒当归，茴香，菟丝子，杜仲。(《临证指南医案·痢》)

主治　痢久阴阳两伤，已及奇经，少腹肛坠，连两腰胯脊髀酸痛。

方中以人参补气，鹿茸补阳温督，当归、茴香补冲脉，菟丝、杜仲补肾，附子温肾。全方有温补冲督、肝肾之功。如妇人有寒湿而体虚月经不应期者，也可应用。吴鞠通将本方取名为"参茸汤"，主治"痢久阴阳两伤，少腹肛坠，腰胯脊髀酸痛，由脏腑伤及奇经"者。

加减：如但坠而不腰脊痛，偏于阴伤多者，可去附子，加补骨脂。

（陈克正主编《叶天士诊治大全》）

汪文绮

疫邪作痢说

汪文绮，字蕴谷，清代医家

愚按：痢疾一证，非六淫之邪所感，瓜果生冷所伤，而后始有此患也。余尝观古法相传，谓炎暑大行，相火司令，酷热蓄积为痢，近日医家皆宗其说。不知暑乃六淫之一，中暑而发热者有之，受暑而发疟者有之，与痢证毫无关涉，医用其法者，往往取效少而伤人多。

夫痢证即时疫中浊邪中下，名曰浑者是也。邪毒入胃脘之上焦，则浮越于肌表，而恶寒发热；邪毒中胃脘之下焦，而走入大小肠，则剥脂膏之脓血，而后重里急。邪毒在肌表，由三阳而传入三阴，入里杀人；邪毒在肠脏，致恶饮食而败脾胃，绝谷杀人。若下痢而兼寒热者，杀人尤速。此疫邪入胃之不同，而见证之各别也。

盖天地不正之杂气，种种不一，而痢证疾速，亦杂气所钟，病遍于四方，延门阖户，一人病此，人人亦病此，始也感受于天，继也传染于人，其为气所感召，已明验矣。且经不云乎，夏伤于暑，秋为痎疟，未见传染也；因于暑，烦则喘渴，静则多言，未见传染也；脉虚身热，得之伤暑，未见传染也。而痢疾之传染，益信暑热之无与。况杂气所著无方，或发于城市，或发于村落，他处安然无有；杂气之所发无定，或村落中偶有一二所发，或一年中竟无一人所感，而暑热则每岁时之所必有，瓜果每夏秋之所必熟，何值此痢疾不发之年，虽暑热酷烈，瓜果多食，卒未见滞下而广行。如此则不辨而自明矣，而余谓疫邪作痢之说，亦不为无据矣。

此证初治宜用黄金汤，解疫毒而救胃气；继用四君子汤，扶脾土而补元气；久则用八味加参汤，补真元而生土气，经曰肾为胃关，主二便而开窍于二阴者也。即体实受邪，于黄金汤中加黄连一味，无不捷应。若兜涩太早，休息久痢，邪在肠间，体实余邪不下者，宜犀角地黄汤，或巴豆霜丸，体虚余邪不下者，宜六味归芍汤，或桂附八味丸。此治痢大略之法也。

若症见脓血切肤，少腹必急痛也；赤白刮下脂膏有浅深也；里急后重，或寒或热而下迫，或气虚而下陷也；口渴引饮，或液少而亡阴，或胃热而火炽也。是以治痢之诀，要在虚实寒热得其法，则万无一失矣。

第疫气之来，有一无二，而人生禀赋不齐，虚实寒热各殊，虚体受邪则为虚痢，实体受邪则为实痢，寒体受邪则为寒痢，热体受邪则为热痢，司命者其可不详察欤？呜呼！余曾见痢疾蜂起，医者洋洋得意，谓家人妇子曰：滞下发矣，正吾技之擅长，可操必胜之术也。及其举方，非槟、朴之破气，即承气之攻下，未几呕恶恶食之变在先，冷汗呃逆之变在后，医家至此而技穷，病家至此犹不悟。推其故也，缘误认暑热瓜果之利害，不明疫邪入肠之伤人。岂知疫痢之恶，能绝人之谷，削人之脂，损人之脾，伤人之胃，耗人之气血，正气为邪毒败坏如是，而医尚惓惓于香连，切切于承气，极之不可救，而莫可如何也。吁！医过矣，医过矣！

（《杂证会心录》）

倪宗贤

治痢三方四忌

倪宗贤，字涵初，清初医家

治痢奇效三方

痢为险恶之症，生死所关，不惟时医治之失宜，而古今治法千家，多不得其道，是以不能速收全效。今立方何以为奇，不泥成法故奇也。立论何以为妙，不胶成说，故妙也。然其药品又不外乎常用，而已有识者，切不可更张，勿为庸医所误，遵而用之，百试百效者也。

初起煎方

川黄连去芦，一钱二分　条黄芩一钱二分　白芍药一钱二分　山楂肉一钱二分　陈枳壳去穰，八分　紫浓朴去皮八分，姜汁拌炒　坚槟榔八分　浓青皮去穰，八分　当归五分　甘草五分　地榆五分　红花酒炒，三分　桃仁去皮尖，一钱，研如粉　南木香二分

上咀片，如法炮制，用水二碗煎一碗，空心服。渣再煎服。此中或红或白，里急后重，身热腹痛者俱可服。如单白者，去地榆、桃仁，加橘红四分，木香三分；如滞涩甚，或大黄二钱，用酒拌炒，服一二剂仍除之。若用一剂，滞涩已去，不必又用二剂矣。用大黄于年

幼之人，又不可拘用二钱也。上方用之三五日神效，用之于旬日亦效，惟十日半月外，则当加减矣。另详于下。

加减煎方

川黄连酒炒，六分，生用四分　条黄芩酒炒，六分，生用四分　山楂肉一钱　大白芍药酒炒，六分，生用四分　广橘红四分　浓青皮四分　坚槟榔四分　甘草炙，三分，生二分　当归五分　地榆四分　桃仁粉六分　红花三分　木香二分

上咀片，如法炮制，用水二碗煎一碗，空心服。渣再煎服。如延至月余觉脾胃弱而虚滑者，法当补理，具法如下：

补理煎方

川黄连酒炒，六分　条黄芩酒炒，六分　大白芍酒炒，四分　广橘红六分　当归五分　人参五分　白术土炒，五分　炙甘草五分

上咀片，如法炮制，用水煎，空心服。渣再煎服。以上三方，如妇人有胎者，去桃仁、红花、槟榔。以上三方，随用辄效。其有不效者，必初时投参术等补剂太早，补塞邪气在内，久而正气已虚，邪气益盛缠绵不已，欲补而涩之则助邪，欲清而疏之则愈滑，遂至于不可救。药虽有奇方，无如之何！则初投温补杀之也。

治痢四大忌

古今治痢，皆云热则清之，寒则温之，初起盛热则下之，有表证则汗之，小便赤涩则分利之。此五者，举世信用，如规矩准绳之不可易，予谓惟清热一法无忌，余则犯四大忌，不可用也。何谓四大忌？

一曰忌温补，痢之为病，由于湿热蕴积，胶滞于肠胃中而发，宜清邪热，导滞气，行瘀血，而其病即去，若用参、术等温补之药，则热愈盛，气愈滞，而血亦凝，久之正气虚，邪气盛，不可疗矣，此投

温补之剂为祸最烈也。

二曰忌大下，痢因邪热胶滞肠胃而成，与沟渠壅塞相似，惟用磨刮疏通则愈，若用承气汤大下之，譬如欲清壅塞之渠，而注狂澜之水，壅塞必不能清，无不岸崩堤塌矣，治痢而大下之，胶滞必不可去，徒伤胃气，损元气而已，正气伤损，邪气不可除，壮者犹可，弱者危矣。

三曰忌发汗，痢有头痛目眩，身发寒热者，此非外感，乃内毒熏蒸，自内达外，虽有表证，实非表邪也，若发汗，则正气已耗，邪气益肆，且风剂燥热，愈助热邪，表虚于外，邪炽于内，鲜不毙矣。

四曰忌分利，利小便者，治水泻之良法也，以之治痢，则大乖矣，痢因邪热胶滞，津液枯涩而成，若用五苓等剂分利其水，则津液愈枯而滞涩更甚，遂至缠绵不已，则分利之为害也，若清热导滞，则痢自愈而小便自清，又安用分利为哉！

（节录自《宁坤秘籍》与《沈氏尊生书》）

邵新甫

治腑以三焦为凭，治脏以三阴为要

邵新甫，清代医家

痢证古名滞下，夏秋暑湿挟积者居多，其次则风淫、火迫、寒侵，燥气独不为患。至于暑有阴阳，必兼乎湿。夫阴暑由于人之阳气先亏，加以贪凉喜冷，郁折生阳，故主于温；阳暑由于天之热伏，阻气化浊，则重于清。但邪之来也，似水之流，脏腑间一有罅隙，则乘虚而着，故有在气在血之分，伤脏伤腑之异。若表之邪郁，而气机下流不息者，喻氏论人参败毒散；里之积壅而寒热胶黏者，洁古立芍药汤。在气分，有苦辛调气与辛甘益气等法；在血分有酸苦行血及咸柔养血诸方。若表证急，从乎三阳，有桂枝汤、葛根芩连汤、小柴胡汤；里势实，专究脾胃，有小承气汤、温脾汤。总之，治腑以三焦见证为凭，治脏以足三阴为要领，辨其虚实之情，酌以通涩之法。是证最难愈者，莫如休息痢，攻补之法非一。最危险者，莫如噤口痢，却有两端：若因暑湿邪充，格拒三焦者，气机皆逆传而闭，上下之势，浑如两截，治不得其要，则邪无出路，正立消亡。丹溪立法最高，后世都宗其旨。先生又借用半夏泻心汤，减去守中之品，取补以运之，辛以开之，苦以降之。又因脾肾之阳素虚，阴邪从中而下者，先伤太阴，继伤少阴，关闸大开，痛泻无度，戊癸少化火之机，命阳无蒸变之力，此不饥不食，为呕为胀，理宜然矣。与邪多积热之候不同。参之仲景理中汤、肾气丸，及景岳理阴煎、胃关煎等法，又以大剂苁蓉配入参、归、姜、附、桂、制白芍之类，较地黄、阿胶尤胜，与之肠膏竭尽，络脉结涩而痛者，堪称神品。

古贤治痢，不外通涩二法，大都新痢宜通，久痢宜涩。滞下之滞字，非停滞饮食，言暑湿内侵，腑中流行阻遏而为滞耳。

（《临证指南医案·痢疾按语》）

俞 震

治痢医案按

俞震（1709~1799），字东扶，清代医家

南浔董宗伯，门下有马厨者，七月初旬病，病二十余日，愈剧。其证大发寒热，寒至不惮入灶，热至不惮下井。痢兼红白，日夜八十余行，腹痛恶心，神气倦甚。时孙东宿在宗伯家，问向来医者言脉何如？有客曰：脉不吉。下痢脉洪大者死，细微者生。今洪大，逆也。东宿曰：痢固忌洪大，寒热亦非细微所宜，其中必有故。试往视之，见面色微红，汗淋淋下。因究病所由起，渠谓过客众，厨门燥热，食瓜果菱藕过多，晚又过饮御内，而寝于楼檐之下，次日即寒热腹痛，因而下痢。病情虽述，治法难谐，因沉思之，告宗伯曰：偶有一得，乃背水阵也。人参、白术、石膏、滑石各五钱，知母、炮姜各三钱，大附子、炙甘草各二钱，作一大剂煎之。服后尚得一睡，则阴阳始和，和则汗可敛，而寒热呕恶可止也。至夜，痢减其半，汗吐全无，脉亦敛矣。再用参、术、白芍、石膏、滑石各三钱，炮姜、肉桂、知母各二钱，炙甘草、附子各一钱。服后疟止，痢又减半，饮食渐进，神气渐转。改用酒炒白芍五钱，去石膏、附子，余药各减一钱，三剂痊愈。客问曰：公寒热均投，此为何证？而剂何名耶？东宿曰：此滑公所谓混沌汤也。《经》云：夏伤于暑，秋必疟痢。白虎汤、益元散，皆解暑之剂。瓜果寒凉，伤其中气。酒后御色，损其下元。故合附子

理中汤，温中补下。若以寒热均用为疑，则仲景附子泻心汤，大黄、芩、连与附子并用，此何说哉？盖假对假，真对真也。

震按：古方中寒热并用者诚多，如仲景五泻心汤、黄连汤、乌梅丸、麻黄升麻汤，为后贤连理汤、左金丸诸方之祖。夷考其义，泻心汤，用芩、连之苦，以泻痞热；姜、夏之辛，以散结气，即寒因热用也。黄连汤，则以桂枝代柴胡，黄连代黄芩，干姜代生姜，喻西昌所谓换小柴之和表里者，为通上下法也。乌梅丸，则以厥阴一经，本阴标热，故用姜、附之辛热，佐连、柏之苦寒。柯韵伯引经文所谓伏其所主而先其所因也。麻黄升麻汤，以知母、石膏，合麻、桂、干姜，犹是越婢汤成例。其参入归、芍、芩、术、天冬、玉竹，则因邪陷厥阴，寒郁热伏，又为下药重亡津液，故以辛温升散其邪，必兼凉润以制药之燥。仲景诸方，精义入神，岂如混沌汤清暑回阳一网兜乎？乃引附子泻心汤为证，不知大黄、芩、连，以麻沸汤浸，而附子别煮取汁，是重剂固阳为君，略寓泄热之意为佐，法律固森然也。

节庵祖之，制回阳返本汤。以腊茶、黄连、地浆，作人参四逆之向导，方为妥贴。奈何以参、术、桂、附、炮姜，与知母、石膏、滑石杂然并进，譬之演剧者，合三班为一班，将琵琶、千金、杀狗等一齐登场混演，有是理乎？再考仲景证象阳旦条，厥逆，咽中干，两胫拘急而谵语，亦是寒热并现。乃先与桂枝加附子汤，增桂令汗出；虽阳明内结，谵语烦乱，更饮甘草干姜汤，俟阳回足热，乃与芍药甘草汤，以伸其脚；然后用承气汤，以止其谵语。先后缓急之间，不为病所惑，而次第合节，方称仙手。若使孙公当此，应将四方合而煎饮之，不反笑仲景之跋涉耶？然余之录之者，其书载其效如神，则亦姑存其说而已。

孙公原案又云：实者，邪气实也。故以白虎汤、益元散应之。虚者，正气虚也。故以理中汤应之。今考此方分两，纯是少阴经阴盛格阳治法。若果有暑邪，岂五钱之石膏、滑石，能与大剂参、术、姜、附并取其效哉？案载脉洪大，不载有力无力，亦不载口渴与否，舌苔及小便若何，何以放胆用温补？若痢兼红白，腹痛恶心，面红汗多，寒热大作诸证，确系暑邪为病，温补殊属反背。若果能取效，则的系虚寒。其细微之知母、石膏，正如白通加人尿猪胆汁汤耳，不得牵扯暑邪二字以混之也。然病经二十余日，虚寒证早已亡阳矣，能待孙公用药耶？

又考虞天民治妇人疫病，以三方合为一方，曰三合汤。不过于血药中加寒下药，却是一路，与混沌汤风马牛不相及也。混沌汤之名，出于《白云集》。乃滑伯仁治陈伯英肺气焦满，而告之曰：病由多欲善饮，且殚营虑，中积痰涎，外受风邪，发即喘渴痰咳，不能自安，为制清肺泄满、降火润燥苦辛之剂，服之即安。众诘出何方书？名何汤散？伯仁应之曰：是混沌汤。然观其制方之义，实非混沌，不似孙公之真混沌也。

又治金达泉，疟兼痢，日夜四十余度，小腹痛甚。每登厕，汗出如雨，下迫后重，小水涩痛，头疼口渴。下午发热，天明始退。左脉浮弦而数，右软弱，中部稍滑。此内伤饮食，外感风邪所致。先与柴苓汤一剂，小便即清，不痛，疟发时寒多热少。晚与人参败毒散，去羌、独，加葛根、防风、桂枝、白芍。次日头痛痢疾俱减，夜才起三次。改与补中益气汤，加酒芩、桂枝、白芍。其夜疟止，但微热，再改胃风汤。人参、白术、桂皮各二钱，白芍四钱，酒炒芩、连各一钱，当归、茯苓、川芎佐之，炮姜、地榆为使。服后寒热殄迹，夜起一次是粪。前方减去桂枝，再三剂而巾栉出户矣。

震按：此案用方妥当出色，可以效法。若王金坛治邑令刘蓉川深秋患疟，而洞泄不止，欲先去其一为快。乃用《局方》双解饮子，一服而二病俱愈，更觉神妙。是得法于澹寮所谓用药多一冷一热、半熟半生，分利阴阳之义也。然窃思疟痢并作，初起者，专用发散，如羌、防、柴、葛等，佐以赤苓、神曲；见血痢，参入归身、川芎；右关脉大，可加厚朴，使在腑之邪提并于经而外解，最为捷法。尚或不应，审其挟热挟寒而用表里分散之法。热者，去羌、防，加芩、连、香薷、滑石；寒者，去柴、葛，加桂枝、干姜；若热甚者，多实证，风药不宜矣，大柴胡汤，加黄连、滑石；寒甚者，多虚证，风药当戒矣，真武汤，加桂枝、人参，此仍表里双解之法。至如人参败毒散、补中益气汤，虚证之表药也；理中汤、八味丸，虚证之里药也。表证之虚而挟热者，小柴胡汤；里证之虚而挟热者，连理汤；表证之虚而挟寒者，麻黄附子细辛汤；里证之实而挟寒者，温脾汤。

以此诸法，将脉证配合审用，无不手到成功。如此条，右脉软弱为虚，疟发寒多热少亦为虚，故第二剂即用人参。但汗出如雨，而于败毒散去羌、独，加桂枝、白芍是矣。又加葛根、防风，尚觉太过。

（《古今医案按》）

程文囿

桂圆肉裹鸦胆子仁愈久痢案

程文囿（1736~1820），字杏轩，清代医家

兑兄尊堂，年将及耋，本质阴虚，时常头昏口干，耳鸣心悸，药服滋补相安。秋初患痢，后成休息，延至次春，昼夜或十余行七八行之不等。每便腹痛后重，粪带鲜红，间见白垢。形疲食少，医治无效。召诊脉如平时。予曰："体素阴亏，原宜滋养，但痢久脾虚肠滑，滋药又非所宜。"方仿异功散，加首乌、白芍、山药、扁豆、莲肉、老米，剂内俱用人参，数服痢仍不止，复诊告兑兄曰：令堂证属休息痢疾，病根在大肠曲折之处，诸药力不能到，即复人参，亦皆无益。"兑兄云："然则奈何？"予曰："非鸦胆子莫能奏效，特此物本草未收，他书亦鲜论及，惟《幼幼集成》载其功能。名为至圣丹，予用治此证，颇多获验。"检民阅。兑兄云："据书所言，并先生经验，自必不谬，第恐此药性猛，家慈年迈难胜耳。"予曰："所虑固是，但每用只三十粒，去壳取仁，不过二三分，且有桂圆肉包裹，兼服补剂，扶持正气，断乎无伤，盖非此莫达病所，病不能除，正反伤矣。"如法制服，三日全瘳。是秋其疾复作，家菡洲兄为治，多日未瘳，复邀同议。予曰："上春曾投鸦胆子见功，何不再用。"兑兄仍以高年质虚为忧。予曰："有病当之不害，亦三服而愈。"兑兄虑疾复萌，商用此味，研入调养丸药内，冀刈病根。予曰："善后

之图固妙，然研末入丸，似不合法。"更与菡兄斟酌，仍照原制，每以五粒与丸药和吞，服之两月，至今三年，其病不发，可见此药之功效如神。

(《杏轩医案》)

陈修园

痢疾时方妙用

陈修园（1753~1823），字念祖，清代医家

下痢秽浊胶黏，似脓似血，小腹隐痛，欲便不便，里急后重是也。旧说偏寒偏热，主补主攻，皆不可拘执。唯所列死证数条，缘时医治不得法，流连致死，或过信前医之说，弃而不治，坐视其死。余目击心伤，日夜焦心，从《内经》仲景言外之旨，及散见于各条之下，一一体认，而参以所治之证，大有所悟，药到病瘳，厥效彰彰可纪。请先言救逆之道，而次及恒法。

医书云：脉沉小者易治，脉浮大者难疗。又云：发热不休者死。此遵《内经》肠澼一论，执一不通之过也。余别有所悟。脉浮为表邪，浮而兼大，是表邪浸于阳明之界而下利，仲景有葛根汤等治法。发热不休，非感冒风寒，即是经络不和，宜用桂枝汤、当归四逆汤，去风寒以调经络，人参败毒散加老米，名仓廪汤，亦是比意，但药力轻薄，不能速效耳。大抵初病治法，发热恶寒者，香苏饮加防风、川芎，以取微汗则愈，重必用桂枝汤、当归四逆汤之类。若寒热往来，多呕者，必用小柴胡汤。若热多而口渴者，小柴胡汤去半夏加栝楼根主之。若发热不恶寒，里急后重者，以葛根黄芩黄连甘草汤，照古法先煎葛根，后煎诸药，日服二三剂，必愈。若用痢门方，如芍药汤之类，其邪无不陷入变危，余深恨倪氏痢疾三方，为杀人主具。

医书云：腹痛不休者死，按其治法，不过用木香、槟榔、砂仁及消食行滞之品，安能以救死证？若果消渴、口中热、胸腹胀满坚实而拒按，为实证，三承气汤可以择用，或以三一承气汤代之；若果不渴、口中和、脉迟小而无力，或手足冷、腹痛而喜按，为虚寒证，非四逆汤不可；若腹痛而下痢重滞者，再加生白芍三钱。

腹痛不止，虚烦而喜按，脉弦者，为肝邪克土，宜小建中汤，服一时许，即以小柴胡汤去黄芩，加白芍药继之，神效。

医书云：下痢纯血者死，下痢如屋漏水者死。按其治法，不过用阿胶、地榆、槐花、苍术之类，安能以救死证？如果下奔鲜血，口渴便短，里急后重，脉盛者，为火证，宜白头翁汤，一日二服。虚人及产后加阿胶、甘草。亦有下鲜血而非火证者，若血带黯而成块者，属热者少，属寒者多，俱宜从脉症细辨之。若口中和、脉细、小便长、手足冷者，属虚寒无疑，宜以理中汤加灶心土八钱主之。下血多者，宜间服黄土汤，一日二服，三日渐愈。盖以脾胃如分金之炉，理中汤分其清浊，是治其本源也。屋漏水即血水之黯滞不稠者，为虚寒证误用寒凉攻破所致，若见咽痛，语言无序，半日必死，亦用理中汤救之。

医书云：能食者轻，不食者重，绝食者死，发呕者死。盖不能食，有食滞，即宜以平胃散加消导之药。若脾胃虚弱，即宜用香砂六君子汤及理中汤，健脾以运胃。又有辨于其微者：不饥而不思食者，是脾病，宜以上二方；饥而能食者，是肝病，宜乌梅丸。至于绝食频呕，即是噎口痢，丹溪用人参、石莲肉、黄连煎汤，入生姜汁，徐徐呷之，只认作湿热上冲之证，故不效，宜参上诸法治之。若食入即吐，不利于香、砂、橘、半者，宜用干姜黄连黄芩汤，苦辛以开拒格。若胸满呕吐，及干呕吐涎沫者，宜吴茱萸汤，温镇以和土木，其效如神。

凡心下痞满，从仲景三泻心汤及厚朴生姜甘草半夏人参汤等，择用如神。

医书云：妇人新产即发痢者死，余仿《金匮》白头翁汤加甘草、阿胶之例，可知产后宜照病用药，毫无顾虑。又云：小儿出痘后即发痢者死，余以为不尽然。大抵产后失于过温致死，痘后失于过寒致死，俱因病而药之，不必泥于一说。

（《时方妙用》）

齐秉慧

燥气壅塞生地阿胶，不远芪附重用白芍

齐秉慧（1764~？），字有堂，清代医家

治门丁王五美，亦患痢也，身体熇熇，声音重浊，腹痛心烦，口涩无味，症日加剧，昼夜无宁，胀膜异常，诸医不效，来寓求治。予曰："此秋燥症也。"乃与生地、真阿胶各二两，桔梗、甘草、麦冬各五钱。煎三碗。一日服尽。再煎夜又服之，明日神清气爽。忽想黄蜡丁鱼汤拌饭，与之食得大汗，而病去如失。门人清华问曰："吾师方中无治腹痛之药而效，其症寒乎？热乎？"予曰非寒非热，此乃肺气为燥气壅塞。混乱清肃之令，陷入腹中，搏结而为腹急痛。故止清其燥邪，而病去如扫矣。何不效之有。"清华曰："吾师所论，直接了当，弟子涣然而冰释矣。"

曾治武生张三元，患痢甚危。三日不食，医治无效，促骑告急。往视其症，上身发热，下身作冷，此乃阳热在上，阴寒在下也。心中烦热，乃阳明里证，法用石膏。口苦咽干，乃少阳里热，法主黄芩。饮食不下，属太阴脾。身热多汗，少阴亡阳。厥逆腹痛，厥阴里寒。其症错杂，寒热互用。遂与芪、术、砂、半以理太阴。石膏以清阳明腑热，黄芩以解少阳里热，姜、桂、故纸以温少阴亡阳，吴萸、川椒、生附子以驱厥阴之寒逆。煎服一剂。诸症减半。于是减去生附子、石膏、黄芩，再加熟附、茯苓、炙草、芡实、山药，服数剂而痊

愈矣。

又治一武生黄姓者，患赤白痢，其症身壮热，饮食不下。医家误用香薷、黄连，痢转纯红，不能起床，起则眩晕。延予视之，其症恶寒发热，头项强痛，微汗自出。太阳风伤卫也，前额两侧连痛者，阳明少阳之表证也。胸膈不开，饮食不下属太阴。目瞑倦卧，少气懒言，属少阴。腹痛拘急属厥阴。余曰："先生乃六经陷邪皆见之症。宜桂枝、葛根、柴胡，以解三阳在经之表。芪术、砂、半补中开胃，以理太阴。附子、炮姜以温少阴而散寒邪。吴萸、川椒以入厥阴而驱寒降逆。煎服一剂而头痛即止。痢转白而无红。其三阳表证皆退，三阴里寒未减，乃于方中去桂枝、葛根、柴胡，倍芪、术再投一剂，饮食渐进，腹痛略松，痢亦稍轻，于是方中再加山药、芡实，连进数剂而安也。

嘉庆庚辰，曾治公祖贡太守夏月患痢。症见身重欲寐，少气懒言，胃中夙有寒饮，喜食辛温，此太、少二阴陷邪也。前医不明阴阳虚实，不知分门为治，误用下法，克伐真阳，损伤胃气，呕逆不止，腹痛加剧，神气昏寐。余用六君子汤，倍加黄芪、白术各八钱，砂仁、丁香、草果、草蔻各八分为末，冲药水服一剂。其呕止而腹痛减，人事稍苏，略进饮食，但膜胀不安。予曰："膜胀者，大肠气滞也。薤白能利之。"即苦薤子前药中加入此味十三颗打碎，俟药煎好，入薤子再煎一沸，去渣服之，连进二剂，膜胀顿除。明日又曰："腹中又微膜胀，先生可用厚朴、槟榔乎？"余曰："不可。公祖今当大病之后，肾气涣散，气不化行，中气不得升降，壅而作满。若再破气行气，则真气愈伤，其满愈甚。"曰："然则治之当何法？"余曰："其法当用黄芪、白术大补中气。益智、故纸收固肾气。砂仁、半夏醒脾开胃。白蔻宣畅胸膈。"四剂膨胀消而痢亦微。再加芡实、怀山又四剂而痊愈。

曾治万人和患痢纯红，一日间至数十次，医治无功。来求予治。乃与天师救绝神丹，方用归、芍各二两。枳壳、槟榔、甘草、滑石、莱菔子各三钱，磨广香末一钱调药水，又和苦蘸汁服之，一剂轻，二剂止，三剂痊愈。此方妙在白芍用至二两之多，则肝血用余，不去克制脾土，则脾气有生发之机，自然大肠有传导之化，加之枳壳、槟榔、莱菔子，俱逐秽驱积之神药，尤能于补中用攻。而滑石、木香、甘草调和其迟速。蘸子善能破滞，不急不徐，使瘀浊尽下，而无内留之患也。其有些小痢疾，不必用此大剂，减半治之无不应。不分红白痛不痛，凡夏秋感热气而患痢，用之皆神效。

（《齐有堂医案》）

曹存心

猪苓六一芍甘汤，一方三法治痢疾

曹存心（1767~1834），字仁伯，号乐山，清代名医

陈西墩夏间伏暑，直至秋末而发，亦云晚矣。晚则其道远，其气深，横连于膜原，外发于阳明。所以初发之时，仅见蒸热，虽得汗泄，而不能解。今已二十日矣，曾经化火，发渴发干，阴分必伤。伤阴化燥，本属暑邪见症，而况阳明中土，万物所归，尤易化火伤津者乎？然阳明化火伤津，不过清之养之而已，尚可有为。无如所患之症，火内挟饮食之积，结而不开，盘踞小肠，上升则口糜，下注则便泄，泄还不已，转而为痢，其色黄而带灰，红而带白，便则多痛，以昭邪盛则实之意焉。设使胃家气旺，肾脏不虚，而用攻克之剂，尚可以胜其任者，原为幸事。而饮食不思，神情困倦，面白带青，肌肉暗削，小便不多。少阴阳明两经之生气索然，津液告涸，急须补助，已恐鞭长莫及岂能再用攻克。诊得右脉弦数，左部细小。细小为虚，弦数为实。虚中有实，用药两难，惟有猪苓汤一法，最为痢后阴伤所合，然下焦可治，而中焦之结者，肝阴之亏者，仍未得以兼治，参入六一散方，佐以芍药甘草汤，一方而三法备焉，以冀弋获。否则悠悠忽忽而脱矣。

猪苓　阿胶　赤苓　泽泻　红曲　甘草　芍药　滑石　取荸荠花一两　荸荠四个　海蜇二两

煎汤代水。

又次诊

进猪苓汤后，所见下痢已减其半，所化之邪亦减其半，所以唇之肿者已消，齿之垢者能清，以及右脉之弦数者能缓能和，似属佳兆。然左脉细小，按之仍属无神，且兼关部带弦。弦主乎肝，细小无神又主乎真阴不足。惟以不足之真阴，难以涵养肝木，肝木顺乘中土，尤为易事。如中土尚属有权，往往于病邪消化之后，胃口渐开，生机可望。此乃胃中之津液早被热气所伤，又为下痢所劫，一伤一劫，杳不思谷，干哕恶心，所谓津劫病至，津竭祸来，此等症是也。若论小肠盘踞之邪，痛势仍然，按之未减，而其位置则已近乎少腹，而不连于胁部，势欲下行，还未归并大肠。即使贻患将来，不过为痈为血，尚可徐图。惟此虚态百出，变生眉睫能无惧乎？然则阴尽痢止，最为危候。不得不宗七虚三实扶正为先之训，而回元气于无何有之乡，再图侥幸。

人参　北五味　麦冬　银花　甘草　荸荠　陈海蜇　白芍　青皮　丹皮　川贝母　橘白　牡蛎　花粉　人中白取炒香　谷芽五钱

煎汤代水。

吴鞠通

苦辛搜络治疗休息痢

吴鞠通（1758~1839），名瑭，清代医家

戊子二月初七日，陈，休息痢本系不治之症，为其久久累赘，气血虚尽矣。此症且喜年轻形壮，而又欲便先痛，便后痛减，陈积不行，尚可借手于一下，所谓网开一面也。《金匮》谓凡病至其年月日时复发者，当下之。

生大黄酒炒半黑，五钱　归须三钱　降香末三钱　上安桂二钱　槟榔二钱　广木香一钱五分　炒白芍三钱　真山连二钱　炒黄芩三钱　广皮三钱　乌梅肉五钱　红曲三钱

煮三杯，分六次服。

初八日：腹仍痛，照前方再服一帖。

初九日：再服一帖。

初十日：血分久痢，三用温下，陈积尚多，皆起于误补留邪在络之故，未便再用大下，恐至伤阴，暂用通阴络法，细搜络中闭锢之陈积，三日后再服：

化癥回生丹十丸，早、中、晚各服一丸，温开水和。

十七日：余邪留肝络中，一时难尽，切戒厚味以固之，药宜搜剔法。

降香末三钱　黄芩炭二钱　川椒炭三钱　南楂炭二钱　焦白芍三钱

广木香二钱　真山连八分　归须二钱　广皮炭三钱　丹皮炭三钱　红曲三钱　乌梅肉三钱

煮两大杯，分二次，午一杯，晚一杯。清晨空心服丸药一丸。

十八日：复诊于前方内去广皮，加白芍二钱，乌梅二钱，丸药照常服。

十九日：久痢邪留肝络，绵绵不已，合苦辛搜络，无他谬巧，仍宗前法。

白头翁三钱　大黄酒炒黑，三钱　川椒炭三钱　焦白芍三钱　肉桂顶好，一钱五分　广木香三钱　黄芩炭二钱　归须三钱　南楂炭二钱　降香末三钱　山连姜汁炒枯，一钱　乌梅肉五钱

煮三杯，分三次服。丸药仍照前方。

（《吴鞠通医案》）

王孟英

气郁痰滞，宣肃清泄为要

王孟英（1808~1868），名士雄，清代医家

项君香圃 患赤痢濒危，所亲庄嵋仙少府拉余往视。脉细不饥，口干舌绛，形消色瘁，不寐溺无。禾中医者以其素耽曲糵，辄进苦燥渗利之药，而不闻景岳云：酒之为害，阴虚者饮之，则伤阴也。况病因暑热，不夹湿邪，温燥过投，阴液有立涸之虞。余将旋里，为定西洋参、生地、甘草、银花、石斛、麦冬、生白芍、扁豆花、枳椇子、藕汁一方，冬瓜汤煎，令其恣服。次年春，余往禾，候庄芝阶先生之疾，有一人来拜谢，面如重枣，素昧生平，甚讶之。嵋仙曰：即香圃也，面向赤，上年因病危而色脱，故先生不识耳。承惠之方，服十余剂而愈。今又善饮如昔矣。

朱氏妇 患赤痢匝月，多医杂治。痢止三日矣，而起病至今，胸痞头胀，米饮不沾，口渴苔黄，瘦热而痛，凛寒身热，夜不成眠，神惫形消。诸医技窘，乞余往视，脉数而弦。伏暑未清，营津已劫，气机窒塞，首议清泄。南沙参、石菖蒲、蒌、薤、栀、芩、茹、连、橘、半、白薇、紫菀，四剂而痰活胸舒，寒热大减，且能啜粥；改用北沙参、生首乌、柏子仁、冬瓜子、元参、蒌、薤、菖、栀，二剂坚矢下，授清养法而痊。

梅溪蒋君宝斋令堂 自上年夏秋间患痢之后，神疲少寐，不能

起床，医谓其虚，率授补药，驯致惊疑善悸，烦躁呓语，胁痛巅疼，耳鸣咽痛，凛寒暮热，大汗如淋，晕厥时作，愈补愈殆。李君苍雨邀余诊之，脉弦滑而数，白睛微红，而眼眶如墨，舌绛无苔。因问胸闷乎？曰闷甚。便秘乎？曰秘甚。溺热乎？曰热甚。岂非气郁而痰凝，痰阻而气痹，肺胃无以肃降，肝胆并力上升，浊不下行，风自火出？虽年逾五旬，阴血不足，而上中窒塞，首要通阳。为处小陷胸加菖、蒌、旋、茹、芩、枳、郁李仁，群医谓是猛剂，无不咋舌。宝斋云：镇补滋敛，业已备尝，不但无功，病反日剧，且服之。果一剂知，三剂安。已而余有会垣之游，前医谓病既去，复进守补月余，仍便秘无眠，胸痞躁乱，加以发斑腹痛，人皆危之。时余游禾中，函乞往视。仍用前法增损，合雪羹投数剂，连得大解，率皆坚燥，改与柔养，更衣渐畅，粥食渐增，以潜镇舒养之剂善其后。

朱某　患痢于越，表散、荡涤、滋腻等药备尝之矣。势濒于危，始返杭乞孟英诊之，神气昏沉，耳聋脘闷，口干身热，环脐硬痛异常，昼夜下五色者数十行，小溲涩痛，四肢抽搐，时时晕厥。曰：此暑热之邪，失于清解，表散荡涤，正气伤残，而邪乃传入厥阴，再以滋腻之品，补而锢之，遂成牢不可拔之势。正虚邪实，危险极矣。与白头翁汤加山栀、黄芩、银花、白芍、楝实、苁蓉、石斛、桑叶、羚羊角、橘叶、牡蛎、海蛇、鳖甲、鸡内金等药，大剂频灌，一贴而抽厥减半，四帖而抽厥始熄。旬日后，便色始正，溲渐清长，粥食渐进。半月后，脐间之硬始得尽消。改用养阴调理，逾月而康。

高若舟之庶母　年逾花甲，体丰善泻。张某向用参术取效。今秋患白痢，张谓寒湿滞中，仍与理中加减，病遂日增。因疑老年火衰，蒸变无权，前药中复加附子。白痢果减，而腹胀且痛，不食不溺，哕逆发热。势已危殆，始迓孟英视之。脉沉而滑数梗梗，曰：暑热未清，得无补药早投乎？与芩、连、杏、朴、曲、芍、滑、楝、银花、海蛇、鸡内金之类，一剂溺行痛减，而痢下仍白。其女为屠西园之室，乃云：向服补药，白痢已止。今服凉药，白痢复作。盖病本久寒，凉药不可再用矣。孟英曰：言颇近理。使他医闻之，必改温补。但病机隐伏，测识匪易，前此之止，非邪净而止之止，乃血得补而不行之止。邪气止而不行，是以痛胀欲死。夫强止其痢，遽截其疟，犹之乎新产后妄涩其恶露也。世人但知其恶露之宜通，而不知间有不可妄通者，但知疟、痢之当止，而不知邪未去而强止之，其害较不止为尤甚也。今邪未清涤，而以温补药壅塞其流行之道，以致邪不能出，逆而上冲，哕不能食，此痢症之所畏。吾以通降凉润之剂，搜邪扫浊，惟恐其去之不速，胡反以白痢复作为忧？岂欲留此垢滞于腹中，冀得化脂膏而填空隙，何若是之宝惜而不愿其去耶？幸若舟深信，竟从孟英议。寻愈。

十八涧徐有堂室　病痢，医作寒湿治，广服温补之药，痢出觉冷，遂谓沉寒，改投燥热。半月后，发热无溺，口渴不饥，腹痛且胀，巅痛不眠。翁嘉顺嘱其求诊于孟英，察脉弦细，沉取甚数，舌绛无津，肌肉尽削。是暑热胶锢，阴气受烁。与北沙参、肉苁蓉、（黄）芩、（石）斛、楝（实）、（白）芍、银花、桑叶、丹皮、阿胶合白头翁汤为剂，次日各恙皆减。痢出反热，有堂不解，问（何以）故孟英曰：热证误投热药，热结而大便不行者有之；或热势奔迫，而泄泻如火者有之；若误服热药而痢出反冷者，殊不多见也。无怪医者指为久伏之沉寒。吾以脉证参之，显为暑热。然暑热之邪，本无形质，其为滞下也，必狭身中有形之垢浊。故治之之道，最忌补涩壅滞之品。设误用之，则邪得补而愈炽，浊被壅而愈塞，耗其真液之灌溉，阻遏正气之流行，液耗则出艰，气阻则觉冷。大凡有形之邪，皆阻气机之周流。如痰盛于中，胸头觉冷。积滞于腑，脐下欲熨之类。皆非真冷，人不易识。吾曾治愈多人矣。徐极叹服，仍议育阴涤热，病果渐瘳。

(《王氏医案》)

郑钦安

治 痢 圆 通

郑钦安（1824~1911 年），字钦安，清末医家

按痢证一条，舒驰远先生分为四纲，曰秋燥、曰时毒、曰滑脱、曰虚寒，甚为恰切。余谓此四法中，燥症十居其八，时毒十居二三，滑脱与虚寒十居四五，但辨察之间，不可无法。燥症之痢，里急后重，日虽数十次，精神不衰，喜饮清凉，法宜清润，甘桔二冬汤是也。时毒之痢，里急后重、多见发热身疼，一乡一邑，病情皆相似也，乃是时行不正之气，由外入内，伏于肠胃，与时令之燥气相合，胶固肠胃而成痢，法宜升解，如人参败毒散，葛根芩连之类。滑脱与虚寒之痢，二证情形虽异病原则同，总缘中宫阳衰，运转力微，阴邪盘踞肠胃，阻滞元气运行之机，虽有里急后重之势，粪出尚多，非若秋燥、时毒之痢，每次便时，不过几点而已。其人多见面白无神，四肢困倦，法宜温固为主，如附子理中汤、理脾涤饮之类。总之白痢赤痢，痛甚里急后重剧者，燥热之征；不痛里急后重微者，虚寒之验。他如纯白如鱼脑，如猪干，如尘腐，大热不休，口噤不食，呃逆频添，种种危候，虽在死例，然治得其法，十中亦可救二三。余亦常遇此等危证，审无外感，无邪热，每以回阳收纳法治之，多效。但大热不休一条，审察其人烦躁饮冷有神者，以调胃承气治之，若无神安静不渴，急以回阳大剂治之，亦易见效。若妄以阴虚，而以养阳法治

之，百无一生，近来市习，一见痢证，便以黄芩芍药汤，与通套痢疾诸方治之，究其意见，无非清热导滞，调气行血而已。不知气血之不调，各有所因，知其所因而治之，方是良相，不知其所因而治之，皆是庸手。

（《医法圆通》）

陈良夫

痢疾证治案析

陈良夫（1868~1920），字士楷，晚清民国医家

李右

痢疾古称滞下，言其濡滞而下也。红白相兼为气营两伤，腹痛里急，其里邪之盛可知，脉弦、苔滑腻，治宜调气和营、清热化积。

香连丸　黄芩炭　山楂肉　块滑石　炒枳实　炒青皮　赤苓　炒当归　炒白芍　佛手片　车前子　砂壳

按：湿热痢初起宜"通因通用"，治疗以清化湿热、调气和营、消导积滞为主。案中香连丸系陈氏治疗湿热痢常用之成药，药仅黄连、木香两味，具有清化湿热、治痢止痛之功效。黄芩苦化湿热；当归、白芍和营；青皮、佛手、砂壳调气；枳实、山楂消导积滞；赤苓、滑石、车前利湿，湿热积滞徐化，则痢疾自愈。

孙右

白痢宜调气，红痢宜和营，不易之治法也。红痢经久，间有白痢，腹痛里急，脉沉苔厚腻。湿热之邪尚盛，宜和营参以调气。

香连丸　当归炭　赤芍炭　制香附　银花炭　黄芩炭　陈皮　枳壳　赤苓　佛手　车前子

按：痢下赤白相间，湿热之邪尚盛，然泻痢经久，中虚不得不防。陈氏用香连丸、芩、银、赤芍、赤苓等清热泄湿之品，而药多炒

炭存性，一则和营止血痢尤宜，二则缓寒凉之性免伐中官，治法主旨已从清泄转为和调，与前案比观，药味变化虽微，而用意却有差别，学者于此当宜细玩。

沈妻

初诊：红痢为营分有邪，较之白痢为重。次数颇多、腹阵痛而里急后重，纳食呆滞，脉象细滑兼弦，苔糙腻，湿热盛而积滞又多，伤及营分。姑以清疏和利为治，必得腹痛递缓，次数减少为吉。

秦白芍　银花炭　青陈皮　佩兰叶　砂壳　广木香　佛手片　黄芩炭　炒丹皮　黑荆芥　益元散　吴萸　炒川连

二诊：痢症原因大多是湿热积滞瘀结而成。进疏和方，痢次略减而其色仍红，腹痛里急，时或呕恶，脉细滑兼弦，苔糙腻黄。阳明湿热挟积滞而下迫，营分既伤，木气又来乘胃，只宜清疏为主治，必得纳增痢减为佳。

香连丸　银花炭　山楂肉　丹皮炭　炒秦皮　黄芩炭　青陈皮　砂壳　佛手片　炒枳壳　益元散　炒白芍

三诊：进清疏之剂，红痢已微，次数亦少，原是松象。惟有时气攻作痛，咳嗽寒热，脘闷泛恶，脉缓滑，苔黄腻满。拙见积滞渐去，阳明经之湿热尚盛，木气乘胃，易以宣化清疏并进。

青蒿梗　焦山栀　黄芩　滑石　赤苓　佛手片　川楝炭　枳壳　银花　泽泻　竹茹　吴萸炒川连

四诊：红痢渐淡，不时腹中气升，泛恶随之，午后略有身热，脉细滑、苔黄腻。湿热尚盛，木来乘土，阳明失于和降，且拟和中抑木，参清疏为治。

藿梗　郁金　炒山栀　炒银花　滑石　左金丸　大豆卷　炒橘白　条芩炭　赤苓　竹茹

五诊：昨投宣解清疏方，痢象和而身热亦凉，惟神疲纳少，脉来细滑，苔薄腻黄，阳明湿热虽分传上下而尚未尽达，再以和中化利为治。

黄芩炭　炒银花　炒白芍　佩兰叶　炒陈皮　石斛　赤苓　蔻壳　车前子　块滑石　炒橘白　炒米仁

按：湿热积滞于阳明，大肠气血阻滞，则腹痛里急后重；气血与湿热相搏，则化为赤白脓血。陈氏宗天士之说，以血痢为营分有邪，白痢为气分有邪；从病邪热重于湿为赤痢，湿重于热为白痢，湿热俱盛为赤白痢。本案热重于湿，故用和营止血、清热解毒为主；间以行气利湿、止痛退热之品随症出入；终以滋养胃阴而善其后。

朱男

痢疾为暑湿杂感之病，气分受伤者其色白，营分受伤者其色赤。深秋患痢，以能纳为吉，不纳为凶。若痢而兼血，证名疫痢，较之红痢尤剧，此皆先哲之言也。据述初起便薄，旋转血痢，日夜数十次，腹痛里急，本属暑湿伤营，肠胃同病，已非轻候。又况米粒不进，频频暧恶，胃气逆而失降，恐增呃忒，脉来弦细数，舌干色黄。阴液极亏，浊邪盛而冲扰，有正不胜邪之虑，勉拟清疏之法。

左金丸　焦白芍　黄芩　炒橘白　赤苓　炒谷芽　石斛　银花炭　地榆炭　益元散　姜竹茹　建兰叶

按：噤口痢多由疫毒痢或湿热痢演变而成，证情较为凶险。本例为暑湿热毒蕴结肠中，上攻于胃，胃失和降，转输无力，粒米不进，后天已乏生化之源；频频呕恶，舌干色黄，脉来细数又为胃阴大伤之象。陈氏以养胃阴、醒胃气、降胃逆为主，力避苦寒败胃，方以左金丸辛开苦降，辅以清热利湿，和营止血。盖"人之气阴，依胃为养"，若胃气一败，则诸药罔效。陈氏治噤口痢首重胃气，务期胃之气阴得苏，则病虽凶，也能化险为夷，可谓得其要领矣。

孙男

初诊：痢下红色居多，都属暑热之伤营。昼夜百余次，或见血水溏粪、里急后重、腹部阵痛、体灼口渴、纳呆、苔糙黄腻，脉弦滑数。不特热伤营阴，而正气又耗，势恐不支，姑以养正和营，参以清利为治。

生地炭　霍石斛　黄芩炭　枳壳　赤苓　当归炭　焦白芍　银花炭　辰滑石　砂仁　甜石莲　香连丸

二诊：红痢属营，白痢属气，进和营清利方，红痢渐少，杂见白色，是营邪传气即里邪出表之候，当是佳兆。但腹痛不减，嗳气脘痞，纳食呆滞，脉滑数，根苔黄腻，阳明经之积邪尚盛，仍宜清疏和里，必得痛缓痢减为吉。

生地炭　银花炭　炒黄芩　炒橘白　甜石莲　焦白芍　霍石斛　煨木香　赤苓　川楝炭　香连丸

三诊：痢下赤白，气营同病也。痢次锐减，仍有腹疼脘痞，其阳明尚有积滞可知。惟神乏肢疲，口干纳呆，脉弦数，舌苔较前稍薄，邪势虽能递去而气阴已伤。拙拟清化余邪，参养正为治。

西洋参　霍石斛　炒白芍　黄芩炭　炒橘白　辰茯神　生地炭　当归炭　银花炭　甜石莲　益元散　川楝炭

四诊：红痢渐淡，杂见溏粪，阳明之积滞当以松达。惟脉仍弦数，苔薄糙黄，体子微灼，口干寐少，气阴尚未全复，无形之湿热，逗于阳明，上熏下迫，法宜清养为主，化邪为佐。

西洋参　炒冬术　焦白芍　生地炭　扁豆衣　银花炭　炒陈皮　霍石斛　穞豆衣　辰茯神　泽泻　干荷蒂

〔徐石年原按〕治孙君痢疾，病情严重而效如桴鼓，余在陈门目睹。

按：此例病虽重而奏效仍捷。究其因，则在于陈氏治能守常达变，不为"湿热滞下"所限。此例痢下红色，昼夜百余次，不特热伤营分，且气阴两伤。若清肠热重用苦寒则必败胃；若导滞过投攻伐则正气更益不支；若化湿行气过投香燥则已耗之阴液更竭。陈氏独辟蹊径，前后四诊均以生地、石斛、白芍养阴和营为主，参以清利为治；三、四诊则重用西洋参以补气阴。如囿于养阴必滞邪助湿而不敢放手用之，岂能奏此佳效！

姚男

初诊：痢疾古称滞下，言其濡迟而下也，大多属湿热积食瘀结而成。气分受伤者则痢白，营分受伤者则痢红，惟红痢多兼伏暑，若五色杂见，则为五脏俱伤，《内经》所谓五液注下是也。马元仪云，五脏之气血并伤，痢下五色。景岳云，痢久不止则精血脂膏悉从痢去。又云，痢必伤肾，肾阴既伤，斯恶象叠见，故前人又谓痢为险恶之证也。今始起赤白痢下，似属湿热下迫，然间或五色，腹不甚痛，所下不甚黏腻，其非实积可知，脉濡细数，舌本绛而苔花如糜，唇红齿燥，五心俱灼，脾气与肾液两亏，而邪热虚阳上熏下迫，实有正不能支之虑。痢疾忌见发热，体尚燥热，口干引饮，阴液有欲涸之势，将何恃而无恐耶！勉拟润养阴液，参以培土之品。

西洋参　炒当归　酸枣仁　炒白术　霍石斛　炒白芍　银花炭　佩兰叶　稆豆衣　香谷芽　辰茯神

二诊：人生全赖气血两端，气属阳，气壮则生神，血属阴，血旺则形盛。痢症尚未痊可，而形神递减，气阴两伤显然可见。景岳谓久痢伤阳，则脾肾元神皆从下夺，伤阴则脏腑脂膏悉从下泄。叶氏又曰，白痢伤气，赤痢伤血，然气阴皆伤，前从脾土与肾液两亏，投以培中养液之法，痢次已减而色红尚黏，唇燥舌干，边苔如糜尚未退净，脉象细数，气与阴虽有来复之机，而液虚未充，脏腑尚失其灌溉。古云，痢疾所忌者见身热烦渴，今神烦灼热，纵能速去，而渴象未除，阴液未克上潮，不得信为稳妥也。考天士谓痢症以能纳为吉。前贤有云，人之气阴，依胃为养。又云，得谷者昌，失谷者凶。据述吸烟已增，而得食后痢必加多，脾升胃降尚未如恒，已耗之气阴难以遽复，尚存之气阴虑其复耗，《内经》有本急治本，标急治标之旨。此邪已微而正不能支，精神萎顿，只得再以益气存阴合调养后天，旺其生发之源为治。

西洋参　霍石斛　炒阿胶　炒白术　炒白芍　炒橘白　炒麦冬　炒枣仁　辰茯神　银花炭　灯芯

另以西洋参、霍石斛、燕窝煎汤时饮之。

按：马元仪曰："痢症经久，未有不伤其正者，但有伤阴伤阳之分。伤阴者精血脂膏悉从痢去，必有烦渴、燥热之候，急行清润以养其阴"。本案除见赤白痢下外，又兼阴伤之症，故陈氏用药宗"急行清润以养其阴"之意，重在扶养胃阴，盖人之气阴，依胃为养也；次则顾其肝脾之阴，养血和营，清热解毒而不苦寒，芳香化浊而不燥烈。二诊加阿胶、麦冬、燕窝等，用药则更进一筹。对于邪已微而正不能支者，本虚急于标实之症候，用药应清养气阴治本为主，清疏治标为佐，标本兼顾。

金男

初诊：由便薄而转痢下，赤白并见，次数多而腹频痛，本属湿热积滞下迫阳明，气营两伤之象。延已三日，顷复骨节酸痛，莫名苦楚，纳呆嗳气，汗频泄而肢末欠暖，口干苔糙，舌中脱液，脉来沉细而弦。拙见是阳明浊邪充斥肆扰，尚未尽从外出，而气阴素弱，遂有正不胜邪之势。治本治标，处于两难，诚为棘手，且拟救正化浊之法。

枫斗石斛　焦白芍　银花炭　辰滑石　新会皮　生地炭　泽泻
条芩炭　赤苓　谷芽　川楝炭

二诊：汗多则亡阳，下多则亡阴，古有明训也。昨投救正化浊之剂，肢末清冷依然如故，便次虽多而所下不甚黏腻，脘痞哕恶，骨节酸楚，且有躁扰之象，脉沉细，右手带弦，舌苔糙黄浮灰，面有晦色。阳明浊邪，运动厥阴风火，灼烁津液，卫外之阳与胃中之阳，不相承应，肢末之厥冷由是而来。且阴也者，所以营养百骸者也。液受邪灼，坐令胃热肝阳互相冲扰，深虑为痉为厥而多变态，勉再以养正为主，化浊为佐，必得肢暖泻止，气液来复为吉。

石斛　辰苓神　辰麦冬　条芩炭　炒竹茹　煅石决　扁豆衣　泽泻　川楝炭

另用枫斗石斛煎汤代茶。

三诊：人生气主护外，阴主营内，气即阳也，液即阴也。顷从气液两伤，邪热内扰议治，肢末稍温，便薄如水，仍或泛恶，气升欲咳，脉沉稍起，苔转糙黄。就证论证，气与阴已有来复之机，而胃热肝阳，尚在冲扰，姑再以前法主之。

石斛　辰麦冬　辰女贞　左金丸　云苓神　煅石决　焦白芍　川楝子　煅蛤壳　炒泽泻　谷芽

四诊：阳明为湿热稽留之所，痰本湿热所化，肺者贮痰之器也。昔人谓在表之阳肺气主之。又云，胃中之阳应乎在外。昨进润养肺胃，清化浊邪之剂，肢末已暖，便下似正，阴气阳气，业已来复，表里亦有通达之机，不可谓非佳兆也。惟哕恶频作，气升即咳，咯痰欠豁，腹鸣矢气，脉象弦滑，渐有起色，口干苔糙黄。拙见湿热留痰逗于肺胃两经，胃失和降，津液不克全复。拙以润肺清胃，参息肝为治，冀其蕴邪徐退，肺胃之肃降有权，庶可渐入佳境。

北沙参　广郁金　海浮石　炒枳壳　霍石斛　玄参心　炙桑皮　煅石决　川贝母　左金丸　炒泽泻　辰灯芯

五诊：肺胃之阴津液也。津受热伤，非清润之品无以生之。进润养清化方，哕恶渐减而咽燥口干，语言不亮，脘痞神疲，脉来弦滑带数，苔糙黄。乃肺胃津液尚未全复，痰热不从速达，肝阳乘之候也。当再以前法主治，徐图效力，不致反复为佳。

沙参　广郁金　炒枳壳　鲜石斛　天花粉　炒竹茹　玄参心　焦山栀　海浮石　生石决　炙桑皮　辰灯芯

六诊：人之气阴，依胃为养，气足则神完，阴充则形盛。叠进顾正理邪，诸疴徐退而形神未复，胃纳不旺，咽道时有梗痛，苔糙黄，脉来弦滑带数，痰热余邪未克遽祛，气阴未能速复。且拟调养后天旺其生化，必得正气来复，斯余邪可从默化而无反复。

北沙参　制女贞　炒枳壳　焦谷芽　辰茯神　煅石决　鲜石斛　广郁金　天花粉　炒橘白　炒泽泻　辰灯芯

另用燕窝、枫斗石斛煎汤代茶。

七诊：人之气阴，皆生于水谷精微。前宗此意立方，谷纳依然未旺，精神疲乏，口干少液，时或嘈杂，良由阴未复，后天生化尚乖，再以甘寒建中主治。

西洋参　天花粉　广郁金　辰麦冬　生石决　焦谷芽　新会白　霍石斛　辰茯神　辰灯芯　炒泽泻

仍用燕窝、枫斗石斛煎汤代茶。

〔徐石年原按〕此病时值炎暑，到平湖已在傍晚，病势危殆，次日晨间复视，症情已见动机，居停坚留，连住三夜，续服数剂，病遂趋安。

按：本案为痢疾伤阴重候。汗泄肢冷，外脱之象已见，扶正救脱刻不容缓；湿热积滞，又当急去，标本俱急，扶正化浊为不易之治法。病虽危在顷刻，由于处方周密，四诊虚脱之象已除，痢下亦止，病已出险入夷。后数诊，皆因痢后阴伤较甚，虽通过大剂养阴，气阴已有来复，但尚未全复，故治疗以润养肺胃之阴为善后调理，正胜邪去，病即霍然而愈。

胡男

初诊：初起痢下赤白，里急后重，临圊腹痛，小溲不利，纳食呆滞而兼泛恶，夜不成寐，迄已一候，寐纳稍可而痢次转多，肛门依然重坠，入夜又增寒热，脉来弦细滑数，舌苔糙黄，尖边色绛。证属阳明湿热，挟积滞而下迫，气与阴两受其损。目前证象，互结之邪，尚未尽达，阳明之津液，尤属有损而无复，攻剂固非所宜，补剂亦难遽进，顾正理邪，庶无流弊。古云，痢症以能纳为吉，忌见发热，盖浊邪既从下夺，不应再行传表故也。又云，里急有清热养阴之异，后重有行气升补之殊。今将苔脉症因合而参之，气液已形耗损，余湿遽从热化，计维清之养之，以顾其本，疏之化之，以祛其邪，务使谷纳日增，痢次锐减，斯为佳境，而尤冀红痢渐少，不见血色，庶几稳入康庄。

霍石斛　生地炭　生白芍　青陈皮　黄芩炭　青蒿炭　川楝炭　白蔻壳　云苓神　泽泻　辰滑石

另以谷芽、竹茹、车前草煎汤代水。

二诊：昨投清养疏化之剂，痢次减少而色间红白，兼有溏粪、里急与后重均减。惟小溲不利，小腹作胀，脉弦细滑，苔糙黄，阴液未复，阳明浊邪，尚未尽去，所谓标本同病候也。幸夜热已和，渐思粥饮，后天生化之机，当属可持，仍以前法主治之。

枫斗石斛　生地炭　焦白芍　云茯神　黄芩炭　益元散　炒橘白　川楝炭　通草　车前子　谷芽　竹茹　灯芯

按：本案初起属湿热痢，延及一候，营阴亦伤，已成邪未去而正已虚，标本两急之候。故陈氏治用标本两顾，一方面用石斛、生地养阴扶正以治其本，一方面青蒿、黄芩、白芍、青陈皮、滑石清热和营，理气化湿以治其标。鉴于营阴已受损耗，故用药力避香燥、苦泄，药后即见转机。二诊继以原意循序图之，药虽轻灵，效果卓然。

金女

初诊：痢疾为湿热之病，气分受伤者其色白，治宜攻下，血分受伤者其色红，昔人有忌下之说。痢经二日，赤白并见，腹痛里急，频频呕恶，甚则如呃，脉细滑数，苔糙腻，湿热积滞壅于阳明，急宜清疏推荡，不致呃甚为吉。

黄芩炭　银花炭　白芍炭　煨木香　白蔻壳　炒陈皮　甜石莲　滑石　焦六曲　赤苓　姜竹茹　吴萸炒川连

二诊：痢为险恶之证，痢次频仍，红多于白，腹痛呕恶，胸脘自觉壅塞，脉象左弦右细，苔糙厚，湿热盛而积滞又多，气营两伤，阳明之通降失职，邪势正在鸱张，恐多传变。

银花炭　炒秦皮　焦白芍　丹皮炭　煨木香　炒枳壳　甜石莲　大腹皮　佛手片　炒陈皮　焦六曲　吴萸炒川连

三诊：昔人云，红痢治宜和营为主，调气为佐。又云发热呕恶呃逆为痢症所忌见。今痢下纯红，次数多而腹痛呕恶，甚则呃逆，神烦纳少，脉象中部弦滑，苔糙腻较昨略薄。营分积滞不克速达，势尚未稳，慎之。

白头翁　白芍炭　北秦皮　滑石　丹皮炭　银花炭　炒枳壳　竹茹　橘白　佛手　蔻壳　吴萸　炒川连

四诊：红痢带血，先哲称为疫痢，已非轻候。杂以青黑二色，肝肾之阴液再伤，神烦口燥，呕恶频甚，目或上视，舌边色绛。种种现象均非痢疾所宜见，脉来细滑兼数，苔糙黄，正虚邪逗，风阳鼓动，有正不能支之虞也。勉以清养为主，息风化浊为佐。

石斛　生地炭　炒白芍　侧柏炭　地榆炭　女贞子　西洋参　煅石决　辰茯神　熟枣仁　灯芯　山萸肉　钩藤

另以柿蒂、石莲、竹茹煎汤代水。

五诊：疫痢治法昔人有忌攻下之说。景岳谓多服攻剂，脏腑脂膏悉从痢下。今血痢频甚，气臭而腥，神疲乏力，口干舌绛，脉来细数无力。拙见气阴大伤，邪势尚盛，所谓攻之不可，达之不复者是也。且拟扶正化邪，希冀万一，然恐无济于事也。

吉林参须　辰麦冬　生地炭　地榆炭　白芍　侧柏炭　建兰叶　泽泻　熟枣仁　茯神　辰灯芯　石斛

六诊：痢下青黑，气腥而臭，最为险恶，是肝肾两伤也。进救正化邪法，腥气已微，青黑之色已净，而所下黏稠，赤、白、黄三色杂见，仍有噫恶，频吐谷物，神烦里急，脉细滑苔糙薄，舌边色绛。细参诸症，阴气有来复之机，阳明尚有积滞，再从前方增减。

吉林参须　霍石斛　焦谷芽　炒白芍　生地炭　银花炭　甜石莲　炒橘白　炒泽泻　滑石　灯芯　辰茯神

七诊：叠进扶正化邪方，痢次已少，腹部微疼，足肿面浮，苔糙花，脉细滑。阴气渐能来复，余邪未净，当再从扶正以化余邪为治。

霍石斛　炒白术　黄芩炭　银花炭　生地炭　炒米仁　炒泽泻　茯苓神　炒白术　佛手片　滑石　灯芯

八诊：急则治标，缓则治本，古有明训也。五色痢证，虽由于浊邪之极盛，而属于正伤者居多，治本治标当权从缓急。昨投顾正化浊法，痢次递减，间有黄水，而色仍杂见，神烦寐少，耳鸣腰酸，诊脉细数兼弦，苔糙浮灰，舌边色绛。拙见浊邪渐去而阴气大伤，心肝阳亢，所谓标本同病者是也。且拟扶正为主，化浊为佐，应手为吉。

炒白术　生地炭　霍石斛　焦白芍　山萸肉　地榆炭　石莲　辰茯神　稽豆衣　杜仲　灯芯　吉林参须

九诊：心脾之阴血脉也，肝肾之阴真精也。痢血过多，真阴大伤，腰酸心悸，头眩耳鸣，由是而来矣。舌本中光，脉细数，纳食不旺，痢象未能遽净，其正伤而邪逗显然，爰再以清养和化治之。

　　霍石斛　生地炭　北沙参　制女贞　扁豆衣　佩兰叶　稽豆衣　云茯苓　谷芽　桑寄生　白蒺藜　杜仲

　　十诊：肝主藏血，脾主统血。痢血之后，肝脾两伤，便下溏而未实，不时泛恶，头疼耳鸣，腰酸目花，脉细带弦，舌光色红，阴血亏而肝脾失养，虚阳化风旋扰，治宜滋熄。

　　生地炭　稽豆衣　霍石斛　炒白芍　广郁金　煅石决　扁豆衣　云茯苓　桑寄生　竹茹　制女贞

　　十一诊：痢血之后，真阴必伤，迭进扶正化邪方，痢象悉除，纳虽少已有味，头眩耳鸣，不似前甚，脉来细数，舌仍光红，再拟滋养调摄，慎食为要。

　　西洋参　石斛　麦门冬　稽豆衣　炒白芍　制女贞　扁豆衣　白茯苓　香谷芽　炒橘白　灯芯　石决明

　　另用燕窝、枫斗石斛煎汤代茶。

　　按：本案证情颇为复杂，整个病程可分四个阶段。一、二、三诊为第一阶段，属邪实。由于温热积滞较盛，不但阳明积滞，且又上攻于胃，出现呕恶、呃逆等症，陈氏治疗以金匮白头翁汤加味为主，清热解毒、和营止血，加吴萸、川连、石莲、竹茹和胃降逆。四到九诊为第二阶段，属邪实正虚。由于痢血过多，营阴已伤，故用扶正化浊之法，用生地、白芍、地榆、侧柏和营凉血；橘白、谷芽、石莲、竹茹、柿蒂和胃降逆；银花、滑石、茯苓等清热利湿；石决、钩藤平肝息风以治标。又以吉林参须、洋参、石斛、麦冬、女贞、山萸肉、米仁等补养气阴以救其本。第十诊为第三阶段，属正虚而邪微，治疗以养阴扶正为主，兼息肝风。十一诊，则属痢后阴伤，养阴和胃善后调理。全案体现了陈氏重视痢下伤阴及扶正养阴的学术思想和临床特点，理法方药有条不紊，其丰富经验，以见一斑。

陆男

人之阴阳，本相抱而不离，气即阳也，血即阴也，阴欲下脱，阳上吸之则不脱；阳欲上浮，阴下涵之则不浮。痢后便溏，略带晶色，恐系正元下夺之象。肝属木，赖阴血以养之，阴液告竭，则木失涵而肆逆，于是气攻作痛。脾与胃皆属土，木强土弱，致胃纳脾运均失其职，斯纳食减而神更疲矣。且气阴两亏不能相抱，精神涣而不萃，恍惚之状，由此而来。舌绛是虚阳之亢，舌干为阴水之亏。总之此症阴竭于下，阳越于上，阴与阳不得交济，益气恐浮阳愈升，滋阴恐中气益馁矣。

潞党参　北沙参　酸枣仁　煅牡蛎　焦白芍　煅石决　潼蒺藜　麦门冬　乌梅肉　霍石斛　辰茯神　灯芯

〔徐石年原按〕此痢后服调理之剂，惜后数诊，医案均已散失。

按：本案痢后气阴两伤，故治以甘凉濡润、益气生津，辅甘酸敛阴和营，介类潜上浮之阳。益气不偏温热，养阴不用厚味，体现陈氏对痢后气阴两损者，益气养阴的善后之策是经过精心斟酌的。

陈男

痢为阳明之病，白痢属湿热者居多，红痢属暑热者居多，一宜调气，一宜和营，原因既殊，治法当有区别也。马元仪谓痢症有伤阴伤阳之分，伤阴则脏腑脂膏悉从痢去，伤阳则脾肾元神均随痢散。故痢疾最多传变，方书称为险恶之证也。据述初起红痢，本属暑湿伤营，下迫阳明之象，后转白痢，盖内蕴之湿热，亦因之而下走。顷则便下如酱，间有溏粪，骨节酸软，不能转侧，腰部时疼，口干体燥，或起坐即有汗泄，脉象弦数。证属营阴内亏，百骸失养，似宜从痢后阴伤议治。但腹鸣嗳气，纳食杳然，未能充旺，苔糙腻，阳明经之湿热依然留恋，胃气失于和降，木气亦失条达，又当理气以化浊。总之，此证阴虚为本，气滞为标，养阴恐其滞气，调气又恐劫阴，证情既有所牵制，治法要贵乎精详。拙拟薄味调养，以保阴液，参以和中抑木以化蕴邪，望其脉象递静，舌苔递薄，庶正气复而邪气得以尽扫，方无反复。

霍石斛　焦白芍　银花炭　生地炭　佩兰叶　炒陈皮　辰滑石　辰茯神　潼蒺藜　炒川断

另用长须谷芽、香稻叶、车前草、络石藤煎汤代水。

按：本案痢久伤阴又挟肝气，陈氏治疗不用苦寒、温燥之品清化余邪，疏肝理气亦力避辛散，以防劫津伤胃也。兼症虽多，不忘"'纳谷者昌'"，总是以固护胃气为本。

（《陈良夫专辑》）

金子久

清热解毒，疏肠导滞，胃气为本
救阴息焚，益火生土，固蓄漏卮

金子久（1870~1921），名有恒，以字行，号问松堂。清末民初医家。

案一 先痛后泻，肝病传脾，先泻后痢，脾病传肾。痢之为病，虚实各殊，夏秋得此，每属多实多湿，病久得此，每属多虚多寒，气伤及血，痢见红色，肠失关闸，痛痢无度。胃失容纳，饮食不进，寐有恍惚，心肾已失交济。舌有腐白，津液已失灌溉，左脉转形细弦，右脉仍形细涩。多泻脾伤，多痢肾伤，脾为万物之母，肾为万物之元，脾肾两经，关系根本。脾肾俱伤，根本俱竭，关闸从何而固？泄泻从何而止？气已下陷，设再行其气，后重岂不更甚乎？阴本消亡，若再通其滞，津液岂不愈竭乎？火者土之母，虚则补其母，立方拟用益火生土。务使火强则转运不消，土强则升降自如，添入堵截阳明，以固蓄漏卮。

别直参　补骨脂　五味子　炙甘草　禹余粮　淡吴萸　赤石脂，大熟地　伏龙肝　炮姜炭　煨肉果　奎白芍

按：罗天益说："有自太阴脾经受湿而为水泄虚滑……久则防变而为脓血，是脾经传受于肾，为之贼邪，故难愈也"。又说太阴主泻，少阴主痢。先贤所论，即金氏先泻后痢，脾病传肾之所出也。方以四神丸合赤石脂禹余粮汤为基础，功具温肾、暖脾、收敛、涩肠、

止泻，并合别直益气，白芍和阴，熟地补肾，伏龙肝、甘草和中厚胃，炮姜炭温中入血分。此案论述脾肾精辟，方药亦丝丝入扣，足堪师法。

案二 年方强壮，体素清癯，肝脾二气向欠条达。肝郁则下焦为瘕疝，脾郁则中焦为停饮，旬日间来复添腹痛肠澼，肝脾气营更形受损。肝伤则下青，脾伤则下黄，气伤则痢白，营伤则痢红。胃纳日减，生机日钝，痢下既多，脾阳伤及肾阴，肾司五液，而主开合，肾伤则关闸易开，阴虚则津液自燥，而腑肠之浊邪挟肝脾之阴火，互相升腾，咽喉腐菌。舌苔垢燥，舌尖色绛，两关脉象弦细，两尺俱见镇静。治当清养胃腑以保津液，滋益肾阴以救本原，俾容纳有权则中气自振，有不治痢而痢自止。若徒以补脾是务，温燥浪投，所谓抱薪救火耳。

西洋参　麦冬　阿胶　石莲肉　云茯神　银花　霍山石斛　生地　白芍　扁豆　炙甘草　糯稻根须

二诊：年当方刚，体亦清癯，阴虚火旺，固其常也。肝脾二气，素失条达，肝郁则下焦为之瘕疝，脾郁则中焦为之停饮，腹痛肠澼，经有浃旬，肝脾气营大为受伤，肝伤则下青，脾伤则下黄，气伤则痢白，营伤则痢赤，胃纳日钝，生机日减，痢多不独脾伤，肾阴亦受戕损，肾司五液，而主开合，肾无摄纳之力，关闸易开，脾无灌溉之资，气阴易燥，而肠腑之浊邪，挟肝脾之阴火，互相升腾，咽喉腐菌，有由来也，舌苔垢燥，舌尖色绛，两关脉象弦细，两尺俱见镇静，调治之法，颇有偏倚，养阴则碍脾，补气则碍胃，而阴中尚有伏火，则主治更为棘手，为今之计，无暇论及伏邪，扼要以图，姑当补救阴液，以救竭蹶，而熄焚燎。

阿胶　麦冬　西洋参　甘草　白芍　银花　大生地　石莲子　茯神　糯稻根　扁豆　霍山石斛

按：痢为湿热积滞于肠腑。痢下赤白，气血必伤，痢下不止，脏腑膏脂悉从下去。患者素为肝脾二气欠达，病痢则肝脾气营益损，久而脾阳损及肾阴。今痢下腹痛，咽喉腐菌，舌红质燥，脉见弦细，一派气阴两亏，浊火上干之象，故金氏法以养胃益津是为对症之治。然本证似五色痢，五脏俱伤，气阴两损，正气不支，邪气猖獗，斟酌施治，颇费心机。金氏毅然投加减复脉汤以补益气阴，入霍山石斛则养液之力更著，并以石莲、扁豆培养胃气，糯根滋养胃阴，银花清热解毒，茯神健脾宁心，病虽难治，而立方却主旨显明，与一般治痢之法，迥然有别。

案三 大衍之年，阴气始衰，操劳之体，真元暗耗。脾家素所不足，遇感即有滞下。现因暑湿相乘，由气分而入脾营，酿成赤痢，间兼白积，临厕腹痛后重，小溲欠利。一经培土生津，痢行较减，但为日无多，其邪断难廓清。夫暑为熏蒸之气，最易销烁津液，而湿为重浊之邪，尤易窒滞气机，所以脘腹自觉满闷，咽喉曾起腐白，脉象左右滞涩，舌质燥而欠润，顷有体热，口渴索饮，显是邪热之炽盛，种种病状皆由真阴未病先虚，现在虚多邪实，攻补甚为牵制。当先急治其实，实者邪也，因邪亦能耗元，故从其标，俟诸暑邪廓清，气腑宣利，然后专用培元扶土。

白头翁　秦皮　吴萸炒川连　川柏　熟扁豆　银花　广木香　赤苓　采云曲　山楂炭　车前子　荷梗蒂

按：《伤寒论》曰下利欲饮水者，以有热故也，白头翁汤主之。"金氏每宗之。此案立论精切，立法主次先后，井忽有序。

案四 《内经》云肠澼下脓血，脉悬绝则死，滑大则生。痢有半月之久，顷诊左脉弦大，右部濡细，重按颇有断续。左崩"弦大者非佳兆也，是厥阴挟热下痢之征也；右部濡细断续者乃脾胃全无生气之机也。肛门如烙，血来如箭，挟热下痢，理有可征，肝不藏血，脾不统血，故痢血愈下愈多，中脘似觉满闷，胃纳所进式微，此肝火壅遏胃口，所谓噤口恶痢也。血去阴伤液耗，舌苔黑似烟熏，溲为闭塞欠利，仿仲景法以白头翁汤入固摄营阴以塞漏卮，培益坤土以资运纳，方冀得谷则昌，否则岌岌可危。

吴萸炒　川连　禹余粮　白芍　於术　白头翁　丹皮　赤石脂　银花　新会皮　川柏　地栗　秦皮

按：厥阴热痢，丹溪谓之肝痢，白头翁汤是为正治，增银花、丹皮、白芍清热解毒，兼滋营凉血，用以除痢止血。盖噤口痢之作，乃由肝火壅遏胃口，肝火得宁，则胃口自开，川连配吴萸，即取辛开苦降之意，入新会皮理气，於术培中，兼扶胃气。无如血下如箭，故参用赤石脂禹余粮汤涩肠止泻。综观全方，清肝之中兼顾醒胃塞漏，方意周全可法。

案五　暑湿热与血气混淆，酿成澼痢，痢见赤白，气血俱虚，临厕甚密，腹痛里急，脉象小滑而数，纳废呕恶，似属噤口痢也，当用培土和中，以冀得谷则昌，否则恐难治也。

熟於术　木香　秦皮　白头翁　上川连　广皮　姜半夏　车前子　制川朴　银花　山楂炭　鲜稻头

按：丹溪云噤口痢，胃口热甚故也。"此案气血俱虚，中虚尤甚，故以於术健脾，培植中气；痢密脉数，肠胃热甚，故投白头翁汤（去黄柏）清热解毒，扶正祛邪兼施，与《金匮》产后下痢虚极用白头翁加甘草阿胶汤理法相同。惟鲜稻头一味颇具巧思，古用陈仓米补胃气以除噤口痢，金氏尝用鲜稻头者，取其初得天地之气，滋生胃津，以其醒胃耳。

案六　伏暑至深秋发现，其气道深远，留入肠腑，郁遏难伸，近挟食滞油腻，伤其脾胃，输运失职，食与伏邪互郁相结，酿成滞下，日夜无度，腹痛溲少，努责后重，脘满纳废，舌苔腻白，脉象左部弦紧，右手寸关独大，两尺柔弱，病起浃旬，脾少运行之权，胃失醒豁之机，清气不得上承，浊气焉能下降，证名噤口痢也，目下以胃气为要务，姑当辛芳醒胃，以冀得谷则昌，参入疏运腑气，以宣伏邪，务使通则不痛。

藿香梗　白豆蔻　煨木香　姜半夏　新会皮　采云曲　吴萸炒川连　川萆薢　山楂炭　车前子　炒枳壳　炒於术

鲜稻穗、伏龙肝二味煎汤代水

按：此乃噤口痢之实证，由伏邪与食积互郁相结而成，故方以枳壳、木香、藿梗、豆蔻宣运胃气，以祛伏邪，半夏燥湿止逆，合吴萸川连辛开苦降，楂炭消血积，云曲消食积，於术扶胃气，车前子、萆薢通利水道，俾三焦之湿热，咸得长驱而直决也，鲜稻穗醒胃生津，伏龙肝涩肠护胃，此伏邪与食积兼治之法，要在醒其胃气，疏通积滞。

案七　暑湿热与食滞交阻不化，浑入肠胃气血，酿成滞下，邪伤血分居多，所以痢见红色，腹无痛楚之形可见，气分尚无大窒，起于一旬，胃不纳谷，此噤口痢之候也。胃气困乏，浊阴上僭，遂使清阳不得伸展，所以昨日已有呃逆，顷诊脉象颇有阳刚之势，右尺更见滑实，舌苔腻白，喉起腐肉，在高年患此，大为棘手，姑拟疏肠府之积滞，培气营之不足，参入醒豁胃气，以冀得谷者昌。

京中尾　於术　炒黑干姜　当归　白头翁　秦皮　吴萸　炒川连　谷芽　车前子　神曲　枳壳　楂炭

按：高年体虚，而病噤口痢，邪气鸱张，正气难支，取理中、当归护阳益阴以固其本元，合白头翁汤清肠止痢，复加清热解毒，疏肠导滞之品以祛除病邪，方意颇合丹溪人参配黄连治噤口痢之旨。尤以胃气为本之论，始终贯穿治痢之中，得谷则昌，确有至理。

（《金子久专辑》）

痢疾效方达药

张锡纯（1860~1933），字寿甫，晚清民国医家

唐容川曰：《内经》云，诸呕吐酸，暴注下迫，皆属于热。下迫与吐酸同言，则知其属于肝热也。仲景于下利后重便脓血者，亦详于厥阴篇中，皆以痢属肝经也。盖痢多发于秋，乃肺金不清。肝木遏郁，肝主疏泄，其疏泄之力太过，则暴注里急，有不能待之势。然或大肠开通，则直泻下矣。乃大肠为肺金之腑，金性收涩，秋日当令，而不使泻出，则滞塞不得快利，遂为后重。是以治痢者，开其肺气，清其肝火，则下利自愈。

按此论甚超妙，其推详痢之原因，及治痢之法，皆确当。愚今特引申其说，复为详悉言之。盖木虽旺于春，而其发荣滋长，实在于夏，故季夏六月为未月，未木本生叶也。言木至此旺之极也，而肝脏属木，故于六月亦极旺，肝木过旺，而侮克脾土，是以季夏多暴注下泻之证，而痢证甚少，因肺金犹未当令，其收涩之力微也。即其时偶有患痢者，亦多系湿热酿成，但利湿清热病即可愈，是以六一散为治暑痢之定方，而非所论于秋日之痢也。迨至已交秋令，金气渐伸，木气渐敛。人之脏腑，原可安于时序之常，不必发生痢证也。惟其人先有蕴热，则肝木乘热恣肆，当敛而不敛，又于饮食起居之间，感受寒凉，肺金乘藉寒凉之气，愈施其肃降收涩之权，则金木相犯，交迫于

123

肠中，而痢作矣。是知痢之成也，固由于金木相犯，而金木之相犯，实又因寒火交争之力，以激动之也。若唐氏所谓开肺清肝，原为正治之法，然只可施于病之初起，非所论于痢病之已深也。且统观古今治痢之方，大抵皆用之初期则效，用之于末期则不效。

痢 疾 效 方

痢之初得也，时时下利脓血，后重腹疼，而所下之脓则甚稠，血则甚鲜，腹疼亦不甚剧。其脉之滑实者，可用小承气汤加味治之，加生杭芍四钱，甘草二钱下之。

小承气汤

盖方中之朴、实，原可开肺，大黄、芍药又善清肝，且厚朴温而黄芩凉，更可交平其寒热，以成涤肠荡滞之功，加甘草者，取其能调胃，兼能缓肝，即以缓承气下降之力也。

其脉按之不实者，可治以拙拟化滞汤（方载《衷中参西录·痢疾门》）。

生杭芍一两　当归　山楂各六钱　莱菔子五钱　甘草　生姜各二钱

方中之意，用芍药以泻肝之热，甘草以缓肝之急，莱菔以开气分之滞，当归、山楂以化血分之滞，生姜与芍药并用，又善调寒热之互相凝滞，且当归之汁液最滑，痢患滞下，而以当归滑之，其滞下愈，而痢自愈也。

若当此期不治，或治以前方，而仍不愈，或迁延数旬，或至累月，其腹疼浸剧，所下者虽未甚改色，而间杂以脂膜，其脉或略数，或微虚，宜治以拙拟燮理汤（方载《衷中参西录·痢疾门》）。

生怀山药八钱　生杭芍六钱　金银花五钱　牛蒡子　甘草各二钱黄连　肉桂后入，各钱半方中之意，黄连、肉桂等份并用，能交阴阳于顷刻，以化其互争，实为燮理阴阳之主药，即为解寒火凝滞之要品。况肉桂原善平肝，黄连原善厚肠，二药相助为理，则平肝不失于热，厚肠不失于凉，又佐以芍药、甘草，善愈腹疼，亦即善解寒火凝滞也。用山药者，下痢久则阴分必亏，山药之多液，可滋脏腑之真阴，且下痢久则气化不固，山药之益气，更能固下焦之气化也，用金银花、牛蒡者，因所下者，杂以脂膜，二药善解疮疡热毒，即可预防肠中腐烂也。其脉象若有实热或更兼懒进饮食者，宜用此药汤，送服去皮鸦胆子三十粒。

痢证虽因先有积热，后为凉迫而得，迨其日久，又恒至有热无凉，犹伤于寒者之转病热也。所以此方，虽黄连、肉桂等份并用，而肉桂之热，究不敌黄连之凉，况重用白芍以为黄连之佐使，见其脉象有热者，又以之送服鸦胆子仁，是此汤为燮理阴阳剂，而实则清火之剂也。愚生平用此方，治愈之人甚多，无论新痢久痢，皆可用。铁岭医士田聘卿用此方治愈痢证多人，曾登绍兴医报声明。乙丑春，在沧州，遇沧州城南白宜卿君，原非业医，而好阅医书，言其族弟三十余，患痢将近一年，百药不效，卧床不起，为开此方授之，服三剂痊愈。

用上方虽新痢久痢，皆可奏效，而其肠中，大抵未至腐烂也。乃有腹中时时切疼后重，所下者多如烂炙，杂以脂膜，是其肠中已腐烂矣。当治以拙拟通变白头翁汤（方载《衷中参西录·痢疾门》）。

生怀山药一两　白头翁　生杭芍各四钱　秦皮　生地榆　三七各三钱　鸦胆子去皮，六十粒　甘草二钱

先用白糖水，送服三七、鸦胆子仁各一半，再将余药煎服，至将药煎渣时，仍先用白糖水，送服三七鸦胆子余一半。

方中之意，用白头翁、秦皮、芍药、生地榆以清热，三七、鸦胆

子以化瘀生新治肠中腐烂，而又重用生山药，以滋其久耗之津液，固其已虚之气化，所以奏效甚捷也。愚在奉时，有陆军团长王剑秋君，下痢甚剧，住东人南满医院中，两旬无效，曾以此方治愈，其详案载于《衷中参西录》此方之后，可考也。至素有鸦片嗜好者，无论其痢之初得及日久，皆可治以此方。至地榆，方书多炒炭用之，而此方生用者，因生则性凉，善保人之肌肤，使不因热溃烂，是以被汤火伤肌肤者用生地榆为末，香油调敷立愈。痢之热毒，侵人肠中肌肤，久腐烂，亦犹汤火伤人肌肤，至溃烂也，此地榆之所以生用也。至白头翁汤原方，原白头翁、秦皮，与黄连、黄柏并用，方中药品，若斯纯用苦寒者，诚以其方，本治厥阴热痢，原挟有伤寒实热。今用以治痢久，肠中腐烂，故不得不为变通也。

上之痢证，又可治以拙拟生化丹。

金银花一两　生杭芍六钱　粉甘草三钱　三七三钱　鸦胆子去皮，六十粒

先用白糖水送服三七、鸦胆子各一半，再将前三味煎汤服，至煎渣服时，仍先用白糖水，送服三七、鸦胆子余一半）。于所煎之汤药中，加生怀山药一两。

盖痢证到此，西人谓之肠溃疡，不可但以痢治，宜半从疮治。是以用金银花、粉甘草，以解疮家之热毒，三七、鸦胆子，以化瘀生新，而鸦胆子味至苦，且有消除之力（捣膏能点痣），又可除痢证传染之毒菌。用芍药泻肝火，以治痢之本病。又恐其痢久伤阴，及下焦气化不固，是以又重用生山药以滋真阴，固气化，此所以投之必效也（《衷中参西录》本方后载有医案可参观）。当愚初拟此方时，犹未见西人肠溃疡之说，及后见西书，其所载治法，但注重肠溃疡，而不知兼用医清痢之本源，是以不如此方之效也。

又有下痢日久，虚热上蒸，饮食减少，所下者形如烂炙，杂以脂膜，又兼腐败之色，腥臭异常，腹中时时切疼益甚者，此肠中生机将

断，其为病尤重矣。宜治以前方，加潞党参、天门冬各三钱，此用参以助其生机，即用天冬以调剂参之热也。

又有因素伤烟色，肾经虚惫，复下痢日久，肠欲腐烂，其下焦之气化，愈虚脱而不能固摄者，宜治以拙拟三宝粥（方载《衷中参西录·痢疾门》）。

生怀山药细末一两，煮作粥，送服去皮鸦胆子五十粒，三七细末二钱

方中之意，用三七、鸦胆子，以治肠中之腐烂。用山药粥，以补下焦之虚脱也。戊午中秋，愚初至奉天，有铁岭少年李济臣者，素有嗜好，又多内宠，患痢四十余日，屡次延医服药，而病热浸增，亦以为无药可医矣。忽闻街卖卜者甚灵，其姊代为往卜，卜者细为推算，言此病之危已至极点，然幸有天马星入命，仍可于险中遇救。问何为天马星，言当应远来之医也。时愚自皋，四千余里至奉，数日即应彼家延请。诊其脉细弱而数，两尺重按即无，所下者脓血相杂，或似烂炙，亦间有见好粪之时，治以三宝粥方。服后两点钟，腹疼一阵，下脓血若干，其家人疑药不对证，愚曰非也，肠中瘀滞，下尽则愈矣。俾再用白糖水，送服鸦胆子仁五十粒，时已届晚九点钟，一夜安睡，至明晨大便，不见脓血矣。后俾用山药粥，送服鸦胆子仁二十粒，连服数次，将鸦胆子仁递减至六七粒，不惟病愈，身体渐强壮矣。后闻济臣愈后，其举家欣喜之余，又忽痛哭。因济臣之尊翁（本溪湖煤矿总办），于前一岁因痢病故，今因济臣得救而愈，转悲从前之未遇良医而枉死也。由斯知药果对证，诚有夺命之权也。

方书论治痢者多矣，即俗传治痢之方，亦较他方甚夥，而究于痢之易治者，用之恒效。若遇难治之痢，用之罔有效者，痢之原因，大抵因腹有积热，又有外寒乘之，其寒热激薄之气，遂留滞于肠中而为痢（痢之究竟，虽有偏寒偏热，而其初期，大抵寒热交并），其初红

白黏滞，乃寒热交并之所凝结也。继则所下者，夹杂脂膜，时时微疼，是肠中之脂膜，已腐败矣。继则所下者腥臭异常，状如烂炙，且时时切疼，是肠中之血肉更灌烂矣。此时虚热上浮，饮食懒进，肠中之生机，必然减少，而又时时溃烂其肌肉，其人何以能堪乎？痢证至此，已至极点，投以寻常治痢之药，实百中无一效者。历观古方，惟仲景白头翁汤，较诸治痢之方独优，而当此极危险之时，用之亦未尽吻合。拙著《医学衷中参西录》治痢其有七方，皆系自拟，其中有三方，治此危险之痢，均能随手奏效，每方后皆载有治愈之案可征（参观本期张君痢症治验笔记）。

一为解毒生花丹，治下痢日久，郁热生毒，肠中腐烂，时时切疼后重，所下者，多似烂炙，且有腐败之臭者。方用：

金银花一两　生杭芍六钱　粉甘草三钱　旱三七细末三钱　鸦胆子（俗名鸭蛋子去皮拣成实者）六十粒

上药五味，先将三七、鸦胆子，用白糖水送服一半（鸦胆子须囫囵服），继将余药煎服，过四五点钟，再将所余之三七、鸦胆子如前煎送服，即将汤药煎渣再服。

一为通变白头翁汤，治热痢重腹疼甚剧，及患痢之人，从前有阿片之嗜好者，方用：

怀山药一两　白头翁　生杭芍各四钱　秦皮　生地　旱三七细末，各三钱　·甘草二钱　鸦胆子去皮拣成实者，七十粒

上药八味，三七、鸦胆子分两次送服，余药煎服如前方。

一为三宝粥，治痢久下血腥臭，肠中腐烂，兼下焦虚备，气化滑脱者。方用：

怀山药轧细，一两　旱三七轧细，二钱　鸦胆子去皮拣成实者，四十粒

上药三味，先用凉水四盅，调和山药末煮作粥，煮时不时以箸搅之，一两沸即熟，随便调以白糖（取其适口），即用其粥服三七、鸦胆

子，病剧者，一日宜服两次。

盐山县署差役高瑞亭，年五十二，因大怒之后，中有郁热，又寝冷屋之中，内热为外寒所束，愈郁而不散，遂致大便下血。延医调治，医者为其得于寒凉室中，谓系脾寒下陷，投以参芪温补之药，又加升麻提之，服药两剂，病益增重，腹中切疼，常常后重，所便之物，多如烂炙。更延他医，又以为下焦虚寒，而投以八味地黄丸，作汤服之，病益加重，后仆为诊视，其脉数而有力，两尺愈甚，确知其毒热郁于肠中，以致肠腐烂也，投以解毒生化丹，两剂痊愈。

邻庄南马村王媪，年过五旬，素吸鸦片，又当恼怒之余，初患赤痢，滞下无度，因治疗失宜，渐至血液腐败，间如烂炙，恶心懒食，少腹切疼，其脉洪数，纯是热象，治解毒生化丹，加知母、白头翁各四钱，连服数剂痊愈。

奉天白塔寺旁姓某，年三十余，少腹时时切疼，大便逢下数次，状若烂炙，不便时，亦当下坠，心中烦躁，不能饮食，每日延医服药，病转增剧，其脉弦而微数，重按有力，知其肠中蕴有实热，其切疼而下如烂炙者，肠中已腐烂也，以解毒生化丹一剂，腹疼即止，脉亦和缓，所便亦见粪色，次数亦减，继投以通变白头翁，两剂痊愈。

陆军团长王剑秋，奉天铁岭人，年四十余，己未孟秋，自郑州病归，先泻后痢，腹疼重坠，赤白稠黏，一日夜十余次，先入奉天东人所设医院，东人甚畏此证，处以隔离所医治旬余无效，遂出院归寓，求为诊治。其脉弦而有力，知其下久阴虚，肝胆及肠中，又蕴有实热也，投以通变白头翁汤一剂痢愈，仍变为泻，日四五次，自言腹中凉甚，急欲服温补之。仆因其证原先泻后痢，此时痢愈又泻，且恒以热水囊自熨其腹，疑其下焦或有伏寒，遂少投以温补之药，才服一剂，又变为痢，下坠腹疼如故，知其病原无寒，不受温补，仍必用通变白头翁汤，一剂痢又愈。继用调补脾胃，兼消食利水之品，数剂，其泻亦愈。

奉天储蓄会总理范重三，年五十余，身形羸弱，时烟禁甚严，强遏嗜好，遂致泄泻，继下赤痢，日久不愈，血液淋漓，腐败腥臭，且腹疼异常，脉虽弦细，仍然有力，投以通变白头翁汤，一剂，病愈强半，又加龙眼肉五钱，连服三剂，痊愈。

奉天陆军连长何阁臣，年三十许，因初夏在郑州驻防，多受潮湿，患痢数月不愈，至季秋回奉，病益加剧，下多紫血，杂以脂膜，腹疼下坠，或援以龙眼肉包鸦胆子方，服之下痢与腹疼益剧，来院求为诊治。其脉微弱而沉，左部几不见，俾用硫黄研细，掺熟面少许作丸，又重用生山药，熟地黄，龙眼肉，煎浓汤送服，连服十余剂，共用生硫黄二两许，其痢始愈。由是观之，即纯系赤痢，亦有寒者，然不过百中之一二耳。

又戊午中秋节后，仆自汉口赴奉，路遇都门，小住数日，有刘发起者，年三十余，下痢两月不愈，持友人名片，造寓求为诊治。其脉近和平，按之无力，日便五六次，血液腐败，便时微觉坠疼，治以三宝粥方，一剂病愈强半，翌日将行，嘱以再按原方，服两剂当愈。后至奉接其来函，言服第二剂，效验不如从前，至第三剂，转似增重，恍悟此证下痢两月，其脉毫无数象，按之且无力，其下焦当伏有寒凉，俾用生山药粥，送服炒熟小茴香末三钱，连服数剂，痊愈。

又奉天二十七师炮兵第一营营长刘铁山，于初秋得痢证甚剧，赤白参半，脉象弦细，重按仍然有力，治以通变白头翁汤，两剂痊愈，隔半月，痢又反复，自用原方治之，病转增剧，复来院求诊。其脉细弱兼迟，不任循按，知其已变为寒，所以不受原方也。俾用生山药粥，送服小茴香细末一钱，生硫黄细末五分，数次痊愈也。

又景州桑园镇吴媪，年五十六岁，于季夏下痢赤白，迁延至仲冬不愈，延医十余人，服药百剂，皆无效验，亦以为无药可医。其母家德州卢氏，雅雨先生裔，与仆系通家，其弟月潭，强仆往为诊治。其脉象微弱，至数略数，饮食减少，头目有时眩晕，心中微觉烦热，便时下坠作疼，然不甚剧，询其平素，下焦畏冷，是以从前服药，略加温补，上即烦热，略为清理，下又腹疼泄泻，故难治也。投以三宝粥方，两剂即愈，后旬余因登楼受凉，旧证陡然反复，日下十余次，腹疼较剧，其脉象微弱如前，至数不数，用生山药粥，送服生硫黄末四分，一日连服两次，翌晨又服一次，心觉微热，继又改用三宝粥，两剂痊愈。

以上诸痢证之外，又有至危险之痢证，方书所谓身热不休者，死也。然此证究有治法，盖因其夹杂外感，虽无寒温之大热，而其热随痢下陷，永无出路，即痢为邪热熏灼，而永无愈期，医者不能细心研究，误认其热生于痢，而但以治痢之药治之，何以能愈，惟治以拙拟通变白虎加人参汤，皆可随手奏效。

通变白虎加人参汤，治下痢或赤或白，或赤白参半，下重腹疼，周身发热，服凉药而热不休者。方用：

生石膏细末，二两　生杭芍八钱　生怀山药六钱　野党参五钱　甘草二钱

上药五味，用水四盅，煎取清汤两盅，分二次温服下。此方即伤寒论白虎加人参汤，以芍药代知母，山药代粳米也，方中之义，用人参以助石膏，能使深露之热邪，徐徐上升外散，消解无余，加以芍药，甘草，以理下焦腹疼，生山药以治久热耗阴，且能和肠胃，固气化，连服数剂，无不热退而痢愈者。方后复载有治愈之案数则，中有纯下白痢者，大热神昏，亦重用生石膏辅以人参治愈，兹不俱录者也。

治痢最要药

治痢最要药品，其痢之偏热者，当以鸦胆子为最要之药。其痢之偏寒者，当以硫黄为最要之药，以此二药，皆有消除痢中毒菌之力也。此二种药，上所录之方，案中已屡言之，今再详细论之。

鸦胆子，一名鸭蛋子。为其形椭圆，若鸭卵也，大如梧桐子，外有黑硬皮，其味极苦，实为台参所结之子。药行中亦有名为苦参子者，服时须去硬皮，若去皮时，其中仁破者，即不宜服。因破者服后易消，其苦味骤出，恒令人呕吐，是以治痢成方，有用龙眼肉包鸦胆子仁，囫囵吞服者。药房中秘方，有用益元散为衣，名之为菩提丹者。是皆防其入胃即化出其苦味也。若以西药房中胶囊盛之吞服，虽破者亦可用，其性善凉血止血，兼能化瘀生新。凡痢之偏于热者，用之皆有捷效，而以治下鲜血之痢，泻血水之痢，则尤效。岁在壬寅，有沧州友人滕玉可，设教于邻村，其年过五旬，当中秋时，下赤痢甚剧，且多鲜血，服药，二十余日无效。适愚他出新归，过访之，求为诊治。其脉象洪滑，如其纯系热痢，彼时愚虽深知鸦胆子之功效，而犹以为苦参子，系能行共知之名。因谓之曰：此易治，买苦参子百余粒，去皮拣其仁之成实者，每服六十粒，白糖水送下，两次即愈矣。翌日愚复他出，二十余日始归，又访之，言偶询药房，皆无苦参子，后痢益剧，遣人至沧州购来，果如法服之，两次而愈，真仙方也。愚曰前因粗心，言之未详，苦参子即鸦胆子，药房中又名为鸭蛋子，各药房中皆有，特其见闻甚陋，不知其为苦参子耳。后玉可旋里，其族人有自奉天病重归来者，大便下血年余，一身悉肿，百药不效，玉可授以此方，如法服之，三次痊愈。鸦胆子又善清胃腑之热，凡胃脘有实热充塞，噤口不食者，服之即可进食。邻村武生李佐廷，素有嗜好，身体羸弱，当霍乱盛行之时，忽然腹中觉疼，恶心呕吐，下利脓血俱甚，以为必是霍乱证。诊其脉毫无闭塞之象，惟弦数无力，左关稍实，遂晓之曰：此非霍乱，乃下焦寒火交迫，故腹中作疼，下脓血，上焦虚热壅滞，故恶心呕吐，实系痢证之剧者。遂投以生杭芍六钱，竹茹、清半夏各三钱，甘草、生姜各二钱一剂，呕吐即愈，腹疼亦轻，而痢犹不愈，不思饮食。俾但用鸦胆子仁十五粒，一日服两次，白糖水送下，病若失。审斯知鸦胆子不但善解下焦热毒以治痢，即上焦郁热，用之亦极有效，诚可为治噤口痢证无上之妙品矣。

硫黄禀火之精气，挟有杂质者，有时有毒。若其色纯黄，即纯系硫质，分毫无毒，为补相火暖下焦之主药。痢证上焦凉者，其上焦恒有虚热，硫黄质重，其热力直达下焦，而不至助上焦之虚热。且痢之寒者，虽宜治以热药，而仍忌温补收涩之品。至硫黄，诸家本草谓其能使大便润、小便长，西人谓系轻泻之品，是其性热而通，故以治寒痢最宜也。愚屡次品验此药，人之因寒作泻者，服之大抵止泻之时多，更有五更泻证，服他药不效，而放胆服硫黄即愈者。又间有本系因寒作泻，服硫黄而泻转甚者，惟与干姜、白术、五味诸药同用，则确能治因寒作泻而无更泻之弊。古方书硫黄，皆系制用，然制之则热力减，必须多服。有时因多服转生燥热，实不如少服生者为愈也。且择其纯系硫质者用之，原分毫无毒，亦无须多方制之也。且择其纯硫质者用之，至其知量，若以治寒痢，一次可服三分，其极量至五分，而以治他证，则不在此例。曾治邻村泊北庄张氏妇，年二十余，胃寒作吐，所吐之食，分毫不能消化（凡食后半日吐出、不消化者，皆系胃寒）。医治半年无效，虽投以极热之药，亦分毫不觉热，脉甚细弱，且又沉迟，知其胃寒过甚，但用草木之品，恐难疗治，俾用生硫黄细末一两，分作十包，先服一包，过两点钟不觉热，再服一包又为开汤剂，生炙甘草各一两，乌附子、广油桂、补骨脂、於术各五钱，厚朴二钱，日煎服一剂。其硫黄当日服八包，犹不觉热，然自此即不吐食矣。后数日，似又反复，遂于汤药中加生赭石细末五钱，硫黄仍每日服八包，其吐又止，连服数日，觉微热，俾将硫黄减半，汤剂亦减半，惟赭石改用二钱，又服二十余日，其吐永不反复。愚生平用硫黄治病，以此证所用之量为最大。至于西药中硫黄分三种，其初次制者，名升华硫黄，只外用于疮疡，不可内服。用升华硫黄再制之，为精制硫黄，用精制硫黄再制之，为沉降硫黄，此二种硫黄可以内服，然欲其热力充足，服之可以补助温暖下焦，究不若择纯质生硫黄服之为愈也（《衷中参西录》载有服生硫黄法，附有医案若干可参观）。

（《张锡纯医学论文集》）

止涩疏导须斟酌，攻邪扶正亦细商

胡宝书（1869~1933），名玉涵，浙东近代名家

清湿热不忘散寒湿

清湿热与散寒湿下痢属湿热者十居七八，但亦有属寒湿者。时医治痢每喜用黄芩、黄连收功，属湿热者固然对证，用于寒湿者无疑雪上加霜。

陈某

腹满自痢，脉来濡小，小便清长。病在太阴，非腑病湿热之比。法当温之。

生白术　茯苓各三钱　附子一钱　厚朴一钱五分　干姜五分

腹满自痢，要考虑湿热为患，但脉来濡小，并兼小便清长，故知其属寒无疑，从脉证推测，其腹满当喜按喜温，其下痢亦清稀而不甚秽臭，因此治宜温之，以附子、干姜温中散寒，茯苓、白术、厚朴健脾利湿。

赵某

高年患痢，已甫1月，两脉弦细，按之虚软，哕逆下痢，苔灰色，二边白。哕逆者胃寒也，下痢者肠热也，苔灰者乃湿已化火情形未见

尽达也。议仲景半夏泻心汤合椒梅丸参用，以扶正逐邪，斯为合度。

制半夏　炒黄芩各一钱　黄连八分　川椒目　干姜　乌梅炭　陈皮盐水泡，各六分　生白芍二钱　带皮茯苓四钱　别直参另煎，五分　陈粳米一撮

方中用半夏泻心汤取其和胃降逆，开结散痞，椒梅丸温通六腑之沉寒兼能治痢，别直参、粳米以顾护胃气，共奏辛开苦降、清热燥湿、温通健运的功效。

攻邪与扶正

下痢初期多属实证，当攻邪；但若泻痢日久，或病后下痢，或老年体弱者下痢，多为虚证，当扶正以补虚。临床所见多为虚实互杂之证，医者常用心于治实而略于补虚，胡氏则精于此道。

茹某

下利咽痛，口渴心烦，尺脉数疾。此热邪内耗少阴之阴。宜猪肤汤加减。

猪肤煎汤取清汁，四两　白蜜冲，二匙　知母　生地黄各三钱　黄连　生甘草各一钱五分

方中知母、生地黄清热养阴而不腻，黄连清热燥湿，猪肤汁、白蜜以监黄连苦燥之性，生甘草调和诸药，使之补而不碍邪，攻而不伤正。

程某

脉左细数，右弦，干呕，不能纳食，苔色灰黄，渴不欲饮，胸次不舒，腹痛后重，便不肯爽，此湿热潜伏三焦，气机不主宣达所致，势属噤口痢；议开噤散启之。

太子参　石莲子　冬瓜仁各四钱　石菖蒲一钱五分　丹参　茯

苓各三钱　川黄连一钱　砂仁壳五分　荷叶半张　陈粳米一撮

　　方中以川黄连、石菖蒲、冬瓜仁、砂壳、茯苓、石莲子、荷叶清热理气，健脾利湿，丹参宽胸活血止痛，太子参、陈粳米以扶正顾本。

止痢与疏导

　　如何处理好止痢与疏导的关系，是个颇难解决的棘手问题。胡氏颇多心得。

胡某

里急后重，腹痛便脓，秘塞不爽，久延不复，脉涩。乃肠滞不通，法当宣通气血。

　　紫菀　桔梗　厚朴　炒青皮各一钱五分　地榆　炒山楂　制大黄各三钱　广木香八分

　　地榆清热止痢但不用炭制，以防碍邪，厚朴、青皮、木香健脾理气，紫菀、桔梗宣肺以畅其气机，炒山楂、制大黄既能活血，又能下泻秽浊。

周某

脉复弦迟，湿热潜伏太阴，阻遏气机，以致太阴失健运，少阳失疏达，湿蒸热郁，传导失其常度，蒸为败浊，脓血下注，肛门热痛，腹痛后重，气壅不化，至圊不能便，伤气则下白，伤血则下赤，气血并伤赤白兼下。拟润下利湿之品。

　　炒苦参　炒金银花　赤茯苓各三钱　滑石　冬瓜仁　瓜蒌皮各四钱火麻仁六钱　赤芍一钱五分　木香八分　荷叶半张

　　苦参、金银花、赤茯苓、滑石、赤芍、木香、荷叶清热利湿，冬瓜仁、瓜蒌皮、火麻仁润肠通便，俾邪去而痢自止。

（《近代浙东名医学术经验集》）

范文甫

湿热郁久白头翁，气陷化滞保元方

范文甫（1870~1936），名赓治，又字文虎，晚清民国医家

圆通和尚。腹痛下痢，里急后重，痢下赤白，湿热痢疾也。清浊淆乱，升降失常故尔。

柴胡二钱　白芍二钱　甘草二钱　枳壳二钱　薤白一两

二诊：痢下见瘥。四逆散加薤白一两。

邵老婆婆。湿热郁久成热痢，已一月有余。体疲乏力，脉细而数。前医以肉蔻、诃子、扁豆类治之，痢愈加重，腹痛，痢下皆是紫黑脓血，日下五十余行，烦热口渴，病势极危。

白头翁三钱　北秦皮三钱　黄柏三钱　川连三钱　驴胶珠三钱

二诊：下痢稍减，津液愈耗，舌已见糜，虚甚之故也。

三诊：渐瘥，守前法。

白头翁三钱　北秦皮三钱　川连三钱　黄芩三钱　人参三钱　霍山石斛四钱　麦冬三钱

四诊：痢下继续好转，脉仍细弱，舌红少苔，面色少华，元虚一时难复也。

莲子肉三钱　人参三钱　五味子三钱　麦冬三钱　杞子三钱　枣仁三钱　川连二钱

陈阿三。湿热痢疾，里急后重，痢下白冻甚多，苔白腻，用苦参

七味方。

苦参三钱　陈茶三钱　焦山楂三钱　葛根三钱　陈皮一钱　赤芍三钱
麦芽三钱

二诊：将愈。

苦参七味方。

周四寿兄。久痢，邪正并虚。

生黄芪一两　滑石三钱　白糖二撮

慈城张某。患痢疾已数月，前医作湿热，愈治中气愈陷，日久气虚欲脱，肛门下坠，卧床不起，势频于危。延余诊治，处方保元化滞汤，用生黄芪二两，滑石一两，白糖一两，二帖痢减。继之，进补中益气汤全方，重用黄芪、党参、升麻、柴胡。病者因出诊费用昂贵，询问是否可以多服几帖？余介绍当地名医郑纯甫先生诊治之。并告知证属气虚脾弱，大忌消导之品，以免耗伤元气，必须重用大剂补元之药为要。郑诊治之后，仍用原方，略减参、芪用量，并参以广木香，砂仁。二帖之后，胸腹反觉不舒。郑再诊，认为余湿未尽，再减升提补气诸药之量，略加枳壳、泽泻，又服二帖。后重肛坠之症增剧，再请余至慈城诊视。余往，仍用大剂参、芪、升、柴。服药数剂，诸恙若失，已如常人矣。

（《范文甫专辑》

裘吉生

治痢四方

裘吉生（1873~1948），名庆元，近代医学大家

裘氏擅长治疗痢疾，曾谓治痢要诀是"初起邪实宜攻，日久元虚宜涩。俗有痛则宜通，不痛宜止之语"。即新感而实者通因通用，久病而虚者塞因塞用。

一、痢疾初起，忌用辛温发汗，以清暑化湿、行气导滞为治

痢疾初起或伴畏寒、身热、头痛，似有表证者，裘氏忌用辛温发汗。曾谓："无表妄汗，升提太过，不仅耗伤津液，且邪热上干，易致噤口。"只用藿香、佩兰、青蒿、香薷等轻清暑湿，则畏寒、身热、头痛能除。痢疾初起，脉象或数或弦，舌苔或黄厚（湿轻热重）或白腻（热轻湿重），或受暑身热，或夹食脘闷。初见水泻数次，后即不畅而滞。渐见腹痛里急后重，粪如鱼冻，夹白色黏液或即兼脓血者，日夜十余度。只要胃尚能食，不拘男女或孕妇，凡年壮者用如下。

香连丸一钱五分　厚朴一钱　黄芩一钱五分　山楂肉炭三钱　藿香梗一钱五分　枳壳一钱　白槿花一钱五分　青蒿梗一钱五分　制茅苍术一钱　乌药一钱五分

上方如夹食者，加焦六曲二钱；夹暑者，加香薷五分；热高者，加夏枯草花一钱五分；腹痛甚者，加延胡索三钱，有孕妇，不用延胡

140

索，加川楝子三钱；红多白少者，加白头翁一钱；红少白多者，加冬瓜子三钱。可服一二剂。

二、肠中湿热炽盛，润下导滞、凉血清肠

痢疾之苔厚脉数，里急后重，腹痛便排脓血，日夜数十度至百数度，此肠中湿热炽盛，治宜润下导滞、凉血清肠。不拘男女（唯孕妇忌），凡年壮、病在 10 日内元气未虚者用如下。

木香槟榔丸包煎，三钱　山楂肉炭三钱　白头翁一钱五分　青子芩一钱五分　枳壳一钱五分　川厚朴一钱　白槿花一钱五分　延胡索三钱　乌药二钱　藿香梗一钱五分　青蒿子一钱

上方如有夹食者，加莱菔子一钱五分；里急后重者，加制大黄一钱五分；热高者，加夏枯草花一钱五分；不食者，加石莲肉三钱；孕妇，除木香槟榔丸，加香连丸二钱，油当归二钱，赤芍二钱，砂仁壳一钱。可三四剂。三四剂虽瘥未除，宜略行加减继续照服，不可改变方法误用升提等品。

三、势将虚脱者，扶元救急为要

若痢下元脱、阴亏液竭，多见痢疾已过两周或已 20 余日未有好转；或因治疗错误，或因失治致邪尚盛而元已虚，大便多度，血便如水，肢冷汗出，脉细，噤口不食。势将虚脱者，尤其是年幼或年老者，扶元救急为要。方用如下。

毛西参一钱　油当归三钱　油木香一钱　燕根（即燕窝根脚）一钱　赤芍二钱　淮小麦三钱　石莲肉三钱　北秦皮二钱　白槿花一钱五分　山楂肉炭三钱　藕节四钱　陈仓米三钱

上方如腹不痛者，加炒白术一钱以护脾；目眶陷下而汗出甚者，加别直参一钱以救脱；红已无而便如污水或青黑色者，除油当归，加

赤石脂三钱、炙甘草七分以涩肠。对多年不愈，时瘥时甚之休息痢，虽无肢冷、汗出、目眶陷下之危重症状亦可用此方。如服一二剂后而汗止肢温者，已有转机，即可加减继续服之。或用四君子汤加石莲肉、陈仓米、油当归、赤芍、油木香等为剂调摄之。至元气复而便尚下痢脓血者，仍可酌服第一、第二等方以肃清肠部之余邪。

四、误治伤阴，须养阴为主

痢疾有治疗不当所致坏证。有用柴胡、荆芥、防风致津伤液涸者，症见舌不被苔、质色光绛而干燥；有攻下太过致排便连肠膜碎屑同粪水排出者；有肛口下脱痛不可忍者；或排出秽臭如疮脓者；有初起失下误用葛根、柴胡等升剂致热高神昏兼呃逆者。方用如下。

鲜生地黄四钱　油当归四钱　鲜石斛三钱　鲜芦根四钱　石莲肉三钱　黄芩一钱五分　赤芍二钱　白头翁一钱五分　地榆炭三钱　山楂肉炭三钱　乌梅肉四分

上方如肠膜碎屑随便排出者，加川黄连七分；肛口下脱者，加赤石脂三钱；气臭秽而色如疮脓者，加北槐米一钱五分，血余炭三钱，藕节四钱；见呃逆者，加柿蒂一钱五分，刀豆炭四钱，枇杷叶六钱（去毛），鲜竹茹六钱。

以上四方在使用中如遇老人、小孩，分量可酌减三分之一。

裘氏指出：世俗一见痢疾专事兜塞，从前常用鸦片，近来有以石榴皮煎服者，初起大忌。痢疾腹痛，乡愚以为寒，有用红糖生姜泡茶者，以热治热，宜劝勿妄用。仲师白头翁汤治痢，泄热则可，凡兼食积肠部窄瘪者不可执古方以治今病，按谱弈棋，亦所非宜。倪涵初痢疾三方最为流行，虽较古书所载者为妥，然积滞已甚之证，往往致病重药轻之误。

（《近代浙东名医学术经验集》）

汪逢春

治痢强调升阳和中，涤荡风垢

汪逢春（1884~1949），名朝甲，号凤椿，北京名医

少爷，七月六日

舌苔白腻浮黄，久泄不止，脘腹皆痛，虽未成里急后重，身热汗泄，病在肠胃，亟以升阳和中。

煨葛根五分　煨木香七分　煨鲜姜五分　保和丸布包，五钱　生熟赤芍青皮一钱同炒，钱五　台乌药钱五　鲜柠檬皮三钱　赤苓四钱　建泻二钱　上上落水沉香末研细末，匀两次冲，一分　鲜佩兰后下，钱五　焦山楂钱五

七月七日

气坠后重，而未里急，大便滞泄如积，脘腹皆痛，舌苔白，质尖绛，脉细弦滑数。暑湿积滞，蕴蓄肠胃，再以升阳和中，通涤阳明。

煨葛根五分　生熟赤芍吴萸五分同炒，各钱五　鲜煨姜五分　木香导滞丸四钱　范志曲布包，四钱　马齿苋三钱　鲜柠檬皮三钱　生熟麦谷芽各三钱　建泻三钱　赤苓四钱　真郁金钱五　台乌药钱五　上上沉香末落水者，研细末，匀两次冲，二分

七月八日

中脘阵痛，拒按后重，舌苔糙白质绛，脉细数且滑。暑湿互阻，胃中有滞，大便如酵积。拟再表里和解，升降并用。

大豆黄卷二钱　煨葛根五分　枳实片二钱　木香导滞丸布包，四钱

鲜煨姜七分　槟榔杵，三钱　鸡内金水炙，二钱　赤苓皮四钱　建泻二钱
沉香曲布包，四钱　生熟麦芽四钱　鲜佩兰后下，钱五

七月九日

今诊脉象较缓，身热燔灼亦退，中脘与少腹皆痛，大便滞泄如
酵。舌苔糙白尖绛，脉细濡，微有咳嗽。拟再通导阳明。

大豆黄卷米炒，二钱　煨葛根五分　麸枳实二钱　沉香化滞丸布包，
四钱　木香梗一钱　鸡内金水炙，二钱　焦山楂三钱　生熟赤芍青皮一钱同
炒，二钱　赤苓四钱　建泻三钱　焦麦芽三钱　乌药片钱五　鲜煨姜五分

七月十日

腹痛后重皆减，大便滞下色黑且稠，舌垢厚且腻，微有咳嗽，两
脉细数。拟以再调阳明。

鲜佩兰后下，钱五　煨葛根五分　紫菀茸五分　鲜枇杷叶三钱　沉香
化滞丸布包，五钱　鲜煨姜五分　枳实家苏子钱五同炒，二钱　鸡内金水炙，
二钱　木香梗一钱　赤苓四钱　建泻三钱　焦山楂三钱　焦苡米三钱　乌
药钱五　焦麦芽三钱

七月十一日

夙垢屡下，坚韧且稠，脘痛移至当脐，舌苔白腻浮黄，质尖皆
绛，鼻涕咳嗽有痰，脉细数且滑。拟再通涤阳明，兼顾其标。

薄荷叶后下，五分　嫩前胡七分　煨葛根五分　沉香化滞丸五钱　鲜
枇杷叶二味同包布，四钱　枳实片家苏子钱五同打，钱五　鲜煨姜五分　生
熟麦芽三钱　莱菔子钱五　焦山楂二钱　鸡内金二钱　朱赤苓四钱　鲜荷
叶三钱　建泻二钱　花槟榔杵，二钱　乌药钱五

七月十二日

后重已除，临圊腹痛，咳呛，舌苔中垢且厚，脉细弦滑。夙垢未
化，肺失宣化，拟以表里两解。

薄荷梗后下，五分　嫩前胡七分　家苏子钱五　鲜枇杷叶四钱　沉香

化滞丸二味同布包，四钱　枳实苦桔梗一钱同炒，钱五　生熟麦芽三钱　鸡内金二钱　莱菔子钱五　焦山楂钱五　冬瓜子一两　台乌药钱五　鲜柠檬皮三钱　苦杏仁去皮尖，三钱　鲜荷叶三钱　花槟榔钱五

七月十三日

后重已除，夙垢挟湿浊互阻腹部，当脐作痛，脉细弦滑，咳嗽有痰。拟再表里两解。

薄荷梗后下，五分　紫菀茸一钱　家苏子钱五　半夏曲三钱　鲜枇杷叶三钱　沉香化滞丸三味同布包，五钱　苦杏仁去皮尖，三钱　枳实苦桔梗一钱同打，二钱　鸡内金白蔻衣一钱同炒，二钱　焦苡米四钱　建泻三钱　朱赤苓四钱　鲜柠檬皮四钱　花槟榔杵，三钱　台乌药钱五　鲜荷叶三钱　莱菔子钱五

七月十四日

夙垢渐化，湿阻气滞，大便之先矢气甚畅，舌苔白腻，脉细濡右弦滑。咳嗽渐减，拟再太阴阳明同治。

紫菀一钱　家苏子钱五　鲜柠檬皮三钱　半夏曲三钱　鲜枇杷叶三钱　沉香化滞丸三味同布包，三钱　陈香橼钱五　鸡内金水炙，二钱　白蔻衣枳壳一钱同炒，钱五　焦薏米三钱　土炒茯苓四钱　乌药钱五　五味槟榔钱五　苦杏仁去皮尖，三钱　鲜荷叶三钱　赤苓皮四钱　建泻三钱　莱菔子钱五

七月十五日

夙垢渐化，舌苔渐见松厚，仍见白腻，食后腹部阵痛，咳嗽不止，左脉弦滑。再以肃降太阴，通涤阳明。

紫菀五分　紫苏叶连子，七分　鲜柠檬皮三钱　鲜枇杷叶三钱　半夏曲三钱　沉香化滞丸三味同布包，四钱　五味槟榔杵，二钱　焦山楂二钱　焦薏米三钱　麦芽炒，三钱　乌药钱五　莱菔子钱五　鸡内金水炙，二钱　苦杏仁去皮尖，三钱　赤苓四钱　建泻三钱　枳壳七分　鲜荷叶三钱

七月十六日

舌苔渐化，根厚而腻，质绛，左脉细濡，右弦滑，腹痛不止，咳嗽阵作。病渐向愈，再以肃肺，涤荡夙垢。

紫菀茸五分　家苏子连叶，钱五　鲜柠檬皮三钱　鲜枇杷叶三钱半夏曲三钱　沉香化滞丸三味同布包，四钱　五味槟榔三钱　生熟麦芽三钱焦山楂三钱　焦薏米四钱　鸡内金香砂仁一钱同炒，二钱　莱菔子钱五　乌药钱五　麸枳壳七分　鲜荷梗尺许　苦杏仁去皮尖，三钱　赤苓四钱　建泻三钱

七月十七日

咳嗽渐化，舌苔薄白，大便滞下有积，兼有涎沫，两脉细滑，小溲甚畅，腹部阵痛，其势甚微。上焦余邪渐清，肠胃寒湿未化，拟再以太阴阳明同治。

紫菀一钱　家苏子钱五　鲜柠檬皮三钱　鲜枇杷叶三钱　半夏曲四钱　保和丸三味同布包，五钱　焦苍术钱五　苦杏仁去皮尖，三钱鸡内金香砂仁一钱同炒，二钱　焦薏米三钱　建泻三钱　赤苓四钱　猪苓四钱焦麦芽三钱　台乌药钱五　五味槟榔三钱　莱菔子一钱

七月十八日

咳嗽将愈，腹痛甚微，舌苔薄白质绛，两脉细滑，腹部按之作胀。湿未清除，拟再肃涤肺胃。

紫菀一钱　家苏子钱五　大腹皮洗净，二钱　鲜柠檬皮三钱　鸡内金香砂仁一钱同炒，二钱　焦薏米三钱　鲜枇杷叶三钱　半夏曲三钱保和丸三味同布包，四钱　生熟麦谷芽各四钱　建泻三钱　焦白术皮二钱五赤苓皮四钱　五味槟榔钱五　乌药钱五　苦杏仁去皮尖，三钱　赤苓皮四钱

七月二十日

咳嗽已止，大便反秘，腹部阵痛，矢气甚畅，舌苔白，两脉细滑。拟再以香运和胃，通化余湿。

香砂枳术丸五钱　范志曲二味同布包，四钱　焦薏米三钱　苦杏仁去皮尖，三钱　白蔻衣钱五　鲜柠檬皮三钱　五味槟榔三钱　建泻二钱　连皮苓四钱　鸡内金水炙，二钱　乌药钱五　青皮盐水炒，一钱　生熟麦谷芽各三钱　焦山楂钱五

七月二十二日

大便已调，腹部尚觉阵痛，得矢气则舒，舌苔白腻质绛，两腿酸软无力。拟以香运和中，兼治络分。

香砂枳术丸五钱　范志曲二味同布包，四钱　焦薏米三钱　苦杏仁去皮尖，三钱　丝瓜络三钱　嫩桑枝五钱　五味槟榔二钱　鲜柠檬皮四钱生熟麦谷芽各五钱　怀牛膝三钱　建泻三钱　鸡内金水炙，二钱　赤苓四钱

七月二十四日

大便挟滞而下，其色白而黏，舌苔白腻，两脉细滑。拟再香运和中，推陈致新。香砂枳术丸五钱　范志曲二味同包，四钱　五味槟榔杵，三钱　鸡内金水炙，三钱　鲜柠檬皮三钱　刺猬皮炒香，二钱　焦薏米四钱　生熟麦谷芽各五钱　苦杏仁去皮尖，三钱　丝瓜络三钱　桑枝五钱建泻三钱　怀牛膝三钱

七月二十六日

大便滞下甚多，已无白积，腹部当脐作痛，舌根黄厚，两脉细弦滑。再以芳香运脾，甘和杀虫。

香砂枳术丸五钱　范志曲二味同布包，四钱　使君子三钱　花槟榔杵，三钱　鸡内金二钱　刺猬皮三钱　五谷虫炒香，三钱　鲜柠檬皮二钱　苦杏仁去皮尖，三钱　焦山楂三钱　苦楝根钱五　丝瓜络三钱生熟麦谷芽各三钱　桑枝五钱　胡黄连赤砂糖五分同炒，五分

七月二十八日

大便如沫，黏稠如积，舌苔白腻而厚，面色渐渐纯净。拟以芳香运中，佐以甘和之味。

香砂枳术丸五钱　范志曲二味同布包，四钱　香橼皮钱五　花槟榔三钱　使君子三钱　刺猬皮炒香，三钱　鲜柠檬皮三钱　焦三仙三钱　五谷虫水炙透枯存性，三钱　鸡内金二钱　胡黄连赤砂糖五分同炒，五分　生熟麦谷芽各三钱　苦楝根钱五

七月三十日

舌苔渐化，面色亦见纯净，大便每日一次。再以和运脾土，甘调阳明。

香砂枳术丸四钱　范志曲二味同布包，四钱　鲜柠檬皮三钱　花槟榔杵，三钱　使君子炒，三钱　鲜荷叶三钱　生熟麦稻芽各五钱　五谷虫炒香，三钱　焦三仙三钱　焦薏米三钱　苦楝根钱五　连皮苓四钱　鸡内金水炙，二钱　香橼皮三钱

按：痢疾以便次增多，腹部疼痛，里急后重，大便呈赤白黏冻或痢下脓血为主要临床表现。此案案主为绍重本人，时年五岁，当时一病几殆，泄下频仍，犹记家人为其张漆布于床几。卧病月余，幸得汪老曲为调治，始得转危为安。时当1935年盛夏，因平素脾胃较弱，食滞不化，复伤暑热，生冷不节，致久泄不止，脘腹皆痛，且感后重气坠，有转痢之势。身热汗出，舌苔白腻浮黄，尖绛，脉细弦滑数。证由暑湿积滞互阻，影响脾胃肠腑运化传导功能，升降失调，壅滞之邪与气血相互胶结，营阴受损，气机不畅而为滞下后重之证。本病关键在肠中有滞。治疗一方面针对病因，清暑利湿；一方面针对病机行气和中疏滞。方用佩兰、荷叶、豆卷、葛根清暑化湿，升阳疏透；木香、青皮、台乌、沉香行气调中，化滞止痛；柠檬皮疏滞破气，鲜用力胜；槟榔、枳实破气调积；内金、麦芽、山楂消食和中；建泻、赤苓泄热利湿；保和丸、木香导滞丸等消食和胃，行气导滞。本病白积多而赤垢少，故以赤芍祛瘀止痛，马齿苋清热解毒，凉血止痢。数剂后脉象较缓，身热燔灼减退，但又复感风邪致肺失宣化而咳嗽痰涕，

同时凤垢未化，滞下稠厚坚韧。病势缠夹，故在前方通调阳明基础上肃肺宣化，兼顾其标，俾太阴阳明同治。以紫菀、杷叶、苏子、薄荷、前胡、莱菔子、冬瓜子等止咳下气，润肺消痰，兼疏散风热，加苡米健脾利湿。药后肠滞渐化，矢气甚畅，咳嗽亦减，病渐向愈。越数日，上焦余邪渐清，肠胃寒湿尚未全化，大便滞下尚有涎积，腹部虽痛而其势已微。此时暑湿尚未清除，再以香运和胃，加入范志曲、香砂枳术健脾行气，开胃进食。病久余邪未尽，两腿酸软无力，故加入丝瓜络、桑枝祛风利湿，兼治络分。并以刺猬皮：使君子、苦楝皮、胡黄连、五谷虫等收敛杀虫，以防转疳。最后以芳香甘和之品善后调理。

王左 六岁，五月二十二日。

赤白下痢，里急后重，腹痛颇剧，得食泛恶，舌苔黄腻质绛，下颌清冷，两脉细弱且数。病八九日，其势甚重，噤口已成，将转慢脾，亟以升阳和中，佐以温脾之味，幸勿轻视。备候高明政定。

煨葛根一钱　淡附片盐水炒，一钱　香砂枳术丸布包，四钱　淡吴萸钱五　川连同炒，七分　淡干姜七分　马齿苋三钱　焦白术三钱　焦稻芽一两　白蔻衣钱五　焦苡米三钱　连皮四钱　炮姜炭一钱　淡吴萸四钱研细末，以米醋调敷两足心。

二诊：五月二十三日。

药后恶心已止，赤白下痢与腹痛均减，舌苔黄腻，下颌清冷，两脉细弱且数，昨服升阳和中，既效毋庸更张可也。

煨葛根一钱　淡附片盐水炒，钱五　香砂枳术丸布包，四钱　淡吴萸钱五　川连同炒，七分　淡干姜一钱　焦白术三钱　贯众炭三钱　炮姜炭一钱　焦稻芽一两　连皮苓四钱　焦苡米三钱　马齿苋三钱　大红枣七枚

伏龙肝二两，煎汤代水。

淡吴萸四钱　敷法如前。

三诊：五月三十一日。

据述大便已见粪滞，腹痛艰涩难下，阵阵咳嗽口干，拟再以悬拟一方试予服之。

煨葛根一钱　生紫菀一钱　川贝母去心，二钱　鲜枇杷叶三钱　香砂枳术丸四钱　南花粉三味，同布包，三钱　淡吴萸钱五　川连同炒，七分连皮苓四钱　生熟赤芍三钱　焦苡米三钱　马齿苋三钱　扁豆花三钱

周小孩六岁，五月六日，椿树上三条，一诊。

寒热阵作，腹痛赤白下痢，气坠后重，舌苔白腻，两脉细弱而数，按之无力。疹后余热留恋少阳，食滞伤及肠胃，姑以表里两治，分化和中。病甚重，幸勿轻视。

煨葛根一钱　生熟赤芍二钱　全当归三钱　赤小豆三钱　生熟麦芽四钱　焦山楂三钱　焦苡米四钱　香连丸布包，三钱　苦杏仁去皮尖，三钱马齿苋三钱　连皮苓四钱　建泻三钱

上上落水沉香一分，研细末，匀两次冲服。

二诊：五月八日。

疹后失调，余毒逆传少阳阳明，上犯太阴。咳嗽，两耳流脓，赤白下痢，里急后重，舌苔白腻而厚，病延数日。再以升阳温化，以觇其后。

煨葛根七分　生熟赤芍二钱　淡吴萸同炒，五分　生熟麦芽三钱　香连丸布包，三钱　马齿苋二钱　炮姜炭七分　焦山楂三钱　焦苡米三钱赤苓皮四钱　当归身三钱　赤小豆三钱　苦杏仁去皮尖，三钱　建泻片三钱冬瓜子一两

上上落水沉香末一分，陈金汁二两，匀两次冲服。

三诊：五月十日。

下痢已止，后重亦除，大便两次干结而多，舌苔垢厚且腻，口疮唇燥，两脉细弦而数。病已转机而余毒未清，两耳脓水渐净，拟再以

清泄阳明，分渗化湿。

煨葛根五分　生熟赤芍二钱　赤小豆三钱　全当归须三钱　益元散布包，四钱　保和丸布包，四钱　焦麦芽四钱　炒银花三钱　净连翘三钱　象贝母四钱　去苓皮四钱　冬瓜子一两　方通草钱五

上上落水沉香末一分，陈金汁二分，匀两次冲服。

四诊：五月十一日。

（宗前法去落水沉香、煨葛根）加治咳嗽药，服数帖而愈。

林太太　三十二岁，五月二十五日，南所胡同。

禀质虚弱，经停一年有余，近因感受时邪，腹痛气坠，大便由泄转痢，舌苔黄厚，两脉细弦而弱。虚人实病，治之非易，姑以升阳和中。

煨葛根五分　大豆卷三钱　赤小豆三钱　全当归三钱　扁豆衣三钱　料豆衣三钱　马齿苋三钱　香连丸布包，三钱　沉香屑三分　贯众炭三钱　荷叶炭三钱　藕节炭三钱　生熟赤芍二钱　生熟谷麦芽各四钱

二诊：五月二十六日。

下痢不止，赤多白少，腹痛气坠后重，舌苔渐化，胃不思纳，渴饮不已，头晕，左脉弦滑，拟再以升阳和中。

煨葛根一钱　赤小豆三钱　全当归三钱　扁豆衣三钱　马齿苋三钱　香连丸布包，三钱　枯子芩三钱　贯众炭三钱　沉香屑五分　生熟谷麦芽各四钱　生熟赤芍三钱　赤苓四钱　建泻布包，三钱

三诊：五月二十九日。

下痢渐减，已见粪滞，赤少白多，临圊腹痛气坠，小溲色赤，舌苔白腻浮黄而厚，拟再以升阳和中。

煨葛根五分　赤小豆三钱　全当归同炒，三钱　香连丸布包，三钱　马齿苋三钱　枯子芩钱五　贯众炭三钱　沉香屑五分　生熟谷麦芽各三钱　焦苡米三钱　荷叶炭三钱　藕节炭三钱　槟榔炭三钱　丝瓜络三钱

唐孙少爷五岁，五月三十日，东四五条。

身热大便挟痢而下，舌苔白腻而厚，腹痛气坠，亟以升降疏通。

大豆卷三钱　煨葛根七分　保和丸布包，四钱　生熟赤芍三钱　生熟麦芽三钱　花槟榔三钱　杵马齿苋三钱　焦山楂三钱　鸡内金三钱　水炙连翘三钱　干荷叶三钱

二诊：五月三十一日。

下痢其色杂而黏稠，舌苔黄质绛，昨宵身热，拟以分利疏化，不思饮食，殊为可虑。

大豆卷三钱　焦山栀同炒煨，一两　葛根五分　香青蒿钱五　香连丸钱五　范志曲二味同布包，四钱　马齿苋三钱　生熟赤芍二钱　生熟麦芽三钱　生熟谷芽三钱　赤苓皮四钱　建泻片三钱　山楂炭三钱

上上落水沉香一分，研细末，匀两次冲服。

三诊：六月四日。

下痢渐减，手心灼热，身热已退，两脉细弱无力。禀质虚而积滞太甚，拟以补其不足，泄其有余。

煨葛根一钱　赤小豆三钱　新会皮一钱　全当归三钱　香连丸布包，三钱　生熟苡米三钱　范志曲布包，四钱　马齿苋三钱　焦山楂三钱　生熟赤芍二钱　生熟麦芽三钱　赤苓皮四钱　建泻同炒，三钱

四诊：六月七日。

下痢减而不止，里急后重，舌苔白，两脉细濡。拟再以升阳和胃。

煨葛根七分　赤小豆三钱　全当归三钱　香连丸布包，钱五　枯子芩钱五　苍术炭三钱　槟榔炭三钱　马齿苋三钱　生熟谷芽三钱　赤苓四钱　建泻片同炒，三钱　扁豆衣三钱　丝瓜络三钱　上上落水沉香一分研细末，匀两次药送下

五诊：六月九日。

　　下痢已止，后重亦除，舌苔白，胃纳不佳，两脉细濡。痢后肠胃重伤，拟再以调和阳明以善其后，饮食仍宜慎之。

　　香砂平胃丸布包，四钱　　范志曲布包，四钱　　厚朴花钱五　　鸡内金三钱　水炙生熟麦芽三钱　　生白术三钱　　佛手片三钱　　小枳壳一钱　　连皮苓四钱　建泻片三钱　　香砂仁一钱

袁鹤侪

寒热并用法，外台龙骨汤

袁鹤侪（1879~1958），名琴舫，字其铭，华北国医学院教授，临床家

张某某　女性，20岁。

初诊：患者忽病痢，赤白兼下，白多赤少，一医与以通利剂，痢赤减而里急后重亦轻，另一医又与以补剂，后重复剧，且作呕逆，继经西医与以下剂，得洞泄后，复作白痢，腹痛益甚，约十数分钟一次，如此凡十数日，病者不堪其苦，不饮亦不食，舌苔灰白而尖赤，医者主补主泻，莫衷一是，延诊于余。诊其脉，左寸数而尺滑大，右关尺沉迟无力，右寸、左关则弦涩，其人面色㿠白，日晡后皮肤微热。与以《外台秘要》龙骨汤，寒热并用兼敛阴止痢。

龙骨 15g　牡蛎 15g　乌梅肉 6g　川连 10g　干姜 10g　当归 10g　白头翁 6g　熟艾 15g　玉竹 10g　炙甘草 10g

当即与服，一服而痢大减，前之十数分钟一次者，今则历一小时余一次矣，连服三剂，病遂渐瘳。

此等患者，察其病状，寒热杂见，而其脉或沉迟无力，或弦涩，均为津液过伤之家。为存津液计，已禁再用泻药，而左寸、左尺之脉，及舌尖之赤，午后之热，可知其余邪伏于阴分而未解。《外台秘要》之龙骨汤，源于《古今录验》，为治疗白痢滞下昼夜无数者而设。方中以龙骨为君，佐牡蛎以固涩止利。乌梅、炙草甘以化阴，干姜、

炙草辛甘以化阳，辅熟艾之温以祛其寒；配川连、白头翁以清其热；用当归以和血，血和则腹痛自除。其用玉竹者，以其性味甘平，近似人参而力逊，其功在益中土、利升降之机，益脾胃之津液，脾阴阳平而升降得宜，故邪去而热除也。全方用药十味，寒热并用、阴阳兼顾，共奏散寒清热、敛阴止泻之功。乃此证之方，非他方所能及也。因解证确切，用药恰当，故一剂而痢大减，三剂而症除，可见遣方用药，必究其本，方能取效。

某女 40余岁。

暑日因食冰瓜过甚，患痢，腹痛甚，所下为白脓，遂入德国医院，医者与以泻药，越日病益剧，于是延诊于余。诊其脉，沉迟而细，面色黧黑，而语声甚微，此系寒湿所致，拟以辛温散寒之法调治。

干姜，附子，云苓，白术。

嘱其速服，迟则不救矣。

二诊：服一剂后，病者自谓自夜至今，已六小时不痢，不痛。遵原方嘱其照服一剂，遂痊愈。

按：痢疾一证，原因本甚复杂。其所伤者，亦有在气在血之分，伤脏伤腑之异。治也各有常法，于此不赘。此患者系因暑日贪凉、过食冰瓜所致。纯因于湿寒内蕴，郁折生阳，致成上述之证。医者不识，复每以通下之荡，则寒益甚，阳愈遏而痛愈剧。肠虚而寒气客之，搏于肠间，津液凝滞成白，故为白痢。经云：寒淫于内，治以甘热。故以姜、附大热之品升发阳气，表散寒邪。茯苓、白术补土而利湿。四味合用，共奏温阳、散寒、利湿之功，使湿寒得散，阳气得复，则病自愈矣。此方所用，乃真武汤之变法也。

张简斋

轻剂升清治疗重症痢疾

张简斋（1880~1950），字师勤，民国著名中医

抗战期间重庆一富人，于夏秋间因饮食不慎，患菌痢，日圊近百次，后重较著。起初病家延请当时迁重庆行医的无锡籍名医张锡君。张精中西医二术，虑菌痢已确，炎症无疑，而后重则宜通下，即用清热消炎通滞之剂，奈药后不应，病家急请加重其剂量，但仍乏效。张锡君遂介绍张简斋出诊。简老用荆防败毒散、小柴胡汤之意，轻剂升清而治。柴胡仅用三分，荆芥仅用五分。此方一剂而大效，病家泻痢减至日便二三十行。简老出诊四次而愈。张因问简老，何以轻剂而效，前投重剂却不效？简老谓，此症为清气失升之象，唯轻剂升清而后重自能愈，何必重剂？

冉雪峰

加减桃花汤治疗慢性非特异性结杨炎

冉雪峰（1877~1962），著名中医学家

桃花汤原出《伤寒论》少阴篇，历代注家解释为温里收涩、固滑止脱之剂。先父冉雪峰力排众议，独具慧眼，《八法效方举隅》曰："桃花汤方制奥秘，解人难索，从来多认为是温摄，治滑脱。痢疾区域在大肠下行部，轻的发炎，重的溃烂，是热不是寒，何来寒证需温化，何来虚证需补涩。《金匮》云赤痢后重者，白头翁汤主之，明系大肠发炎。下痢便脓血者，桃花汤主之，明系大肠溃烂。病延至此，多正气大伤，脉搏低微，皮肤冷汗，很容易认为寒，认为虚。赤石脂排脓血，疗溃疡，生肌，试读《本经》治便知。干姜既可斡旋已败中气，又可杀灭残余的病原。原方粳米，稼穑作甘。《伤寒论》记载桃花汤的主症条文有二：306 条曰："少阴病，下利便脓血者，桃花汤主之。"307条曰："少阴病，二三日至四五日，腹痛，小便不利，下利不止便脓血者，桃花汤主之。"明指桃花汤是治脓血便的主方，而且治下痢脓血不止者，其证属里实里热，下迫现象又甚显著，痢无止法，何以用温化固涩之剂？只有推陈致新，排脓生肌，才是正确的治疗方法，从来学者，离开桃花汤主治条文，就方论方，释为温涩之剂，是欠妥的。正如先父所说，此关不透，只能疗发炎的轻痢疾，不能疗溃烂的重痢疾。薏苡仁，平养力较厚。薏苡仁伍瓜瓣，乃宗千金苇茎方义，排脓

157

生肌，消肠部已消未消之壅肿。慢性非特异性溃疡性结肠炎，病变在远端结肠，以溃疡为主，主要症状是腹痛、腹泻及粪便中含有大量脓血和黏液。病情迁延，日久不愈者，用加减桃花汤推陈致新，排脓生肌，一般情况，治疗半月至3月，可获痊愈。此为千虑一得之见，试之临床，效如桴鼓，不忍自秘，因公诸同仁。

加减桃花汤方：

赤石脂 60g 干姜炮半黑, 3g 薏苡仁 30g 瓜瓣 12g

上4味，赤石脂2/3锉，1/3筛末，以水5杯，煮整块石脂、干姜、瓜瓣和薏苡仁令熟，取1杯半，去滓，纳石脂末，日2服，夜1服。

例1 张某，女，27岁，工人。

患慢性非特异性溃疡性结肠炎3年，大便下脓血，日7~10次，便时里急后重，腹痛不爽。曾在北京某医院作乙状结肠镜检查，结肠部充血水肿，有出血点和溃疡灶，选用多种抗生素、磺胺类药物无效。患者年龄虽轻，面色㿠白，形体消瘦，四肢不温，舌质淡，苔薄黄腻，脉沉滑。方用：

赤石脂（锉，2/3入煎，1/3分2次冲服）30g 干姜6g 生苡仁 30g
冬瓜子 9g

服本方5剂，脓血便锐减，大便次数也减少，日2~3次，腹痛、里急后重也随之减轻。原方再进5剂，脓血便消失，大便色量正常，成形，日2次。继以四君子汤调理。

例2 孙某，男，38岁，干部。

患慢性非特异性溃疡性结肠炎7年，曾在兰州某医院做乙状结肠镜检查，发现结肠充血、水肿，有数个大小深浅不同的溃疡，上面覆盖有带血的渗出物，实验室检查无痢疾杆菌和阿米巴原虫发现，诊断为本病。患者形体消瘦，倦怠无力，面色萎黄，大便日7~8次，带脓、血和黏液，左下腹痛，拒按，肠鸣，脉沉滑。拟方：

赤石脂（锉，2/3 入煎，1/3 分 2 次冲服）30g　干姜 9g　生苡仁 30g
冬瓜子 9g　白芷 9g

连服 5 剂，脓血便减为每日 5 次。停 2 日，原方继服 5 剂，脓血便减为每日 2 次。停 2 日，原方再服 5 剂，腹痛、里急后重、脓血便都消失，每日大便 1 次，色黄，成形，大便化验无脓血及黏液发现，前后约治疗 20 日痊愈。

（冉先德　整理）

叶熙春

柴葛芩连畅枢机，湿热壅滞白头翁

叶熙春（1881~1968），浙江慈溪人，

创办杭州广兴中医院（今杭州市中医院前身），临床家。

痢疾古称滞下，又名肠澼。《证治汇补》云："滞下者，谓气食滞于下焦，肠澼者，谓湿热积于肠中。"此即《杂著》"无积不成痢，痢乃湿热食积三者"之谓也。痢为寻常之证，叶老常云："痢有三忌，高热，不食，下多恶臭。"又有五难治：一者腹痛如绞，痢下无度；二者下痢纯血，身热脉大；三者便下五色，或如漏；四者下如脂膏；五者噤口呕逆。叶老认为痢疾之急重者，如痢下无度，便下赤白，腹痛寒热，以湿热夹食滞郁积于肠道居多，证属实热，故治宜苦寒坚阴，佐以导滞。选方以白头翁汤、香连丸、黄芩汤为主，亦有以三黄泻心通因通用者。用药如黄连、黄柏、黄芩、秦皮、白头翁、银花、木香等，参入枳壳行气，当归和血，白芍、甘草缓急止痛，此即前人调其气后重自解，和其血便脓自除之意也。证重者加制军通泄去邪，血痢加槐米炭，若寒热不解，按少阳、阳明合病处理，投以柴、葛、黄连和解枢机，夹暑湿者增入鲜荷叶、香青蒿、六一散等。对于其人脾胃素虚，又复患痢，多日不已，而致津气两伤，脉细息微肢冷，行将厥脱者，宗本急治本之法，以扶元养胃为先，选用四君合麦门冬汤为主方。用药如野山人参、白术、甘草、麦冬等，参入石莲子厚肠，炒

白芍缓急，当归和血，乌梅兜涩，苁蓉补虚。古人云痢无止法，叶老认为痢疾至行将厥脱者，不止其痢则难固其气，故止涩不在禁例，待证情缓解，津气来复以后，再以西洋参、白术、霍山石斛、川连、银花、红藤等益津气、清邪热为继。他如陈皮、谷芽之醒胃，茯苓、通草之除湿均可酌情佐入。

例1 陈某，男，34岁。7月，昌化。

身热痢下脓血，里急后重，日夜三四十次之多，呕恶不思纳谷，小便短赤，脉象滑数，舌苔黄腻。湿热内蕴，宿食停滞，治拟清热导滞。

清炙白头翁四钱　川连一钱　煨南木香一钱　川柏炭二钱　秦皮二钱　炙银花三钱半　制绵纹一钱　炙当归三钱　酒芍二钱半　槐米炭三钱　山楂炭三钱　炒枳实一钱二分

二诊：前方进5剂后，热退，脓血不存，便转正常，亦无里急后重，呕止，渐思纳食，脉滑，苔色薄黄。再拟清湿化热，以和肠胃。

广木香一钱　炒川连六分　山楂炭二钱　广陈皮二钱　淡竹叶三钱　清水豆卷三钱　炒银花三钱　炒谷芽五钱　炒苡仁三钱　炒枳壳一钱半　制川朴一钱半　鲜荷叶一角

湿热夹食，互滞阳明，通降失司，酝酿成痢，红多白少，邪伤血分，治用白头翁汤清热化湿，佐以木香、当归、芍药调气和血，气调则后重自除，血和则便脓自止。

例2 方某，男，10岁。8月，昌化。

暑热夹湿，湿热互蕴，薄于阳明而成痢，窃据少阳而为疟，寒热交作，头痛胸闷，腹痛滞下不畅，舌苔厚，脉弦滑而数。拟少阳阳明并治。

柴胡六分　煨葛根八分　炒黄芩一钱二分　上川连四分　炒苡仁三钱　淡竹叶二钱半　青蒿二钱　山楂炭三钱　飞滑石包，四钱　酒芍一钱半

炙青皮一钱　藕节三个　鲜莲子肉三钱

二诊：前方服后，寒热已解，胸闷见宽，惟腹痛滞下虽减未除，舌苔黄腻转薄，脉来滑数，再予化湿清热。

山楂炭三钱　广木香一钱　炒川连四分　陈皮一钱半　炒枳壳一钱　淡竹叶二钱　炒白芍一钱半　黄芩炭一钱　炒谷芽三钱　鲜莲子肉三钱

暑多夹湿，伤于气分。暑为阳邪，湿为阴浊，两者相并，邪在少阳则寒热纷争，邪入阳明则腹痛滞下，疟痢并见，故治用柴葛芩连和解枢机，清理肠道，为少阳阳明同治之法也。

例3　张某，男，40岁。8月，昌化。

身热痢下赤白，日夜数十次，腹痛里急后重，胸宇塞闷，饮食不进，形神倦怠，舌尖绛，中苔灰黄厚腻，脉来弦数。病属湿热壅滞，阳明通降失司，仿白头翁汤加味。

清炙白头翁三钱　油当归三钱　酒炒白芍一钱半　黄柏炭二钱　炙青皮一钱半　川连五分　秦皮二钱　冬瓜子三钱　银花三钱　鲜荷梗二尺　鲜莲子三钱　通草一钱　生熟苡仁各三钱

二诊：热渐退，痢下次数日已减至七八次，腹痛里急后重亦轻，胸宇略宽，稍思进食，苔灰黄腻转薄。仍宗原意增损再进。

清炙白头翁三钱　酒炒白芍一钱半　川连五分　银花三钱　炒谷芽五钱　黄柏炭二钱　广木香一钱半　秦皮二钱　祥莲子肉三钱　丝通草一钱　炒当归二钱　鸡内金三钱　陈皮二钱

例4　周某，男，56岁。8月，昌化。

平素气阴不足，夏日受暑夹湿，中宫先虚，湿遏热伏，入秋以来，又伤饮食，而成肠澼。腹痛后重，赤白相兼，日良有数十次之多，绵延半月未已，不思纳谷，恶哕频作，四肢不温，舌尖边干绛，苔黄燥，脉象细弦。阴液已伤，正气尔匮，厥脱堪虞。亟拟扶元养胃，以冀胃气得苏，生机可望。

吉林野山参须先煎，三钱　清炙甘草一钱半　炒石莲子肉，包三钱　米炒麦冬三钱　白芍一钱半　炒当归二钱　土炒於术一钱半　乌梅一钱半　淡苁蓉二钱　鲜荷梗二尺　茯神五钱　炒秫米包，五钱　梗通草二钱

二诊：前方服后，痢下次数减少，腹痛里急亦差，惟肛门尚觉坠痛，四肢转暖，知饥思食，胃气有来复之渐，但神形萎顿如故，动辄自汗，口渴喜饮，舌苔稍润，痢久气阴大伤，一时难复。

米炒西洋参先煎，三钱　米炒麦冬三钱　炙甘草一钱半　蛤粉炒阿胶三钱　川连四分　土炒江西术一钱半　炒秫米包，五钱　炒石莲肉杵包，三钱　土炒杭芍二钱　忍冬藤四钱　淡苁蓉二钱

三诊：痢止，腹痛里急已除，自汗减少，口渴亦差，渐思进食，惟精神倦怠如故，再宗原法加减。

米炒西洋参先煎，二钱　米炒江西术一钱半　云茯苓三钱　米炒麦冬三钱　霍石斛先煎，一钱　炒杭芍一钱半　生谷芽五钱　橘白一钱半　炙甘草一钱半　稽豆衣三钱　炒苡仁三钱　红藤三钱

叶老常云："痢有三忌，高热，不食，下多恶臭三者是也。又有五难治，一者腹痛如绞，痢下无度；二者下痢纯血，身热脉大；三者便下五色或如漏；四者下如脂膏；五者噤口呕逆。"以上两案均属噤口痢重症，前者属实，后者属虚，实者以清热化湿导滞为主，虚者以扶元养胃生津为治。病同因异，用药亦迥然不同也。

祝味菊

通因通用，排脓止痢

祝味菊（1884~1951），沪上名医，著名中医学家

冯君 年方弱冠，生活毫无节制，于夏天饱食瓜果之后，复贪杯中物，多食肥甘佳肴，以致腹痛腹泻，转为痢疾。赤白相间，里急后重，发热恶寒，连绵不愈，病已半月，形瘦色㿠，四肢无力，精神疲惫，不思饮食，蕴酿成痢。用清暑消食之药，不见成效。另一医曰：此为痢疾无疑，可遵经旨通因通用之法，清凉攻下，如大黄、黄芩、黄连、当归、赤芍、青蒿之类，痢下虽增，病不少减，而疲惫更甚，以后又转为慢性，痢下赤白，迁延不断，动则乏力。延请祝师诊治，师曰："君所患者实为滞下，按其病情，乃为阿米巴痢疾，亦非暑湿为因，乃瓜果伤中，膏粱厚味消化受阻，郁于肠中而成。痢疾生于肠黏膜，犹皮肤所生疮疖，白者为脓，红者为血，余亦用通因通用之法，不过通导排脓而已。"

酒制大黄 9g　生白芍 15g　当归 12g　黄连后下，6g　花槟榔 9g　枳实 9g　广木香 9g　肉桂 6g　生甘草 6g　桔梗 15g　大贝母 12g

服药 3 帖，痢疾赤白排出较多，腹中胀满渐舒。师曰："可乘胜前进。"于前方中增鸦胆子 4 粒，桂圆肉包满，用开水吞下。门弟子询问其故，师曰："余之处方，即古芍药汤法，桔梗为排脓必用之品，对痢

164

疾有卓效。邪胆子有清热解毒之作用，为不使鸦胆子在胃内起毒化作用，入用桂圆肉包好，经过消化，鸦胆子走肠以解毒，以除病根，余用多次，效果甚佳。"

孔伯华

痢疾证治法则及效方

孔伯华（1885~1955），京华名医，著名中医学家

痢证古名滞下，又名肠澼，又名大瘕泻，后人名之曰痢，以其利而不利也。其证治仲景早已发明，论虽不多，然皆示人以要义，后世不察，或未尽得其义，乃以一己之见立说，或主温，或主凉，或主发汗，或主利水，使古人之法不得明于后，良可慨矣。盖仲景之书，无不意深旨切，其言虽简而意自赅，要在学者神而明之，非谓古方外无以治是证也。类如仲景治下利用四逆汤及桃花汤者，是痢之虚寒者也，主温者，即本乎此。又如治下利用白头翁汤及葛根黄连黄芩汤者，是痢之湿热者也，主凉者即本乎此。要在医者审证立方不失古人之旨，未有不应手而愈者。但仲景治利之法仅存要义，而后人又每以偏见立说，未能详备，反使学者徒滋疑虑，无所适从。兹将痢证之寒热虚实，噤口、奇恒、休息分别论治，一病一法，对证下药，庶无束手之虞矣。

《素问·太阴阳明论》云："故犯贼风虚邪者，阳受之；饮食不节起居不时者，阴受之。阳受之则入六腑，阴受之则入五脏。入六腑则身热不时卧，上为喘呼；入五脏则䐜满闭塞，下为飧泄，久为肠澼。"是即后世谓之痢疾者也。人以内伤水谷，不能运化，留滞胃肠而成痢。是固有不可治者，然必有它因，其可治而误治者亦有之，其实此

166

病为易治之病。兹先述不可治者之因，而后分虚实寒热等证治，俾阅者胸中瞭然。

肠澼身热则死。是病为肠胃受病，伤于内者多，因表病者间或有之，即身热可无害。而内伤者更见身热，所谓内外俱困，阳无所依，是以不治。

肠澼下白沫脉浮者死。痢下白沫，里气不能守，中宫无主，是以脉现浮象，不可为也。

肠澼下脓血脉悬绝者死。脉之有悬绝，是气血殆尽之象，气血殆尽，未有不死者矣。

肾移热于脾，传为虚，肠澼死，不可治。肾家之热所以能移于脾家者，则脾之虚可知，脾虚无能制水，则肾热上蒸，脾肾俱伤，是以死也。

以上所述死证，固有未尽者，然或内外皆困，或脾肾并损，或腐肠溃胃，是皆痢之无可挽回者，而险证如此亦不多见。至于寻常下痢，只要辨明虚实寒热，治之得当，未有不应手奏效者，更详述于后。

痢病之原因多属湿热，是以发于秋夏者居多。证属于脾，然肝主疏泄，肺主二便，肺气清肃，气机通畅，肝气条达而不下迫，脾家虽有湿有滞，亦不致成痢。故痢初起，责在肝脾肺三经，肝气既郁，肺气亦不清肃，湿滞在脾，是内有湿邪而作痢。伤于气者则痢白，伤于血者则痢赤。脉来滑数，后重里急，其痢白当清肺气，轻者银菊散，重者白虎汤去粳米加杏仁、厚朴、白芍、黄芩，如小便不利加桑皮、地骨皮、滑石以利水；有表邪而发寒热者，则加葛根以升发之。肺主二便，肺气既清，病当愈。是以白痢在气分，万不可用血分之药，导之入血，使变赤白，致轻者反重矣。

银菊散（*治白痢之轻者*）

银花三钱　白菊花三钱　连翘二钱　生白芍三钱　杏仁去油尖，三钱

桔梗一钱　栀子炒黑，三钱　木香一钱　牛蒡子一钱　甘草一钱

白虎汤（治白痢之重者）

生石膏五钱或一两　甘草一钱　黄芩三钱　白芍三钱　杏仁三钱　厚朴一钱

有表证发寒热者加葛根三钱。小便不利者加桑白皮三钱，地骨皮四钱，滑石四钱。

若痢既变赤或初病即赤者，是湿滞热邪已伤血分，肝气遂下是当引肝气上达，兼为清热导滞，宜白头翁汤或金花汤主之。

白头翁汤

白头翁五钱　黄柏三钱　黄连三钱　秦皮三钱

金花汤

黄连三钱　黄芩三钱　黄柏三钱　栀子三钱　杏仁三钱　槟榔二钱　当归三钱　地榆三钱　赤芍二钱　荆芥炭一钱　生地三钱　青蒿三钱　甘草一钱

下痢无论赤白，中有实者，腹中坚，舌苔黄厚，口渴，心下坚拒按，三部脉皆平或滑实，或有燥矢谵语，实邪在中，蕴酿纠结，不泻其实病不已，当用大小承气汤急泻之，轻者当归芍药汤加味主之，当归芍药汤加味

当归三钱　生白芍一两　大黄三钱　枳实二钱　莱菔子四钱　广木香二钱　车前子布包，三钱　知母三钱　黄芩三钱　厚朴三钱　槟榔三钱　滑石四钱

其滞气甚者，可佐香连丸。

小承气汤

大黄四钱　厚朴二钱　枳实一钱

大承气汤

大黄四钱　厚朴三钱　枳实三钱　芒硝（和入药内服）三钱

下痢喉痛，气呛喘逆者，名曰奇恒，以其异于常痢也。火逆攻肺，有即时败绝之象，最为危险，病至是者多死。仲景云急下之，宜大承气或加竹叶石膏汤，间有生者。

大承气加竹叶石膏汤

生石膏先煎，一两　大黄四钱　厚朴三钱　枳实三钱　竹叶三钱　杏仁三钱　芒硝（和入药内）三钱

噤口痢者，下痢热灼津液，舌干咽塞，食不得下，是亦痢之险者，若夫其治迟不得救，则肠胃腐烂而死，喻嘉言之仓廪汤、朱丹溪之石莲汤，似是而非，难于救治；际此津液干枯、胃火炽盛，非生津清热不能有效，宜救胃煎及开噤汤主之。

救胃煎

生石膏四钱至一两　生地三钱　生白芍三钱　黄连二钱　黄芩三钱　天花粉三钱　杏仁三钱　肥玉竹三钱　麦冬三钱　炒枳壳一钱　苦桔梗二钱　厚朴一钱　生甘草一钱

开噤汤

党参三钱　麦冬三钱　天冬三钱　生石膏先煎，五钱或加至一两　炒栀子三钱　黄连二钱　黄芩二钱　生白芍三钱　枳壳一钱　花粉三钱　黄柏二钱　大生地四钱　当归三钱　杏仁三钱　枳壳一钱　甘草一钱　白头翁三钱

以上二方，升津液清热，服后舌上津液渐复，则渐能饮食，可谓开噤之奇方。唐容川先生自谓悟出切实之理，大声疾呼，为世之患噤口痢者觅得生路，有功后世，岂浅鲜哉。

下痢既久，实邪渐化，治之失宜，或体气虚，或久痢伤肾，虚象既现，脉来微弱，则不能专持痢无补法，若但攻伐，虚虚之祸立见。不过痢症至此者少，即有之，亦须详辨，是否真虚，有无实邪，虚实寒热相似之际，极当审察，若果属虚寒，始可按下列之法治之。

桃花汤（以下二方，皆治久痢虚滑，无腹痛后重之主方）

赤石脂一钱　糯米五钱　炒黑干姜一钱

煎汤服。

乌梅丸

乌梅去核，十枚　黄连三钱　黄柏一钱　人参一钱　桂枝一钱　细辛一钱　黑附子炮黑，一钱　当归一钱　花椒一钱　干姜二钱

共为细末，将乌梅在饭上蒸熟，捣和诸药，加蜜为丸，如梧桐子大，每服三十丸，米饮送下。

下痢愈后时复，或逾年而复发者，谓之休息痢。是瘀流于内，有虚实之别，实者攻下为法，或服清宁丸，或当归龙荟丸；虚者则调中益肾，兼化瘀积，宜归脾丸加槟榔、枳实、厚朴、生牡蛎，为丸久服之。

痢病既愈，壮者轻者固可自复，弱者重者难免伤脾。自复者无待调理，而伤脾者不为诊治，恐终有它患，是以宜养脾阴，不可助胃阳。盖胃阳盛则多食而伤脾，脾阴强，则运化之力健，宜养脾阴以为善后。

归地养荣汤

当归三钱　麦冬三钱　莲子心三钱　肥玉竹三钱　熟薏米四钱

滞下一证，东西医亦列为传染病之一者，名之曰赤痢。观丁氏福保赤痢原文，所论赤痢之病状暨原因，与中国方书所谓痢疾相符，但轻重混合，未能分晰，虽谓之为一种原虫寄生于腹，流行传染，害人生命，然又自谓医者之意见尚未一定，而隔离看护同于温疫，且食肉汁、鸡蛋、牛乳、酒类，百人中死七十人之多，亦云惨矣。是病中国数千年前已经发现，其治法迄今而大备，治愈者多而死者少。兹就张石顽、陈修园、杨栗山、唐容川诸人所著，准之于古，验之于今者，分别虚实寒热，述出证治，条列于前，以备参考，其庶几乎。

（编者注：此篇录自《传染病八种证治晰疑》卷之九）

蒲辅周

痢疾的治疗经验

蒲辅周（1888~1975），著名中医学家

治痢需看患病之新久，年龄之长幼，身体之强弱，舌质之红淡，苔之厚薄，思凉思热，结合色脉，按表里、寒热、虚实、六经分别处理，并需掌握季节。夏季以暑为主，审察暑、湿孰轻孰重，暑重选用香薷饮、黄连香薷饮合六一散，若脾胃素弱者宜六和汤加减；湿重选用藿香正气散合六一散，白术改用苍术或选用《温病条辨·中焦篇》的5个加减正气散，用之多效。秋季以燥为主，而初秋亦往往阴雨连绵，故需审察湿与燥孰轻孰重，如湿重宜对金饮子合六一散；燥为小寒之气，必有寒热，宜活人败毒散加减；如有伏暑兼夹，应采用治暑之方。痢病多兼夹饮食停滞，宜加莱菔子、神曲、山楂、枳壳、槟榔、木香之类消导药物。

痢病除须掌握季节外，寒热辨证亦为重点，热利下重，便脓血，口渴喜饮凉，小便短赤，热毒盛者，白头翁汤加减主之。人以胃气为本，治痢亦当先审胃气，热毒痢应用苦寒攻伐者，中病即止，苦寒太过则伤中气，往往反导致正虚邪陷，所谓热证未已，寒证复起。寒痢则有下利清谷，肢厥脉微，甚则滑脱不禁，宜理中、四逆辈；下利清谷而有脓血，病属下焦者，宜桃花汤温里固脱。

痢久脾虚下陷者或导致脱肛，宜补中益气汤加减，脱肛者加鳖头

骨（焙干，研细，冲服）。久痢伤及阴血，而湿热未尽，引起午后潮热，腹痛绵绵，舌红少苔，脉细数，用连理汤加当归、白芍、阿胶，阴阳并调，肝脾共滋。若寒热错杂，虚实互见，消渴，呕吐不能食，烦躁，久利者，亦可选用乌梅丸或椒梅汤。

痢病愈后，到周年季节而复发者，古人称"休息痢"。由病邪未尽，而用收涩补剂过早，以致痢邪伏藏于肠膜之间。治宜扶正祛邪，攻补兼施。食宜清淡，少吃生冷油腻之物。在临床上用古方救绝神丹治疗休息痢效果较好。其方以当归、白芍为主，槟榔、广木香、莱菔子、枳壳为辅，甘草和中解毒为佐，薤白通阳利水为使，滑石利窍以导邪外出。痢病大伤元气者，因里急后重，出汗，脾胃受伤而气血两虚。此方重用归、芍调和肝脾，甘草和中解毒，佐使协合，痼疾往往根除。

张子琳

白芍药汤治疗痢疾医案一则

张子琳（1894~1983），字桂崖，号宏达。
从医 70 余年，山西名医。

湿热偏重者，治宜清热解毒祛湿，调气行血；因疫毒致痢者，应泻热解毒；其寒湿痢，温寒利湿，可用平胃散加味；虚寒痢，温固下元，可用真人养脏汤加减；久痢缠绵，时发时止之休息痢，则以调和气血，培补脾肾为主，可用八珍汤、四神丸加减治之；遇呕恶而噤口不食者，则急宜降浊开噤，可用《医学心悟》开噤散等，始保无虞。此乃痢疾分型证治之大要。在张老的医案中我们可以看到他娴熟地运用相应方药，使此急症得到迅速缓解、康复的例子。

腹痛，里急后重，欲便不便，脓血混杂，或赤或白，或赤白相杂。苔白黄相间，脉弦数。此乃湿热积滞，蕴结肠中，气血阻滞，传导失司为患，因火热之性急迫，故为腹痛里急，里急则欲便。气滞湿阻，痢下不畅，而见后重，后重而便难。湿热熏蒸，气血瘀滞，化为脓血赤白。苔白黄，脉弦数，亦为湿热熏蒸之象。治法当清热解毒，调气行血。方用《素问病机气宜保命集》白芍药汤：

白芍 12g　当归 9g　川黄连 6g　黄芩 6g　大黄 3~4.5g　炒槟榔 9g　广木香 4.5g　厚朴 6g　枳壳 6g　青皮 4.5g　甘草 4.5g

此方一般用于下痢初起。如有小便不利者，加滑石、泽泻；大便难出，腹痛甚或剧者，加重白芍，倍用大黄；单纯赤痢，加川芎、桃仁；消化不好，加焦山楂；身体虚弱者慎用大黄。

王某 女，26 岁，五台县人，干部。门诊号：86122。1974 年 8 月 14 日初诊：

腹痛下痢，便中带血，每日五六次，里急后重，食欲不佳，口干，恶心，已十余日，曾以合霉素等西药治疗，愈而复发。小便短赤，苔腻薄黄，脉象沉数。此乃湿热积滞肠中，治以清热解毒，调气行血。白芍药汤加减主之。处方：

当归 10g 白芍 12g 川芎 6g 焦山楂 12g 焦槟榔 10g 川黄连 5g
陈皮 6g 竹茹 6g 黄芩 6g 甘草 5g 厚朴 6g 麦冬 10g 广木香 5g
水煎服。

8 月 17 日 二诊：

服上方 2 剂后，已能进食，下痢停止，便中不带血，不时欲吐唾液，唾液干黏，腹鸣嗳腐。患者尚哺乳 80 天之婴儿，乳量不足。脉沉弱，治以补气活血，理气通乳。

当归 10g 川芎 6g 黄芪 15g 王不留行 12g 炮甲珠 6g 白芷 6g
路路通 15g 漏芦 10g 通草 6g 黑芝麻 15g 陈皮 6g 焦山楂 10g
水煎服。

8 月 24 日 三诊：

服上方 2 剂后，食纳好，下利止，腹鸣减，唾液较前少，唯乳汁尚不多。脉象沉。原方王不留行改为 15g，黄芪改为 18g，继服 2 剂，体渐复元，乳量亦足。

按：本例原无特殊处，芍药汤治疾病初起是一般常法。方中当归、芍药调血，则便脓自愈；木香、槟榔调气，则里急后重自除；黄芩、黄连燥湿而清热。其他药随症加减，复发之痢疾，二剂即愈。可见，只要辨证准确，中药对常见病、急性病的治疗，效果也较好。本案中尚需留意的还有二诊、三诊中治妇人乳少的方子，张老治妇人产后乳汁少，因气血不足，不能中焦化生取汁者，恒用该方。

魏长春

治痢法则案析

魏长春（1898~1987），浙江省中医院主任医师，临床家

痢疾以腹痛、便下脓血、里急后重为主症。腹痛，因食滞者拒按，因火热者畏热喜凉，虚寒者则多喜揉按或暖熨。下利脓血前人有色赤者偏热，病在血分；色白者偏湿，病在气分之说。验之临床虽非尽然，但结合其他各症之辨析，对立方遣药仍有一定的参考价值。里急后重常同时兼有，里急有虚实之分，虚者为营阴不足，实者为火邪有余。后重亦有虚实之殊，虚者为气虚下陷，实者为邪实壅滞。痢疾若高热不食，痢下纯脓血者为重。若痢下五色，或如鱼脑，或如猪肝，或并见气喘、呃逆、肢冷则病多凶险。

治疗痢疾，须分表邪有无，湿热偏胜，在气在血，伤腑伤脏之不同。以辨证论治，选用方药。一般痢疾初起多属湿热积滞，气血失调。前人以"凉解分利，但使邪去"及"先逐去积滞"为其治疗大法。苦胜湿，寒胜热，苦寒清利则可使邪从下而出，积去滞行则症状即趋好转，而调气行血则可使腑气畅通，血凝消散。诚如先哲刘河间所云："行血则便脓自愈，调气则后重自除。"痢疾古称壅疾，初痢大忌补涩，但平素体虚或病久正怯又属例外。如朱丹溪曾指出："痢疾一二日间以利为法，……不可使用参术，然气虚者可用，胃虚者亦可用之。"温可散寒，补可扶弱，涩可固脱，俟正气复则邪气去。故凡

176

下利日久证属虚寒者，治本宜温宜补，治标宜止宜涩，至于虚实挟杂之证则又非单用补涩或通利所宜，常需以补正与攻逐之剂配合运用。《医门法律》曾列治痢律有三："一、凡治痢不分标本先后，概用苦寒者，医之罪也。二、凡治痢不审病情虚实徒执常法，自恃专门者，医之罪也。三、凡治痢不分所受湿热多寡，辄投合成丸药误人者，医之罪也。"明确地指出治疗痢疾必须慎思明辨，知常达变，分别标本，权衡机宜。今仅以治案举述，将本人的点滴心得介绍于下，以供参考。

任某 女，42岁。素体中气不足，新感引动伏湿，湿与热合，痢下赤白，腹痛，里急后重，寒热口干，脉软苔白腻。证系湿重热轻兼有表邪，拟扶元解表，行气化湿。处方：

西党参 6g　枳实 6g　羌活 3g　防风 3g　前胡 3g　桔梗 3g　陈皮 3g　炙甘草 3g　米仁 24g　莱菔子 24g　厚朴 1.5g

服2剂后，便痢减。腹仍胀痛，寒热未尽，脉缓，舌淡红，苔薄白。治拟扶元达邪：

柴胡 6g　黄芩 9g　生白芍 9g　制半夏 9g　西党参 9g　桂枝 3g　炙甘草 3g　生姜 3g　红枣 4枚

2剂后，热退痢止，腹痛消，胃纳苏。

本案属痢疾初起，遵先表后里之原则，投以疏解之剂。

所用处方系由人参败毒散加减而成。该方曾被清代名家喻嘉言誉为"逆流挽舟"之法，药后病情减轻。继用柴胡桂枝汤宣表和里，扶正祛邪，调和营卫。俟表里疏通，正气振，外邪祛，其痢自愈。

董某 女，60岁。高年血热火旺，伏暑酝酿成痢，口渴纳呆，腹痛，后重，昨日痢下20余次，色赤、白、黄、黑相杂。脉弦滑，舌苔白腻，根黑。拟清热解表，调气行血：

黄连 3g　生甘草 3g　枳壳 3g　广木香 3g　桂枝 3g　黄芩 9g　生

大黄 9g　桃仁 9g　郁李仁肉 9g　当归 9g　槟榔 9g　生白芍 15g　赤砂糖冲, 30g

服 2 剂后，下痢次数已减，色转黄白，腹痛亦瘥。脉滑，舌边尖红，苔根黄厚。前方去归、槟、木香、桂枝，枳壳增量为 9g，加赤芍、杜红花各 9g，桔梗 6g。又进 2 剂后，胃纳苏，脉缓，舌红，苔薄黄。续予补中益气汤加黄芩、白芍、焦楂肉、赤砂糖，调理数日而愈。

本案为里之积壅，故以通利气机，清涤肠内郁毒积滞为法。处方系洁古芍药汤加味。其中芩、连、大黄清热燥湿，合郁李仁、桃仁畅通府气，白芍、桂枝和血，槟、枳、木香调气，三诊病瘥，虑其年老，乃以补中益气汤升清培中，以芩、芍继续清热化湿。山楂消瘀化滞助运，与砂糖同用为民间治痢之单方。

周某　女，36 岁。痢下赤白，时发时止已 2 年余。腹痛，里急后重，面黯，头晕，心悸，筋脉拘急，带下如注，少腹胀坠。脉沉弦，舌淡红，苔白糙。证属病久体虚，虚中夹实。治当疏补并进：

藿香 3g　广木香 3g　炒茅术 3g　生甘草 3g　苦参 3g　炒白芍 3g　参三七研吞, 3g　葛根 6g　西党参 9g　带皮苓 9g　银花 9g　地榆炭 15g

服 4 剂后，下痢瘥，腹痛愈，大便稀薄夹有黏液，头昏耳鸣，经来提前量多，脉沉舌淡。前方去三七、银花、地榆、苦参，加诃子 9g，石莲子 6g，鲜荷叶 1 角，再进 4 剂。

此后来信曰：眩晕，大便稀薄，尚有少量黏液，带多。此湿热虽清，脾虚未复。续予固涩健脾：

赤石脂 9g　禹余粮 9g　诃子 9g　石莲子 9g　银花 9g　芡实 15g　金樱子 15g　茅术 6g

本案患者，病慢性痢疾 2 年余，积滞未净，脾气已虚，故以扶正祛邪同时并进，以七味白术散合解毒生化丹加减。前方原治中虚食少，腹痛腹泻，今以茅术易白术，配茯苓健脾化湿，参、草益气和中，葛根升陷止痢。后方由银花、甘草、三七、白芍、鸦胆子组成，但鸦胆子味至苦易伤中，故改用清肠凉血兼涩肠之地榆炭。经治湿热已清，脾虚未复，故三诊以赤石脂禹余粮丸合水陆二仙丹及诃子、石莲子、茅术等健脾化湿固涩，略加清热解毒之银花以善后。

赤痢伤阴验案

冯子芳夫人　40余岁，住五马桥头。己巳（1929年）六月初三日初诊。

素有淋病，阴分不足；新感暑温化痢，日久不痊，肠液受伤。现痢下赤色，日数十次，神疲沉睡，身热，口渴；舌光鲜红，脉数。乃热痢伤阴化燥证也。治当清痢育阴润燥；切忌温涩，否则有变噤口不食之险。拟用黄连阿胶鸡子黄汤加味疗之。川连3g，黄芩6g，阿胶（另烊化冲）、西洋参各9g，生白芍、鲜石斛各12g，鸡子黄2枚。

次日复诊：脉左弦、右滑实，舌赤光亮，苔白花；痢未已，渴饮，内热，阴液消耗。拟猪苓汤合润剂方治之。前方去鸡子黄、黄芩，加猪苓、茯苓各9g，泽泻6g。

六月初六日三诊：舌转红润，痢减，口不渴，胃思纳，此乃佳兆。方用清燥救肺汤加减。桑叶、麦冬、鲜石斛、阿胶各9g，枇杷叶5片，西洋参、生甘草各3g，鲜生地12g，生牡蛎24g。

服上药后，痢止，胃苏，病愈。

炳按：阴虚痢，治法甚稳。如久痢，及五色痢阴伤者，此方法可通用之。

风湿下痢验案

任阿玉妻　42 岁，住东门外。己巳（1929 年）七月初八日初诊。

感风引动伏湿，中气不足，下陷成痢，利下赤白，里急后重，腹痛，口干，恶寒发热；脉软，舌苔白腻。乃湿重热轻，兼有表邪之风湿痢。宗喻氏逆流挽舟法，用人参败毒散加减治之。羌活、防风、桔梗、前胡、陈皮、炙甘草各 3g，党参、枳实各 6g，川朴 1.5g，茅术 9g，莱菔子、米仁各 24g。

七月十三日复诊：便痢减，寒热未尽，腹部胀痛；脉缓，舌淡红，苔薄白。治拟扶元达邪。柴胡 6g，黄芩、党参、制半夏、白芍各 9g，桂枝、炙甘草、生姜各 3g，红枣 4 个。

服药后，痢止，热退，腹舒，纳苏，病愈。

炳按：人参败毒散加陈仓米，能治噤口痢，挟有表证者。

郁气夹滞下痢验案

方维祺母　50 岁，住大桥头。辛未（1931 年）八月初六日初诊。

平素肝郁气滞，兼伏暑湿，近日痢下赤白，里急后重，腹痛，纳呆，内热；脉涩不畅，舌苔黄腻。暑湿积滞夹气下痢之候，治当疏气清肠消滞。仿洁古芍药汤法。枳壳、油木香、川连各 3g，槟榔、油当归、葛根、赤芍、银花炭、炒黄芩各 9g，桃仁、全瓜蒌各 15g，郁李仁肉 12g。

次日复诊：便痢虽减，后重未已，腹痛止，胸微满；脉来弦，苔薄黄。治予清痢导滞。前方去葛根、瓜蒌、银花炭，加莱菔子、白头翁、北秦皮各 9g，枳壳易枳实，减桃仁为 9g，郁李仁肉加至 15g。

八月初八日三诊：便痢虽减，后重依然，胸满不舒；脉缓，舌红，根苔黄。治用升清化浊法。当归、香附、葛根、炒山楂、茅术各9g，白芍15g，川连、枳壳各3g，独活、防风、升麻炭各4.5g，天花粉18g。

八月初九日四诊：痢减，后重未除；脉软，舌淡，苔薄黄。治仍前法，原方去当归、香附、独活、升麻炭，加生黄芪、地榆炭、银花炭各9g，天花粉减为12g，白芍减为9g。

八月十一日五诊：痢止，胸满，胃纳未苏；脉缓，舌红，苔薄。当用苏胃化滞法善后。川石斛、六神曲、炒白芍、泽泻、鲜佛手各9g，扁豆花、茉莉花、炙甘草各3g，香附6g，生谷芽24g，米仁30g。

服药后，胃苏，胸畅，静养旬日痊愈。

炳按：本案前后立法甚佳，方似嫌过重，体强者尚须酌用，体弱者更不胜任。

实热赤痢验案

董恒翔妻 60岁，住大西门外。壬申（1932年）八月十六日初诊。

高年血热火旺，时令暑热蕴伏，痢下赤色，腹痛，后重，口干，胸满，气促，头汗，胃纳呆钝；脉象弦数，舌红，苔黄而腻。胃肠蕴热，肝亢阳盛之急性赤痢，治以苦寒润肠，清肝解毒。方用白头翁汤合黄芩汤加减。白头翁、北秦皮、川柏各9g，川连、生甘草各3g，黄芩15g，苦参6g，炒白芍、鲜生地、玄参、天花粉各24g。

次日复诊：诸症如昨，痢下紫黑；脉来弦滑，舌苔白腻。治用苦寒清润。葛根、黄芩、郁李仁肉各9g，川连、生甘草、参三七各3g，生白芍、鲜生地、天花粉各24g，银花15g，油当归12g，鸦胆子肉（吞）30粒。

八月十八日三诊：痢色转黄，腹痛，胃呆；脉数，舌根苔厚。痢虽瘥，热未减，仍需苦寒清润。前方去葛根、鲜生地、当归、鸦胆子，加生石膏、知母、玄参各24g，瓜蒌仁15g，黄芩增为24g，生甘草增为9g，郁李仁肉增为15g。

八月十九日四诊：脉弦滑，舌苔薄；便痢、腹痛如前，热未清，肠垢积滞未尽。仍宜清润。油当归15g，生白芍、黄芩、桃仁各24g，生甘草、白头翁、北秦皮、川柏、地榆炭、石莲子各9g，参三七、川连各3g。

八月二十一日五诊：痢未止，腹剧痛，口干渴，胃思纳；脉来弦，苔黑腻。内热未尽，予升清降浊法治之。生黄芪、滑石、白糖各30g，生白芍24g，生甘草9g，木香槟榔丸（吞）15g。

八月二十三日六诊：痢下赤白黑黄数色相杂，日泄二十余次，腹痛，口渴，胃呆；脉象弦滑，舌边尖白，根苔黑腻。用洁古芍药汤法下之。生白芍15g，黄芩、生大黄、郁李仁肉、桃仁、当归、槟榔各9g，枳壳、广木香、川连、桂枝各3g，生甘草6g，赤砂糖30g。

八月二十五日七诊：痢下次数已减，色转黄白，腹痛亦瘥，口仍干渴；脉滑，舌边尖红，根苔黄厚。治仍原法。前方去当归、槟榔、木香、桂枝，加杜红花、赤芍各9g，桔梗6g，枳壳加至9g，桃仁加至15g。

八月二十七日八诊：痢下已减，腹痛亦瘥，内热清撤，胃苏思纳；脉缓，舌红，根苔薄黄。治用补中益气合黄芩汤调理之。生黄芪12g，党参、炒冬术、焦楂肉、黄芩各9g，炙甘草、升麻、柴胡、陈皮各3g，当归、生白芍各15g，赤砂糖30g。

服后，痢止，腹舒，胃强，病愈停药。

炳按：重药治大证，苟非胸有成竹，何能收此效果。

赤痢夹虚验案

赵鑫祥　30 岁，瑞大钱庄经理。壬申（1932 年）八月十八日初诊。

素体脾肾不足，夏月感受暑湿，潜伏肠胃，至秋发病。痢下赤色，曾服泻剂治疗乏效，病已两旬，现腹痛，里急后重，小溲短少，胃纳锐减；脉缓，舌苔厚腻。虚性赤痢，治当攻补并进，拟扶元清热导滞法。生白芍、生黄芪各 24g，当归、瓜蒌仁各 15g，郁李仁肉、槟榔、炒於术、葛根、防风各 9g，广木香、川连、生甘草各 3g。

次日来改方：称昨痛泻八次，臭秽颇甚，泻后安寐，精神疲乏，胸满，胃呆，小溲短少，舌苔黄腻。予补中渗湿和血方。生黄芪、滑石、白糖各 30g，桂枝 3g，猪苓、茯苓、泽泻、於术各 9g，当归、生白芍各 24g。

八月二十日复诊：痢瘥，粪色转黄，腹痛已止，胸脘亦畅，舌苔薄黄，按其脉缓，是邪少虚多之征。生黄芪 18g，西党参、炒於术、黄芩、葛根、焦山楂各 9g，升麻、柴胡各 6g，当归、生白芍各 15g，枳壳、生甘草各 3g，生米仁 24g。

八月二十二日改方：胃纳渐苏，腹微隐痛，头晕，溲多，夜寐安宁，舌苔黄中带黑。拟六君子汤加味。党参、炒白术、制半夏、白芍、泽泻各 9g，茯苓 12g，炙甘草、陈皮各 3g，生黄芪 15g。

八月二十四日三诊：痢瘥，粪色转老黄，因惊复有潮热，目睛微黄，溲长；脉象弦滑，舌红，苔白黏。治拟补中化滞。前方去黄芪、半夏，加钗石斛 6g，葛根、当归、山楂肉各 9g，广木香 3g。

服上方后，痢止，胃醒，胸腹胀痛，发热。乃元气渐强，宿垢未清之故。予钱氏白术散去藿香，加当归、白芍、陈皮、枳壳、槟榔，及左金丸，以补中消滞，服后诸恙消失，痊愈。

炳按：此气虚痢，先后疗法亦妥。

热痢兼咳验案

苏刘氏 30余岁，住东乡孟字门头。甲戌（1934年）九月三十日初诊。

暑湿内蕴，怒气刺激引动伏邪发病，下痢无度，咳嗽痰黏，气促，脉数，舌质红绛，苔黄。证系伏暑化痢，肺肠蕴热。治用苦辛甘寒，清热润燥和中，标本并顾。葛根、黄芩、鲜石斛、桑白皮、地骨皮、银花炭、焦白芍、天花粉各9g，川连2.4g，炙甘草6g，粳米12g。

十月初二日改方：痢未止，咳嗽，痰韧，气促。党参、淮山药、银花炭各15g，炒於术、茯苓、葛根、焦白芍、黄芩炭、诃子各9g，炙甘草6g，红枣4个，粳米12g。

十月初三日复诊：下痢未止，内热减轻，咳嗽有痰；脉软，舌绛而润。治拟升清化滞。炙黄芪15g，西党参、冬术、炒白芍、黄芩炭、银花炭各9g，炙甘草、升麻、柴胡各3g，熟地炭24g，红枣4个，天花粉12g。

十月初五日三诊：痢差，便下色赤，咳嗽，气促，痰白；脉软，舌绛根部起刺。治用和中润燥。前方去黄芪、升麻、柴胡、熟地、红枣，加茯苓、淮山药各12g，葛根、桑白皮各9g，太子参4.5g。

十月初八日四诊：痢止，气平，咳嗽未已，胃苏，口润味淡；脉软，舌质红泽。治以和中滋养。前方去白芍、黄芩炭、天花粉、桑白皮、太子参、银花炭，加广木香1.5g，鲜藿香3g，米仁、熟地各24g，钗石斛9g，丹皮6g。

服后，咳止，病愈，身健。

按　太阴阳明同病。惟参、甘多用，太阴肺病，恐反有阻碍，尚须斟酌之。

张泽生

痢疾证治述要

张泽生（1895~1985），原南京中医药大学教授，临床家

　　痢疾古称"肠澼"，《金匮》统属"下利"。后人因其滞下不爽，有传染性而有"滞下"和"时疫痢"之名。本病为夏秋常见之病，尤以雨湿较多之年，更易流行。其主症以腹痛、痢下赤白、里急后重为特征，多由感受暑湿疫毒而起。痢疾以恶心为忌，脉大为忌，高热为忌，噤口厌食为忌。久痢不愈，频频作坠，下如鱼肠、鱼冻、血块，甚则如屋漏水者，殊防恶变。

　　痢初夹表证者，治应表里双解，当辨其暑、湿、寒三者孰轻孰重。若暑邪重，余多选用黄连香薷饮，湿重以藿香正气丸，寒重以荆芥、防风、豆豉解其表。另配合木香槟榔丸、香连丸、枳实导滞丸加减。然解表不可大汗，否则正虚邪炽。夹表之痢，宜先解其表，而痢得止，或表里双解。若表不解，而痢先止，病邪入里，有转成疟疾或湿温之可能，每致病程缠绵。痢初忌止涩，否则关门留寇，而致休息痢或成鼓胀。病邪初退，余每以扁豆、建曲、苡仁、冬瓜子等运中调理，继予参术健脾。

　　热毒壅盛，大便脓血胶结，口渴引饮，宜白头翁汤清热解毒，凉血止痢。然此方苦寒，用药中病即止，并佐木香、槟榔、楂曲、枳壳等行气导滞之品，取"行气则后重自除"之意。否则胶滞之积未去，

中土必受其戕。

若下痢白色黏冻，寒湿偏盛者，可以不换金正气散加减。脾胃素弱者，选用六和汤，若用苦寒，每伤脾阳。

古人云"痢无补法"，此仅适用于暴痢。若病程迁延，正虚邪恋或脾肾两虚，延成久痢、休息痢，甚至滑脱不禁，此时应根据阴阳虚损之情，阳虚者可与桃花汤、禹余粮丸、真人养脏汤温补固涩；伤及阴血，以驻车丸、阿胶连梅汤清润养阴；病邪未尽，时发时止，佐以化滞和中之味，如焦山楂、炮姜、枳壳之属；兼有腹部虚胀、气坠、脱肛之症，余常于药中加入升麻一味，盖脾以升为健，益气升清，冀其脾复正位，运化得常，其痢自止。

陈耀堂

补火扶土久痢法，配用乳没方建功

陈耀堂（1897~1980），原上海中医药大学附属龙华医院主任医师

岳某 男，60岁。因长期患慢性腹泻，久治不愈，1978年8月求治于吾。患者在1975年经某医院确诊为"溃疡性结肠炎"，并作了部分结肠切除手术，术后腹泻未减。晨起必大便数次，便前腹痛，第一次大便尚可见粪便，且夹大量黏液，第二次时即全为黏冻。并伴胃纳减退，食而不化，神疲乏力，内热口干，形瘦骨立。1978年5月曾作乙状镜检查，诊断为"慢性非特异性溃疡性结肠炎"。以往也曾用过很长一段时间中药，包括清化湿热、健脾温肾、调和肝脾、固涩止泻、通因通用等法，均无明显疗效。西药曾服柳氮磺胺吡啶、复方樟脑酊，及氢化考的松灌肠等，也未见效。余诊治时，察其舌质红，舌体胖，舌前半苔少而舌根有腻苔，脉细弦数。为脾肾阳虚，久泻伤阴，阴阳两虚之证。治以健脾温肾，养胃扶土，佐以固涩。处方：

制乳没各4.5g 炒白术12g 炙甘草3g 补骨脂9g 五味子3g 肉豆蔻9g 诃子肉9g 地榆炭9g 木香9g 石斛12g 另用灶心土60g，先煎代水

服药14天后，病情即大有好转，腹泻减至1日2次，黏液已少，腹痛也见减轻。以此加减（乳没二药一直未减）调治2月，多年腹泻，完全治愈。随访至今，未见复发。有学生询之于我说：考乳香、

没药，名海浮散，常用作调气活血，化瘀止痛，今用于腹泻为什么？余谓在陈藏器《本草拾遗》有"止大肠泄澼"之记载，它既能使皮肤溃疡收口，对内部胃肠道的溃疡也应有效。先前曾用精制乳没研成粉末，装入胶囊，每次服 5 粒（约 1.5g），每日 3 次，对消化性溃疡引起的胃脘痛有很好疗效，继而试用于溃疡性结肠炎，效果也好。

（陈泽霖　整理）

张伯臾

证审六端唯入细，胶执一法难为功

张伯臾（1901~1987），原上海中医药大学教授

一、脾胃虚弱型

胃主受纳，脾主运化，脾胃虚弱则不能腐熟水谷，运化精微，致使清浊不分，混杂而下。症见大便时溏时泻，反复发作，食欲不振，食后脘胀不舒，稍进油腻食物，大便次数即明显增加，粪便中常夹有白色黏液或不消化食物，面色萎黄，神疲乏力。舌淡苔白，脉细无力。治法健脾和胃，温中散寒。以桂枝汤为主方。夹湿合平胃散；夹寒合附子理中汤；夹热合香连丸；夹食滞加山楂、神曲、鸡内金等；见气虚下陷合补中益气汤。此型最多，占50%，疗效亦最好，治愈后很少复发。

邵某 男，45岁，1977年9月1日入院。住院号：

一诊，腹泻绵延7年余，反复发作，近3个月来腹泻加重，每日三至四次夹白色黏冻，畏寒，脐周疼痛，口干，肛门不适。脉小弦带数，舌淡红，苔薄腻。宜温振脾阳，祛垢导滞，佐以清热之品，拟桂枝汤合香连丸加味。处方：

桂枝 3g　炒白芍 18g　炙甘草 5g　生姜 1片　大枣 7枚　全瓜蒌 12g
薤白 9g　木香 5g　黄连 3g　蚂蚁草 30g

连服 16 剂。

二诊：便溏日行 2 次，畏寒已除，腹痛减轻，黏液亦少，纳细。舌淡红，苔薄腻。脾胃功能有渐复之势，守原方加减。

炒党参 12g　炙黄芪 15g　炒白芍 9g　炒白术 9g　炮姜炭 3g　炙甘草 5g　全瓜蒌 12g　薤白头 6g　炒川连 3g　木香 5g　凤凰衣 9g

稍加减连服 30 余剂。

患者入院时乙状结肠镜检查 15cm 处肠黏膜充血、水肿，并有 2 个溃疡病灶，病理证实为结肠慢性炎症。大便常规检查：红细胞 3~5/高倍视野。白细胞 ++/ 高倍视野，先用桂枝汤合香连丸，后用理中汤合香连丸，共治疗 55 天，症状消失。乙状结肠镜复查：黏膜病灶消失，白色斑痕存在，大便常规未见红、白细胞，出院后未复发。吾师认为，脾胃虚弱型慢性肠炎往往夹垢滞，桂枝汤有温通祛垢、振奋胃肠功能作用，既能扶正祛邪，又有通因通用之意，疗效远较单纯温补的理中汤等理想。

二、脾肾阳虚

脾为釜，命火似薪，脾胃腐熟水谷赖肾阳之温煦。命门火衰，而阴寒极盛之时，则令人洞泄不止，症见黎明之前，脐周作痛，腹痛即泻，泻后痛减，腰酸腹冷，四肢欠温，食欲不佳，神疲倦怠，面色萎黄。脉沉细，舌淡苔白。治法宜温补脾肾、敛肠止泻，用附子理中汤合四神丸。气虚下陷合补中益气汤，久泻成滑者加赤石脂、禹余粮、诃子肉等。本型占 8%，收效较慢。

何某　男，42 岁，1974 年 10 月 17 日入院。住院号：74/7874

一诊：慢性腹泻迄今五载，腹痛肠鸣，便溏日行四至五次，腰酸腿软，畏寒纳少，脉细舌淡。暴泻为实，久泻属虚。虚者，脾肾两虚，脾虚则运化失职，肾虚则胃关不固，故虚寒内盛，洞泄不止，治拟健脾温肾止泻。处方：

熟附片先煎, 6g　党参 12g　炒白术 9g　淡干姜 4.5g　炙甘草 4.5g　煨木香 4.5g　猪茯苓各 12g　炒川椒 6g

4 剂。

二诊：腹痛肠鸣得减，便溏日行仍三至四次，余症依然，脉细苔净。宗原方去猪茯苓、炒川椒，加补骨脂 12g，五味子 3g。7 剂。

三诊：便溏日行 3 次，腹鸣痛减而未除，脉细，舌净边暗。脾肾阳虚，病久入络而有成滑之象，再守前法参入通络敛肠之品。

原方去五味子，加丹参 15g，川芎 6g，禹余粮（打）30g。

7 剂。

四诊：腹鸣痛大减，便溏每日一二次，脉小，苔薄白。

前方已见效机，脾肾阳虚有振奋之势，再守前法出入。

熟附片先煎, 6g　党参 15g　炒白术 30g　炒干姜 4.5g　炙甘草 4.5g　禹余粮打, 30g

连服 10 剂。

本例病延五载不愈，经结肠镜检查仅见肠黏膜充血、水肿。先用温补脾肾法泻未止，再加通络敛肠之品才见好转，住院 28 天，出院继续服药得愈。随访 5 年未复发。

三、肝气犯脾

脾气素虚，情志不和，肝郁横逆乘脾，脾失健运，每因情绪变动而触发。症见素有胸胁痞满，嗳气少食，因精神刺激或情绪紧张即发腹痛泄泻。脉小弦，舌淡红，苔薄。治法宜疏肝理脾，用痛泻要方合四磨饮；脾虚明显者合参苓白术散。本型占 12%，收效快但有复发。

孙某　男，64 岁，1978 年 12 月 11 日入院。住院号。78/4056

一诊：腹泻缠绵七月余，初起日行十余次，现每日二三次，脘腹胀痛，痛连胸胁，嗳气则舒，纳少。脉细弦，苔薄腻。肝郁乘脾，湿滞阻肠，拟疏肝理脾、和胃化湿。

炒防风 9g　炒白术 9g　杭白芍 12g　炙甘草 6g　广木香 9g　枳壳 12g　橘叶皮各 9g　大腹皮 12g　生苡仁 15g　佛手片 9g

5 剂。

二诊：服上药后脘腹胸胁胀痛均好转，惟大便仍溏薄，纳谷不馨，脉细弦，苔薄根腻。宗原方出入，去佛手片，加怀山药 12g，焦楂曲（各）12g。10 剂。

本例钡剂灌肠检查发现升结肠挛缩，排空后盲肠、升结肠处黏膜增粗。初用芍药甘草汤合二陈汤等效果不好，后用疏肝理脾之痛泻要方加减治疗。服药 10 余剂腹泻明显好转。出院后未见复发。

四、湿热蕴结

外感湿邪或内生湿浊，湿蕴化热，留恋肠间。症见腹痛即泻，粪色黄褐秽臭或夹脓血，肛门灼热，口渴心烦，小溲短赤，或见发热。脉滑数，舌质红，苔黄腻。治法清热燥湿，用白头翁汤加味。热重于湿加金银花、赤芍、红藤、败酱草、蚂蚁草（即豆科鸡眼草）等；湿重于热加苍术、厚朴、苡仁、车前子等；夹食滞加槟榔、枳实、山楂、神曲等。本型占 18%，发病较急、较重，个别重病例加用西药治疗。

潘某　女，35 岁，1976 年 5 月 15 日入院。住院号：76/1608

一诊：腹泻便秘交替发作迁延年余。现腹泻日行 3 次，褐色夹黏冻，少腹痛伴里急后重。脉弦小，苔白腻而干。湿热蕴阻肠间，下焦气机不利，治宜清热燥湿，滑利气机，拟白头翁汤加减。处方：

白头翁 15g　秦皮 9g　黄连 4.5g　广木香 4.5g　当归 18g　赤白芍各 9g　全瓜蒌 12g　薤白头 6g　焦楂曲各 12g　荠菜花 12g

稍加减连服 9 剂。

二诊：服药 2 剂，里急后重即除，大便 2 次，先干后软夹少量黏冻，少腹隐痛，畏寒。脉细，舌苔转薄白，质淡红。肠中湿热渐化，但脾胃阳气未复，拟桂枝汤合香连丸调治。

本例胃肠 X 线摄片提示为慢性阑尾炎、肠功能亢进，入院时大便常规检查：黏液 ++，白细胞 +++++/ 高倍视野。用白头翁汤加减服 4 剂症状即好转，大便常规检查转阴性。钡剂灌肠摄片结肠未见病变。吾师认为瓜蒌、薤白有滑利气机作用，对消除里急后重症状效果可靠。

五、水饮留肠

平时饮用水浆过度，活动又少，水液运化失职，滞留肠中。症见腹胀尿少，肠鸣辘辘有声，便泻清水或泡沫状，泛吐清水。脉濡滑，舌淡，苔白滑。治法健脾利湿，前后分消，用苓桂术甘汤合己椒苈黄丸加减。本型占 4%，治愈后忌食生冷，少饮茶水，一般不再复发。

孙某 男，46 岁，1974 年 4 月 24 日初诊。门诊号：74/1973

一诊：肠鸣辘辘日夜无间，噪扰旁人无法入睡，腹胀食后更甚，大便不实。脉弦滑，苔薄白。脾失运化，水饮潴留胃肠之故，病历年余，近来加剧，治当温阳逐饮。处方：

桂枝 3g　茯苓 12g　炒白术 9g　汉防己 15g　川椒目 9g　葶苈子 18g　带皮槟榔 18g　炒枳壳 15g

5 剂。

二诊：腹中鸣响十减七八，腹胀亦减，大便未成形，脉弦滑，苔薄白。停饮渐化，脾肾阳虚未复，再拟燥湿健脾，温肾逐饮。原方加川朴 6g，仙茅 18g，仙灵脾 12g，炒狗脊 15g　5 剂。

三诊：肠鸣已除，脘胀亦舒，但少腹有冷感，脉弦小，舌苔白。

水饮得化，脾虚渐复，惟肾阳不足，阴寒凝滞于下，再拟温肾健脾以善后。

熟附片先煎，9g　肉桂丸分吞，3g　党参15g　制熟地15g　茯苓12g　炒白术12g　仙茅15g　仙灵脾15g　乌药12g

14剂。

患者平素阳虚，饮水过多又少活动，以致水饮留肠，故用苓桂术甘汤温阳利水，合己椒苈黄丸苦辛宣泄，前后分消，加仙茅、仙灵脾等温肾之品获得显效。遵医嘱忌食生冷，少饮茶水，随访五年多未见复发。

六、血瘀肠络

初病在经，久病入络。寒热湿滞蕴结曲肠，日久导致血瘀络伤腹泻不止。症见少腹刺痛，按之痛甚，腹泻不爽，常夹黏液，或夹脓带血，泻后有不尽感，面色晦滞。舌边见瘀斑，或舌质暗红，脉细或涩。治宜化瘀通络，以少腹逐瘀汤为主方。本型占8%，疗效尚好，个别有复发。

石某　男，44岁，1977年8月3日初诊。门诊号：73/54115

一诊：少腹刺痛，大便质软夹黏冻，日行二三次，畏寒，病延年余，脉细涩，舌苔净。寒湿瘀滞，郁结曲肠，病久入络，拟少腹逐瘀汤，通因通用。处方：

桂枝6g　炒赤白芍各9g　当归15g　川芎6g　桃仁9g　红花6g　木香4.5g　小茴香3g　失笑散包，12g

7剂。

二诊：药后大便昨日减至一次，量多夹黏冻，少腹痛减，脉舌如前。上方去木香加香连丸（分吞）4.5g。连服21剂。

三诊：大便正常，便前腹部稍感隐痛，脉弦小；舌苔薄。湿瘀虽化，脾气尚弱，拟温通调治。

　　桂枝 6g　炒白芍 12g　炙甘草 4.5g　煨姜 3g　大枣 5 枚　当归 12g
广木香 4.5g　小茴香 4.5g

　　稍加减连服 30 余剂。

　　患者治疗前经结肠镜检查，证实肠黏膜充血、水肿，有 1 个溃疡病灶。用少腹逐瘀汤治疗，不及 1 个月症状即消失，后用桂枝汤加味以善后。2 个月后结肠镜复查又作钡剂灌肠检查，均证实结肠无病变，随访无复发。

　　本病虽分六种类型，但这六型有时单独出现，有时夹杂并见，有时还可互相转化，治疗时应随机应变，灵活应用。有一点必须强调，本病症情顽固，施治较难，所以一旦辨证正确，就要守方守法，多服才能见效，若动辄易方，杂药乱投，必难收功。

（郑平东　整理）

陈道隆

清肠须苏胃，培土避温燥

陈道隆（1903~1973），上海名医，临床家

唐某 女，36岁，干部。1958年11月4日因反复发作腹泻，大便含脓血及黏液，伴腹痛及里急后重6年余而住某医院，1959年2月1日痊愈出院。住院号：16307。

病员自1952年6月开始腹泻，大便含脓血及黏液，呈胶冻状，或呈咖啡色渣滓样，伴腹痛及里急后重，经大便检查找到阿米巴滋养体，用依米丁及卡巴砷治疗后好转。

1954年及1957年有过类似发作，且伴消瘦乏力。入院体检发现一般情况较差，消瘦，左侧腹部有压痛，肠鸣音亢进。大便常规检查：色灰白，呈半液状，黏液++，红细胞少许，白细胞+++，吞噬细胞+。大便普通培养1次，阿米巴培养2次，均阴性。钡剂灌肠检查结果，结肠未见异常。直肠镜检查，发现有瘢痕及肉芽组织增生。入院诊断为慢性结肠炎。

入院后用一般支持疗法、输血、胰岛素、金霉素、针灸，以及中药益气助阳、清热导滞（党参、附片、当归、制大黄、元明粉、银花炭、白头翁、木香、赤白芍等），益气健脾、清热化湿（黄芪、冬术、远志、山药、川连、半夏、苡仁等）及清热燥湿（白头翁、苦参等）法治疗，均未见效，一般情况日趋衰弱，病已危殆。自1959年1月

15 日请陈医师会诊，用中药清和之法，三诊后病情明显好转，继续门诊治疗，腹泻终获痊愈。

初诊：1959 年 1 月 15 日。便解脓血或如奶白黏质，阵阵腹痛，病史已有 5 年之久，时瘥时发。去年冬初至今年四月间，心烦胸闷，腹胀里急，绵绵疼痛，便解稠白黏液如奶白色，间有血丝，或脓血混杂，时多时少，经过漫长岁月而不瘥，实已成为休息痢疾之症。近来加剧，曲肠迂回之处，瘀垢宿滞，痼积已久。久痢伤阴，脾土受戕。诊脉弦而小数，舌边尖红绛，糙燥乏津，潮热多汗，傍晚两颧绯红，彻夜不寐，不思纳食，证已濒于阴虚阳越之危候。治以苦寒清肠之品，既非相宜，培补温中之法，又碍气运，故拟清和之治，冀其不伤正元为要。

原金斛 15g　炒焦白芍 9g　米炒麦冬 12g　苍龙齿先煎, 18g　茯神 12g　茉莉花 4.5g　扁豆花 9g　马齿苋 9g　石莲肉 9g　煨木香 3g　橘白 4.5g　鸡内金 9g　生熟谷芽各 12g　阳春砂原粒杵, 3g　炒藕节 7 个

7 剂。

三诊：1 月 29 日。脉来弦势已趋缓和，重按较为有神，气阴有渐复之望，胃肠有清疏之机。下痢脓血已减，而尚后重滞泄，腹部胀满，胸脘痞闷，嗳气矢气，幸热减而自汗已止。舌红绛而苔已薄白。证已转机，再拟清和调中之治。

原金斛 15g　炒焦白芍 6g　苍龙齿先煎, 18g　朱茯神 12g　泡远志 4.5g　炒枣仁研, 12g　橘皮 4.5g　仙半夏杵, 6g　扁豆花 9g　马齿苋 9g　阳春砂原粒杵, 3g　鸡内金 9g　生熟谷芽各 12g　佛手片 4.5g

7 剂。

四、五、六诊：再以清疏肠胃，兼顾气阴之治。

七诊：下痢逐日稀少，临圊后重之象已瘥，寤寐较安，醒有微汗，肩背酸楚，口干已渐津润，湿热浊邪潴留，大肠尚未清泯，而气

有较为恢复。续当和养营血、理气清肠之治。

白归身 9g　炒焦白芍 6g　茯神 12g　泡远志 4.5g　稆豆衣 12g　橘皮 4.5g　煨木香 3g　扁豆花 9g　马齿苋 12g　桑寄生 12g　络石藤 9g　银花炭 9g　阳春砂原粒杵，3g

九诊：一日不慎于饮食，腹痛较甚，便痢赤白又多。胸脘不闷，身不发热，脉不弦数，胃尚思食，初见食复之象，而无食复之症。舌苔黄腻，畏寒依然。仍非清肠疏滞不可，至于和养营血，还须兼顾。

白归身 9g　嫩桂枝 1.8g　炒白芍 6g　茯神 12g　酒子芩 4.5g　小川连 2g　马齿苋 12g　扁豆花 9g　青陈皮各 4.5g　广木香 3g　鸡内金 9g　炒枳壳 4.5g　焦楂炭 9g　阳春砂原粒杵，3g

十诊：便痢赤白渐少，黄苔已化，再以养营和中，疏运积滞，清肠蠲浊为治。前方去桂、芩、连、茯神、枳壳，加半夏曲、延胡索、乌药、炒藕节。

十四诊：下痢赤白已成余波，少见脓血，多见粪便，矢气频转，湿浊瘀滞已渐疏化，胃肠有和瀹之机，气血有复养之能，故潮热获退，自汗已瘥，寐安梦香。惟胸脘未舒，腹部尚胀，则肠澼余积未尽疏化，而气运又未调和耳。

原金斛 12g　炒焦白芍 6g　扁豆花 9g　茉莉花 4.5g　马齿苋 9g　炒银花 9g　大腹皮 9g　炒枳壳 4.5g　橘皮 4.5g　仙半夏杵，6g　炒谷麦芽各 12g　炒香败荷叶 12g

十六诊：脉重按已觉有力，舌苔薄白。心肝已能濡养，故悸宁汗敛，寐安梦少。脾胃中枢斡旋有能，大肠垢滞荡涤无存。多年休息痢之症，今已获弭。惟形体羸瘦，神疲少言，当进培补气血之剂，以善其后。

移山参另煎冲服，3g　土炒於术 6g　怀山药 12g　白扁豆 9g　清炙草 3g　白茯苓 12g　白归身 9g　杭白芍 6g　炒枣仁研，12g　原金斛 15g

鸡内金 9g　　橘皮 4.5g　　长须谷芽 15g　　枣 7 个　　糯稻根煎汤代水，30g

下痢古称"肠澼"，又称"滞下"。受病原因多为湿热郁结，挟有积滞，瘀结于大肠曲回之间，致成赤白下痢，便下脓血，故有腹痛里急后重滞泄之状。患者病经 5 年，时发时瘥。1958 年冬初进院，治疗至翌年 1 月间病势突变，下痢日夜不停，色如奶白，或有血块，或下脓血，是属湿热垢滞蓄结大肠，已无疑义。但舌红乏津，潮热汗多，两颧绯红，不食不寐，体力难支，脉弦而小数。初诊之证象，显然有阳越之险境。诊断固然如斯，但处方颇感棘手。如用潜阳则偏于重镇，肠胃薄弱至此，何堪下坠之品！用育阴则妨于滋润，邪毒蕴结未清，奚宜滞腻之药！用培土补中，则阻气碍运。用苦寒清泄，则化燥耗津。所谓攻补两难，轻不应病，重则伤正。病已急不可待，而处方又如是之难，左右掣肘，莫此为甚。总之，久病元虚，最当着眼，而久痢肠薄，不胜味重气厚之剂，尤当注意。思之重思之，则惟敛虚阳，养胃阴，清垢浊，疏气滞之治，既能扶正，又能祛邪，舍此鲜有良策。第一诊用龙齿、茯神之潜阳安神；金斛、麦冬养胃阴、清胃热；白芍之敛阴养血；石莲肉之缓和大肠蠕动；煨木香、阳春砂之理气疏滞；扁豆花、茉莉花、炒藕节之清肠涤垢；鸡内金、生熟谷芽之和中醒胃。如上所用之方剂，因已掌握扶正祛邪之原则，故服二诊之方后，病势已有转机。第七诊后，下痢已少。九诊因不慎饮食，致下痢增多。十五诊后，用调理本元之方。此症自一诊至十六诊，清肠疏垢之中，首先不伤本元为前提。所以治疗经过，如清肠必须苏胃，养阴力避滋腻，培土务去温燥，剔垢仅取轻疏之治。实则平淡顾正之法而获效，较胜于大剂补泻之品，即所谓"轻可去实"之意也。

李某　女，37 岁，干部。1959 年 10 月 10 日因患慢性腹泻 13 年而住某医院，1969 年 1 月 23 日出院。住院号：311。

病员自 1947 年夏秋之间突发腹泻，大便呈黏液、脓血样，每天

30 余次，伴有腹痛、发热、恶心、呕吐及里急后重，经治疗后暂愈。以后经常腹泻，每天二三次至七八次不等，便带黏液，时缓时剧，疲劳，精神紧张，着冷及饮食不慎等均可引起发作，休息后改善。1957年以来有腹泻及便秘交替史，伴腹胀、嗳气、食欲减退及消瘦。入院体检发现左腹部有压痛，肝肋下二指，质软轻度压痛。大便镜检找到阿米巴滋养体。阿米巴培养阳性。钡剂灌肠检查：降结肠下部钡剂不能完全排完，边缘较不规则，黏膜纹不能清晰见到。X 光诊断：局限性降结肠下部慢性结肠炎。入院后用土霉素、安痢平、卡巴砷保留灌肠及中药治疗，腹泻好转而出院。

初诊：湿热蕴结大肠，积久不清，病缠年余，时轻时重，脓血迸注，腹痛里急，清之、补之之法，已备尝之矣。而身体日见亏弱，久痢伤阴，阴虚则生潮热。少寐梦多，肢软神疲，欲呕泛漾，腰酸下垂。脉弦濡而细。议倪涵初治痢三方之法以治之，所谓行血则便脓自愈，调气则后重自除。

全当归 9g　桃仁 4.5g　地榆炭 4.5g　炙甘草 2.5g　赤白芍各 6g　炒香白薇 9g　马齿苋 6g　煨木香 3g　朱茯神 12g　炒黄芩 4.5g　炒枳壳 4.5g　小川连 2g　红花 2.5g

5 帖。

二诊：下痢赤白相间，挟杂脓血，湿热瘀滞，互蕴大肠，肠回拘急，腹部疼痛，阴伤神荡，寤不安寐，自汗涔泄，胃热熏灼，上逆呕泛，潮热缠绵不退。舌边尖红刺满布。治以和养之中而寓清疏之法。

仙半夏杵, 6g　左金丸分吞, 3g　炒香白薇 9g　杭白芍 6g　朱茯神 12g　泡远志 4.5g　炒枣仁研, 12g　浮小麦 15g　青陈皮各 4.5g　广木香 3g　建兰叶 3 片　扁豆 9g　马齿苋 9g　酒子芩 4.5g

5 帖。

三诊：脉来弦濡，弦属肝亢，濡系湿滞。下痢由于湿热蕴结，肝亢由于营阴积亏。风阳内动，上扰清空，为头脑昏胀，两耳鸣响。潮热淹缠，又加惊悸，寐不兴酣，幻梦颠倒。下痢脓血已减，舌边尖尚红。则柔肝养营，清肠剔垢，并为治之。

生石决先煎，24g　白蒺藜 9g　明天麻 6g　夏枯草 12g　青蒿子 9g　朱茯神 12g　泡远志 4.5g　炒枣仁研，12g　马齿苋 9g　香连丸分吞，12g　砂仁拌捣，2.5g　鸡内金 9g　赤白芍各 6g　青皮 4.5g　扁豆花 9g

7帖。

四诊：阴亏之体，潮热最易羁留。惟其阴亏，当然血少，故惊悸少寐，又增咽喉干燥，昏眩耳鸣。脉来弦细，苔黄少津。下痢未瘥，虚中挟实之证，宜乎清疏柔养之治，标本兼顾而施之。

生石决先煎，24g　川石斛 15g　破麦冬 12g　青蒿子 9g　炒香白薇 9g　明天麻 6g　炒枣仁研，12g　朱茯神 12g　香连丸分吞，3g　扁豆花 9g　茉莉花 4.5g　焦山楂 15g　大腹皮 9g

7帖。

五诊：柔肝阳、养营阴之法，亦可治疗久痢伤阴之症。况潮热咽干，更须滋养之方。日来下痢已减，里急后重，较为宽松。惟失眠日加严重，通宵未能合眼，乃营血过亏，心神鹜弛之所致也。

白归身 9g　杭白芍 6g　泡远志 4.5g　炒枣仁研，12g　朱茯神 12g　原金斛 12g　朱麦冬 12g　马齿苋 9g　香连丸分吞，3g　扁豆花 9g　夜交藤 15g　焦楂肉 6g　血琥珀研末，分吞，0.8g

7帖。

六诊：潮热减至一二分，不久可有退净之望。昏眩不靖，是风阳未熄之征。心悸转为安谧，寤寐尚难熟睡。下痢红少白多，大肠湿热郁滞尚未疏化，还须清彻余蕴耳。

珍珠母先煎，30g　川石斛 12g　杭白芍 6g　炒丹皮 6g　炒白薇 9g　炒甘菊 9g　朱茯神 12g　炒枣仁研，12g　青陈皮各 4.5g　扁豆花衣各 9g

香连丸包，3g　炒延胡索 4.5g　佛手片 4.5g　炒六曲 9g

7 帖。

七诊：脉来弦势已缓，肝阳有平戢之机，故昏眩周来不发。阴液有上潮之能，故口干咽燥较润。心血渐养，寤寐尚安。日来气候寒燠不时，气喘宿恙，虑其复萌，再来一波，徒增麻烦，慎之。

原金斛 12g　紫丹参 9g　白蒺藜 9g　杭白芍 6g　朱茯神 12g　炒枣仁研，12g　扁豆花衣各 9g　青陈皮各 9g　佛手片 3g　炒藕节 5 个　砂仁 2.5g　拌捣鸡内金 9g　炒香荷叶蒂 3 个

7 帖。

八诊：大肠垢浊已渐清疏，便解既无脓血，又不腹痛。阴亏渐复，潮热获退，神敛寐安，胃纳日增。大病之后，气阴焉有不伤，精神萎顿，恹恹思卧。舌尖有刺。续当清彻蓄积、清养气阴治之。

白归身 9g　杭白芍 6g　焦冬术 6g　赤苓 12g　孩儿参 9g　金石斛 12g　扁豆花衣各 9g　茉莉花 4.5g　荠菜花 9g　橘皮 4.5g　椿白皮 9g　炒藕节 7 个　马齿苋 9g　檀香末 1.5g　拌香谷芽 12g

7 帖。

九诊：昨夜受感，气喘复发，咳呛不休，喉声唬唬，胸闷肋痛。脉弦滑而数。下痢初愈，气体未复，议疏表宣肺，涤痰降气之治，当以表病为先也。

炙麻黄 2.5g　炙苏子包，9g　光杏仁 9g　前胡 4.5g　桔梗 4g　粉甘草 2.5g　化州橘红 4.5g　川贝母杵，6g　制半夏杵，6g　白茯苓 12g　海蛤粉包，12g　炒牛蒡 9g　旋覆花包，9g

2 帖。

十诊：投清宣降逆之法，当无碍于肠胃。大便尚稠，表邪已解，肺气未肃，身热获退，咳呛未已，痰多气冲，喉声唬唬，胸次较舒，纳钝苔白，仍须清宣肃化之治。新病气喘，不久即可向愈，弗顾

虑之。

炙麻黄 1.5g　炙苏子包, 9g　枇杷叶去毛, 包, 12g　竹沥半夏杵, 9g
川象贝各9g　橘红络各4.5g　旋覆花包, 9g　海浮石15g　苦桔梗4g　粉
甘草24g　炒莱菔子9g　炒白芥子4.5g　生熟谷芽各12g

4帖。

林珮琴云：“痢多发于秋，即《内经》之肠澼也。症由胃腑湿蒸
热壅，致气血凝结，挟糟粕积滞，迸入大小肠，倾刮脂液，化脓血下
注，或痢白、痢红、痢瘀紫、痢五色，腹痛呕吐，口干溺涩，里急后
重，气陷肛坠，因其闭滞不利，故称滞下也。”初起之时，湿热积滞，
蕴结胃肠，滞下不爽，正气未伤，可予清疏消滞之法，木香、槟榔、
枳实导滞之类，所谓通因通用也。积去则痢减。至若迁延日久，则久
痢有伤阴伤阳之变。伤阳者，脾胃元阳，悉从痢去，多烦躁热渴之
症，宜以清润养其阴。而临床所见，则以伤阴为多。患者李某，病痢
年余，由于脓血过多消耗，致有阴亏血虚之证。血虚则阴不配阳，故
见潮热神烦，少寐梦多，舌边尖红刺满布，正气已伤，邪犹内盛，湿
热蕴结，大肠不清，腹痛里急，便下脓血迸注，泛泛欲呕，时轻时
重，清之、补之诸法，备尝无效。病情若此，补则滞邪，攻则伤正，
两相掣肘，惟有邪正兼顾之法，必须既不偏于凉润，又不偏于温燥，
亦无兜涩留邪之弊，更无荡涤伤正之害。所谓行血则便脓自愈，调气
则后重自除，因取倪涵初治痢之法。按倪氏方由洁古芍药汤化裁而
来，以黄芩、黄连苦寒燥湿清热；白芍补脾制肝；当归、桃仁、红花
行血而使便脓愈；枳壳、青皮、槟榔、厚朴、木香调气而使后重除；
楂肉消积滞；地榆止血痢；甘草调胃气；积滞甚者加大黄通因通用，
无论红白下痢，里急后重，身热腹痛咸宜，盖即调气和血之旨也。观
李某一证，便下脓血，偏重血分，故以和血为主，当归、赤白芍、桃
仁、红花、地榆、马齿苋皆凉血、和血之品。且患痢1载，肠壁薄

弱,不言而喻,岂堪厚朴、槟榔之荡涤破滞?唯以枳壳、木香宽肠运气,既妥又当。至若芩、连,虽属苦寒,而能清热燥湿,坚固肠壁,故用为主药;白薇入阳明,痢症潮热最宜用之;扁豆花和中止痢,可缓大肠之蠕动,服后邪势稍杀,而现阴亏阳旺之象,故用药亦要柔养兼顾。三诊至八诊,阴亏未复,心肝阳浮,头昏耳鸣,潮热不寐,方中改以柔肝养营为主,如用石决明、明天麻、白蒺藜、夏枯草、珍珠母、粉丹皮、杭甘菊之类柔肝熄风。茯神、泡远志、炒枣仁、血琥珀、夜交藤之类养血安神。川石斛、破麦冬之类滋阴增液。但痢虽减而未除净,仍佐以清疏之品。至九、十两诊因气候变化,致宿喘复发,予以肃肺降气,止咳平喘之方,不数剂即愈。

本例与唐案,同属久痢。本案病经 1 载,唐案已有 5 年。虽为时久暂不同,而病久正伤则一。然又俱由湿热积滞,蕴结未清,均见下痢脓血,故皆属正虚而邪留,非与初病实证可比。李案便下脓血,腹痛里急,泛泛欲呕,湿热颇重,偏伤血分。又见潮热神烦,少寐梦多,舌边尖红刺满布,显系阴虚阳旺,凿凿可据。正气固伤,而犹以邪实为重。唐案则所下乳白,间有脓血,且舌红乏津,潮热汗多,面赤戴阳,不寐不食,病属阴虚阳越,昭昭若揭。实邪尚留,而当以正虚为主。两者,一则湿热偏伤血分,一则证濒虚脱,故用药大有出入。唐案病势已危,不得不以育阴潜阳,扶正为重,而理气疏滞,清肠涤垢,和中醒胃,仅为辅佐之品。李案则以大量和血、调气、疏化为主,而和养营血,仅为辅佐之法。两案俱属久痢,但治法各异。

宋某 女,21 岁,教师。1958 年 10 月 11 日因腹泻与便秘交替,伴间歇性低热、乏力、食欲不振 6 个多月而住某医院,1959 年 7 月 6 日出院。住院号:A15118。

病员于 1952 年患过伤寒及痢疾,1954 年患过胸膜炎。1958 年 3 月开始,腹泻与便闭交替出现,并伴间歇性低热。腹泻时大便每天

2~4 次，溏薄，色黄，有黏液，曾有二次见到黄脓样物，便闭时 3~4 天不解，右下腹隐隐作痛。曾在外地某医院就诊，按肠结核治疗，用过链霉素、异烟肼，腹泻、便闭及低热均未见好转。入院体检仅发现脐右旁轻度压痛，肠鸣音亢进。1958 年 10 月至 1959 年 5 月作大便常规检查 7 次均阴性，仅在 1959 年 6 月 24 日一次大便常规检查红细胞（+），白细胞（++），吞噬细胞（+）。大便涂片找阿米巴 10 次，均未找到阿米巴滋养体或包囊。大便阿米巴培养 2 次均阴性。大便普通培养 3 次均无伤寒菌属及痢疾菌属。大便飘浮法找结核菌 3 次均阴性。大便沉淀及孵化 2 次均未见虫卵及毛蚴。基础代谢及血清蛋白结合碘均低于正常。24 小时尿液中 17- 羟类固醇及 17- 酮类固醇排泄量亦均低于正常。血沉第 1 小时 40mm。胃镜，未见赘生物或溃疡。黏膜病理检查：结肠黏膜轻度水肿及少量慢性炎症细胞浸润，未见结核结节。镜检时所取结肠黏液涂片，未找到阿米巴。

入院后用过青霉素、异烟肼及白头翁煎汤口服、鸦胆子煎汤灌肠，服中药 30 余帖，还作了扁桃体摘除术，腹泻未止，低热未退。1959 年 3 月 26 日请陈医师会诊，出院时腹泻及诸症均见好转，复查大便常规阴性。出院诊断：慢性结肠炎（阿米巴引起？）。

初诊：1959 年 3 月 26 日。烦劳过度，心营受伤，肝阳用事，胃机不和，气运两滞。潮热缠绵不退。胸次失旷，恼闷寡欢。脘腹痞胀，幽幽作痛，内有瘕聚，头晕耳鸣，少寐烦躁，懒言少语，纳谷呆钝。脉弦濡而细数，舌中薄黄根腻。议养营柔肝、和运畅气之法。但病情复杂，当循序渐进，随症治之。

白归身 6g　杭白芍 6g　茯神 12g　朱灯心 0.9g　白蒺藜 9g　生熟谷芽各 12g

7 帖。

二诊：4 月 2 日。潮热发作，日中较甚，至日晡始退。日晡系阳明司权，阳明为腑，通而不藏，湿浊阻遏，气痹不宣，胃失冲和，故脘腹痞痛，瘕聚攻动也。阳明多气多血，容纳水谷，水谷不旺，何以资生化源，荣养脏腑，故疲乏懒言，形体羸瘦也。阳明又不能化精微而上奉于心，心少血养，血少神驰，况潮热已久，心营内燔，阴液潜耗，浮阳扰动，龙僭伏逆，故头晕耳鸣，少寐悸躁也。脉弦濡而细数，数必有热，弦系心肝失濡，濡细属阴亏血虚，溯其致病之源，虽在心肝，然其枢纽，实在阳明。为今之计，议从柔养和展之法，为治之大要。

苍龙齿先煎，18g　白蒺藜9g　明天麻4.5g　杭白芍6g　青蒿子9g　东白薇9g　银柴胡4.5g　朱茯神12g　枣仁研，12g　橘叶皮各4.5g　阳春砂原料杵，3g　鸡内金9g　炒六曲9g

7帖。

四诊：4月23日。营血积亏，心阳亢逆，肝阳用事，潮热已减。昏眩如故，耳鸣项痛，少寐惊醒，幻梦纷集，脘宇胀痛，欲呕泛漾，胃气尚滞，健磨无能。苔仍黄白黏腻。仍议养血安神、畅气助运可耳。

苍龙齿先煎，18g　白归身9g　杭白芍6g　青蒿子9g　东白薇9g　朱茯神15g　泡远志4.5g　炒枣仁研，12g　白蒺藜9g　明天麻6g　双钩藤后入，12g　陈香橼皮9g　八月札9g　广藿梗9g　檀香末1.5g　拌炒香谷芽12g

7帖。

六诊：5月14日。湿浊郁遏，中阳被蒙，气机阻滞，脾胃不振。舌苔至今未化，纳谷至今不醒，中脘满闷，呕泛嗳气，而疼痛已瘥。续当和中化湿，畅气健运为主治。

仙半夏杵，6g　炒竹茹6g　制川朴4.5g　广藿梗9g　佩兰梗6g　炒六曲9g　白蔻衣3g　泽泻9g　左金丸分吞，3g

7 帖。

十诊：6 月 25 日。脉来已有冲和之象，舌苔白润，胃气已有旋动之机。心能敛摄，肝能柔濡，阳既不亢，阴可涵养，故潮热、昏眩、心悸、失眠等等虚象，俱已屏退。而浊邪踞中，湿气互阻，亦得开朗展布之能，故胸脘痞痛，呕泛嗳气，渐已减瘥。议以和中化浊、畅气助运之法。

仙半夏杵 6g　土炒於术 6g　白茯苓 12g　建兰叶 5 片　饭蒸菖蒲 3g　炒苡仁 15g　橘叶皮各 4.5g　采云曲 9g　砂蔻壳各 3g　泽泻 9g　炒香枇杷叶 12g　檀香末 1.5g　拌炒香谷芽 12g

10 帖。

本病例仅营血不足，心肝失濡，胃肠不和，气运两滞之证，似极易治之病，惟症状有虚有实。虚是血少和养，心虚肝亢；实是湿浊留恋，气痹不宣。每日潮热有六七小时之久，其阴虚可想而知。当补其阴，则须滋润之法，滋润又易碍中阳，阻遏湿浊。欲和其阳，必须辛温之品，而又虑其伤阴。既不碍阳，又不劫阴，则惟有养血清热之中，避用寒润滋腻之剂，化湿疏气之中，勿用辛温燥烈之药，而用煦和融化之品，故潮热退之甚速。俟其虚阳已平，阴亏渐复，即欲顾其脾胃，而用疏展和畅之治，则湿浊一蠲，气机即达，健运有力矣。所以症情愈曲折，治法愈迂回，有时补中带疏，如第四诊血少肝旺，胃失冲和，议养血安神、畅气助运之法，用苍龙齿、白归身、杭白芍、朱茯神、泡远志、炒枣仁、东白薇、白蒺藜、明天麻、陈香橼皮、广藿梗、八月札、檀香末之类。有时仅疏不补，如第六诊湿浊郁遏，脾胃不振，议和中化湿、畅气健运之法，用仙半夏、炒枳壳、橘皮、白茯苓、广藿梗、佩兰梗、制川朴、炒六曲、白蔻衣、泽泻、左金丸之类。病无一例，治无一方，是在辨证求因，审因论治，断不可用通套之法，以治错综复杂之症。故易治者，诚为难治之症；难治之症，当求其易治有效之方。

林某 女，成年。

初诊：先受客寒战慄，肠胃内又不清。向体虚弱，大汗淋漓，肢冷已过肘膝，胸闷干呕，烦躁颧红，便解若痢，腹部隐疼。阴虚阳越，已濒虚脱。急拟标本兼顾并治。

别直参另煎冲入，9g 五花龙骨15g 左牡蛎先煎，24g 茯神18g 桂枝2g 淡干姜2.5g 制半夏6g 小川连2g 广木香3g 广藿梗9g 佩兰梗6g 焦楂炭15g 浮小麦15g 糯稻根煎汤代水，30g 炒白芍5g

1帖。

二诊：体过亏弱，虚阳渐敛。胃肠尚有积垢，湿热又未清疏。大汗已敛，肢厥亦和，胸脘烦闷，嘈杂干哕，便解五色下痢，腹部胀疼。脉弦濡而小数。虚脱危象已可挽回，再以顾本清疏为要。

别直参另煎冲入，9g 左牡蛎先煎，18g 茯神15g 制半夏6g 杭白芍6g 淡干姜2.5g 小川连2g 广木香3g 广藿梗9g 佩兰梗9g 马齿苋9g 大腹皮9g 炒楂炭12g 小青皮3g 浮小麦12g

2帖。

三诊：虚阳已敛，胃肠积垢未疏，湿热不清，汗敛肢和，嘈杂已减，腹部隐痛，下痢赤白相间。脉弦濡。再拟清疏胃肠为要。

酒子芩4.5g 小川连2g 制半夏6g 杭白芍6g 马齿苋9g 广藿梗9g 佩兰梗4.5g 广木香3g 大腹皮9g 茯神15g 焦楂肉12g 小青皮3g 扁豆花9g 炒延胡索4.5g

5帖。

此症先受寒邪，又伤食积，表里俱病。经战之慄后，营卫已乖，而素体不足，致陡然大汗淋漓，但冷后未曾有热，足见其心营早亏。汗出而仍胸闷烦躁，两颧绯红，是阳越之险候。腹痛便溏，是里积之实证。桂枝、白芍以和营卫，别直参以扶正元，龙骨、牡蛎、茯神以潜虚阳，糯稻根、浮小麦以益营敛汗。但此症中宫尚有一团阴霾湿浊搅乱窃踞，则非苦辛温以泄之开之不可。故用小川连、干姜、广藿梗、制半夏、佩兰梗苦降辛开，广木香、焦楂炭以疏气导滞。总之，此证虚实并重。所难治者，制一复方。二诊脉起肢和，正复阳敛，已有挽回之望。故制小其剂，尚不可即去扶正之品。下痢五色不能侧重胃肠，然亦不敢过于攻滞。迨其正元已复，方可全和矣。

（丁学屏　陈梦月主编　《陈道隆学术经验集》）

董廷瑶

乌梅丸治疗非特异性结肠炎

董廷瑶（1903~2002），沪上儿科大家

非特异性慢性结肠炎，是因结肠部位病变而产生久利不愈，一般治疗常用止泻方药及灌肠等，疗效均不理想。后经选用仲景乌梅丸为主方，改为汤剂，加减变化，治疗数十例成人及儿童，均见疗效，但必服数十剂方能收功，且能杜根不发。

乌梅丸汤剂加减治疗本病，是根据《伤寒论》338条"蛔厥者，乌梅丸主之，又主久痢"而设。药物作用及剂量如下

乌梅用醋渍，6~9g　细辛 2.4g　干姜 3~4.5g　当归 6g　熟附子 3~4.5g
桂枝 3g　党参 6g　川椒目 3g　川连 3g　黄柏 6g

每日服1剂。此方有温下清上、益气行血作用。徐灵胎谓治久痢圣方。乌梅用醋渍益其酸，急泻厥阴，桂枝或肉桂、川椒、细辛、附子、干姜，重用辛热外达诸阳。桂枝、川椒通上焦心火之阳，细辛、附子启下焦肾中之阳，人参、干姜、当归温中焦脾胃之阳，黄连、黄柏泻心滋肾，更无亡阴之虞，而得厥阴之治法矣。

由于本病寒热错杂，不能只顾脾胃或单顾肾阳。而此方既泻厥阴，又达诸阳，更有泻心滋肾，前后上下，互相制约以收效。

患者如舌淡苔白，加吴茱萸；舌苔厚腻加川朴、山楂、苍术；舌不红，无热性征象，去连、柏；腹痛较重加白芍；大便滑利，加赤石

脂、禹余粮；便带黏冻者，可加用马齿苋；胃脘不舒加木香、砂仁、陈皮。

例1 宋某，男，成人。

有慢性腹泻史，曾多次住院治疗，2次钡剂灌肠诊断为溃疡性结肠炎，乙状结肠镜可见多处溃疡，经西药口服及灌肠等治疗无效。初诊时，每天腹泻20余次，呈黏液挟血，肠鸣腹胀，情志不安，胸脘不舒，舌苔薄白腻，脉细数。予以乌梅丸汤剂加减，1周后腹泻次数减少，3个月后大便如常，经钡剂灌肠，证实症变消失。随访几年未见复发。

例2 周某，男，1岁。

慢性结肠炎，曾多方治疗无效。初诊时泄利不和，便带黏冻，有时水泻，日有数次，小便短赤。病程太久，面色萎黄，形神萎羸。予以乌梅丸汤剂为主，随症加减，服用3周后，病情见和，大便成形。后因饮食解禁，泄泻又作，便下黏冻，病情虽轻，但未断根。续以乌梅丸汤剂加减治疗3周后，气机渐复，胃和便调。随访数月，形体渐丰，未见复发。

乌梅丸为仲景治厥阴病之主方，用之以治疗慢性结肠炎者，乃因本病临床可见一系列厥阴病的征象。灼痛在少腹或脐之两侧，这是肝经所行的部位，不少患者痛在脐左，此《难经·十六难》有云"脐左动气，按之牢若痛"，是肝所主病。其脉大多呈弦，兼有细弱或数。症状亦可见目眩、头晕、耳鸣、咽痛，可从肝旺风阳分析。尤其是具有寒热错杂，上热下寒之象，更为注目，如一方面有面红唇朱，口疮舌赤，另一方面又有下肢清冷，少腹恶寒，饮冷食之后，泄利转甚等。另有一些患者可见食入呕恶，也为肝热犯胃的格拒证候；乌梅丸主症即有"得食而呕"（《伤寒论》条），吴鞠通亦以"干呕腹痛"之久利主以该方（《温病条辨》下篇72条）。乙状结肠及其邻近肠段位于腹之深部，腹为阴，腹之深部乃是阴尽阳生之处，即为厥阴之所主。因之本病之从厥阴论治有其临床和理论依据。

仲景在厥阴篇中提出了厥阴邪热内陷大肠而为便下脓血的病机，其谓"……厥少热多者，其病当愈；四日至七日，热不除者，必便脓血"（《伤寒论》341 条）。前贤以厥阴之邪，"其热必侵入营中，而便脓血"（尤怡），说明了厥阴病中阳复太过，热伤下焦血分的机理。同时厥阴之藏"本阴而标热"（柯琴），在病程中又见肝横克脾于前，久利伤肾在后，形成了寒热夹杂、虚实互间的病机。临床可见，以乌梅丸汤剂治本病，在热象初解后，辄见中下虚寒，故以温下扶中而收功，反映了本病的本寒标热的病理特点。由此可知，仲景以乌梅丸同主蛔厥与久利，乃因两证在病机上有其共通之处。

关于乌梅丸之方义，历代注家侧重于从主治蛔厥的角度加以阐释。但亦有认为其治久利也有深刻的配伍意义。柯琴即云："久利则虚，调其寒热，扶其正气，酸以收之，其利即止。"喻昌亦云"久利而便脓血，亦主此者，能解阴阳错杂之邪故也"。据王晋三、章虚谷等人发明，可知本方之功用，以乌梅大酸，急泻厥阴；连柏苦寒，清热坚阴；参归甘温，补气调中；辛热诸品，通启阳气。后代徐大椿盛赞其为"治久痢之圣方"；吴鞠通则云"久痢伤及厥阴，上犯阳明"者主之。

在临床运用方面，叶天士曾灵活化裁以治久痢，他认为泄利而至"饥不能食，干呕腹痛，全是肝病，肝为至阴之藏，相火内寄，仲景治法，不能用纯刚燥热之药，以肝为刚脏故也"。阐明了乌梅丸的组成以酸甘配合辛温，正是顺应了厥阴肝木的藏象特性。因此，本方之酸柔甘缓以和肝扶脾，苦寒辛温以清火达木，是即"治厥阴，防少阳，护阳明"和"酸甘化阴，苦辛通降"之意也。这些不仅有助于我们理解乌梅丸组方之严谨，而且在临床灵活变化时又可遵循仲景的制方法度，对于我们加减运用乌梅丸具有指导意义。

（宋知行　整理）

李庭芬

自制木薯粉治热痢

李庭芬（1907~1976），广东省名中医

热性痢疾，每因湿热积滞肠中，气血受阻，以致肠腑传导失常。症见腹痛，里急后重，下痢赤白相兼，日夜数十次，肛门灼热，小便短赤。舌质红色，苔黄腻，脉滑数。李老喜用木薯粉治疗，每次用15g加入砂糖30g，先用少量冷开水拌匀，后用开水冲入调成糊状，日服2次。服后在日内则大便转溏，通畅，下痢赤白脓血黏冻很快好转，最后排出泡沫状垢物，则诸症悉除。

木薯粉制法：先将鲜木薯除去上层皮及心，磨成碎粉放入水中，沉淀；除去清液，将沉淀物用布袋过滤，得纯净木薯粉；再移入桶或盆中，以清水浸渍3日，每日换水3次，以减其毒性；按上法滤取薯粉，晒干备用。

李某之妻 35岁，1957年7月10日就诊。主诉：腹痛，里急后重，下痢赤白相兼，日夜20次余，经治疗数天未效。诊见：症如上述，兼见腹肌灼热，拒按，肛门灼热，肢体疲倦，口渴。舌红苔黄腻，脉滑数。证属湿热致痢疾。嘱依法服用木薯粉3天，停用他药。服后腹痛渐止，后重除，下痢大减，3天药尽而愈。

李老认为，木薯粉加入倍量砂糖，具有清热解毒、润肠通便、利湿之功，用于治疗湿热痢疾20余年，效果良好。所用木薯粉，为其亲自监制，并赠给患者服用。

韦献贵

久泻每从实证治，逐邪务尽方收功

韦献贵（1910~1986），河南安阳名中医

韦老从实证论治久泻独具匠心，认为"久泻亦肠间病，肠为腑属阳，腑病多滞多实，故久泻多有滞，滞不除则泻不止"。常以"识病机者，则硝黄可以活人；昧证候者，则参芪可以殒命"之语，示人因病治宜，随机应变。其辨识实证久泻，以腹胀痛，泻下不畅，或时溏时秘，间夹黏液、脓血，或泻下清稀等为认证眼目。强调勿以整体之虚象障目，而主次不分，源流莫辨。论治立于一个"通"字，祛邪务尽，以防宿积未净，新邪又生。俟便次大减，黏冻、脓血俱除，始佐入补气益胃之品，祛邪而不伤正，扶正而不恋邪，以收全功。

理气通降

王某 女，43岁，1976年4月18日初诊。自诉患腹痛泄泻近3年，经 X 线钡剂灌肠检查，示降结肠下段黏膜粗糙，有溃疡病灶，屡用中西药效果不著。近来患者忧心忡忡，便次辄增，日5~6次，晨起必泻，夹有黏液，左下腹胀痛，泻后痛减，脘胀纳差，肠鸣不已，里急后重。舌质略红，苔白腻微黄，脉弦滑。证属肝脾不调，气滞湿阻，壅郁化热。拟疏肝理脾、化湿清热之剂。

柴胡 6g　白芍 9g　枳壳 9g　桔梗 9g　陈皮 6g　半夏 6g　茯苓 12g　生麦芽 12g　薤白 6g　酒大黄炭 3g　黄连 3g

服药 3 剂，腹胀、腹痛、肠鸣均减，胃纳略增，大便日 3~4 次，仍兼黏液。上方减薤白，继服 5 剂后，胀痛悉止，黏液亦除。原方去大黄炭，加白扁豆 60g，苍术 12g，服至 20 剂，诸症尽失，大便成形，日便 1 次。

本例虽属肝脾失调，气滞湿阻，然重在湿注肠道，蕴郁化热，滞塞气机，肠失传化。肝为起病之源，肠为传病之所，故治重调理气机，气行则湿热痰食诸郁皆易消散。方用四逆散疏肝理气，分清化浊，复以桔梗与枳壳相配，一升一降，以协调脾胃之气的升降，兼取其排脓之功，而除黏液。二陈汤燥湿理脾，疏达肠胃。配大黄炭、黄连苦寒泻热兼能通腑；伍薤白通阳化浊，尤善调气；麦芽生用，取用疏肝消导兼备之能。全方轻疏灵动，正合"轻可去实"之旨。

化 瘀 通 络

牛某　女，38 岁，1984 年 12 月 14 日初诊。大便溏薄，时作时止 7 年余。每因腹部受凉或饮食不当诱发，冬季发作次数尤频，先后用多种抗生素、激素及祛湿、温补脾肾中药无效。月前经外院乙状结肠镜检查，见乙状结肠有节段性局限性片状充血，黏膜轻度糜烂。诊见腹痛，痛甚则泻，日 6~7 次，软便夹黏液及少量暗红色脓血，腹痛得温熨稍减，纳差腹胀，面色晦滞，形体消瘦，手足欠温，倦怠乏力。舌质暗淡，苔薄白腻。治宜温阳化瘀，行气祛湿。

肉桂 6g　炮姜 9g　制乳没各 12g　当归 9g　丹参 9g　山楂炭 15g　炒莱菔子 9g　苍术 9g　田三七粉吞，1g　酒白芍 12g　炙甘草 3g

服药 1 周后，大便减至日 4~5 次，腹痛减。服药 2 周后，大便成形，日 2~3 次，腹痛止，晚间或晨起偶有发作，便中黏冻脓血仍时多时少。继用原方，并外用灌肠：炒地榆 30g，诃子 20g，加水 500ml，煎至 100ml，去渣，加入儿茶粉、田三七粉各 2g，枯矾粉 lg，混匀后保留灌肠，日 1 次。内外兼治 3 周，日便 1~2 次，黏冻与脓血悉除。乃停止灌肠，继服理中、平胃善后。1 年后函访，未见复发。

本例乃寒湿壅滞日久，气滞血瘀，脾阳受损，故当化瘀通络与温阳行气并用。方取张锡纯活络效灵丹与化滞汤相合，重用乳没，不惟取其化瘀止痛，且能消肿敛疮，对久泻之属于溃疡性结肠炎者，确有良效。山楂炒炭用，导滞与化瘀止泻兼备。伍田三七以增强祛瘀生新，止痛敛溃之效。配合灌肠给药，意在使药物直达病所，提高疗效。

苦 辛 通 降

米某 男，28 岁，1985 年 11 月 17 日初诊。大便如糊状且夹黏液 1 年，日 2~4 次。自述去夏患"急性菌痢"，先后服多种抗生素，下痢未已。某医疑为"肠道菌群失调"，改用中药补涩，服药 3 剂，便秘与夹黏液之稀便交替出现，腹胀痛有增无减。改用葛根芩连、参苓白术等方，下痢仍时作时止。1 月前食牛肉 2 小块，稀便增至日 6~7 次，经 X 线钡剂灌肠和乙状结肠镜检查，诊为溃疡性结肠炎。目前泻下不畅，夹大量黏冻和少许脓血，里急后重，泻前腹痛，泻后则安，口干纳差，面色萎黄，倦怠乏力。舌体偏瘦，质略红，苔黄腻而干，脉沉弦滑略数。证属湿热久羁，气阴两伤。治当辛开苦降，清化湿热为先。

半夏 6g　黄芩 6g　炮姜 6g　苏藿梗 12g　苍术 9g　黄连 6g　秦皮 6g　焦山楂 15g　炙甘草 3g

配合灌肠：炮地榆 30g，诃子 20g，煎取 100ml，加入锡类散、云南白药、儿茶粉各 1g。混匀后保留灌肠，日 1 次。内外兼治 15 天，大便转为正常，黏冻与脓血消失。继以参苓白术合驻车丸调治 2 个月，诸恙俱除。经 1 年内多次随访，一切正常。

湿热盘踞中焦，壅滞肠间，氤氲浊腻，不易速解。本例病程较长，气阴已伤，徒苦寒清热则更伤气阴，徒温燥除湿则反易助热，故取半夏泻心汤增损，辛开苦降，两解湿热。复加苏藿梗、苍术、山楂分清化浊，消食和胃。俟黏冻、脓血俱除，则益气养阴，兼清余邪，以收全功。

攻 逐 水 饮

孟某 女，52 岁，1986 年 8 月 3 日初诊。泄泻 2 年余。

自前夏过食凉餐冷饮后，大便时溏时泄，从未成形。曾作多项检查，未见异常。迭进抗生素及四君、理中辈，疗效不佳。近月虽值盛夏，仍穿厚衣，泻下稀薄，日 4~5 次，肠鸣辘辘，腹痛绵绵，口溢清涎，脘闷纳呆，神疲乏力，形体日渐清瘦。舌体肥胖，苔白腻多津，脉沉弦。证属水饮留肠，脾阳虚衰。宜先攻逐水饮，投控涎丹 5g，约 30 分钟后，腹痛阵作，泻出多量水样便，益感困乏无力。药量减至 3g，继服 2 天，大便转为软溏，日 2 次。后改用理中丸加减，调治约 3 个月，体健无恙，至今未见复发。

本例饮邪深伏，流注肠间，泄泻缠绵不已。治此若泥于"温药和之"，则病重药轻，饮难蠲除，故以控涎丹逐饮为先，直达水饮窠囊之外，其较之攻补兼施，无相互掣肘之弊，而收事半功倍之效。邪势既衰，继予培补，以绝痰饮之源。

魏龙骧

腹痛下痢四逆汤，痢伤冲任温下元

魏龙骧（1911~1992），临床家

四逆散治疗腹痛下痢

《伤寒论》："少阴病，四逆，其人或咳，或悸，或小便不利，或腹中痛，或泄利下重者，四逆散主之。"

此条所指乃阳为阴郁，不能宣达于外，而致四逆者所言。与纯由阴气太盛，不能温通四末之见四肢厥逆者不同。治之惟宜宣达其阳，内舒其郁，其证自解，故用轻透之柴胡以散郁，苦温之枳实以开结，酸寒之芍药以化阴，甘平之甘草以和中，寥寥四味，一疏达表里，周旋内外之良剂也。至其所列之咳，小便不利，腹中痛，泄利下重者，诸候皆冠以"或"字。或也者，可见可不见之症也。且系个别存在，非同时出现之症候群，故又分别对症加味以治之。据此，柴胡、芍药、枳实、甘草乃四逆散之基本处方也。

邢某 1975年4月间，我院中医科一门诊患者男性，33岁，某机关工人。自述腹痛已半年有余。环脐腹痛，喜按喜温，常屈身以缓之。痛则即有便意，但又不能爽下，下重如痢，多挟黏液，日便多则7~8次，少亦2~3次。大便经化验有时每高倍视野白细胞15~20。我院内科诊为结肠炎、结肠过敏。消炎缓痉之西药投之屡矣，而病不少除，所用中药，多为香运理气，温中化滞之味，但效亦不著。诊脉沉细而弦，舌质淡红，苔薄腻。二年前有急性痢疾史，宿疾有支气管炎，时咳，动则心悸，余则眠食尚可，体亦未衰。审其病情，确与四逆散之所主，颇相符合，即迳投下方：

柴胡五钱　白芍八钱　枳实三钱　甘草二钱　薤白六钱　附片先煎，二钱　海螵蛸粉钱半

上方服三剂后，腹痛顿缓，便次渐少，下重亦轻。守方不更，连进十数剂，腰痛已微，黏液亦净，大便初硬后溏，诸候亦均向安。病延半载，证已见效，患者轻快，医者欣然。

四逆散重在四肢厥逆，而本病并不四逆，迳投此方又何以解之？病者之所苦者，为腹痛下利，但称每日午睡之后，全身似觉冷气四彻，啬啬恶寒，且必待汗出后其症乃止，实际诊时，病者虽未明言四逆，却在无意中已将病机透露矣。医者幸未漫然放过。审之，此即阳为阴郁，欲求阳通之象，特其病势较微，未至四肢厥逆之甚耳。读《伤寒论》，必须活看，尤忌临症时心粗气浮，以致坐失病机，故读书万不可只从字面上解之，而死于句下，况此病历时半载，已形成慢性过程，其病理反应，久之必渐缓弱也。焉知病者初起，未必不见四肢厥逆之症，惜门诊病人，固难远究细问也。

应用伤寒古方，贵在审证，盖有是证则用是药。此证之用四逆散，实一颇具典型之病例，经方谨严，勿庸再事增减。医者曾加海螵蛸粉一味，以《神农本草经》有治环脐腹痛之说，用之虽无妨碍，但终嫌蛇足，有失精炼耳。

慢性痢疾，轻导而愈

痢疾古称肠澼，以利下不爽，故又名滞下，乃常见而多发者，本非难治，然迁延日久，则往往经年累月，缠绵不已，既属慢性，治之亦较棘手。

王某 1974年3月间，有一女知识青年乃本院职工之亲属。据述，半年前在农村插队忽染痢疾，日十余次，尽为脓血黏液，里急后重。在某医院予痢特灵、土霉素、颠茄等。一时药确特灵，病即痊可。然不久，腹部隐痛不断，黏液便又作，间杂脓血，日二三次，时重时轻，实则病根犹未除也。如是历半年有余，直至1974年1月始来我院内科门诊，予药一如既往，又以痢特灵保留灌肠，先后7次。最后，肠液与大便一泄如注，灌肠不能保留而罢。旋来中医科服中药，我科集思广益，会诊研究。据乙状镜检查所见，下端黏膜充血，内有乳白色黏液，中多白细胞。舌苔白腻，脉细有力。初投白头翁汤，清热解毒，凉血止痢；以腹凉喜按，用理中以温之；四君之类平妥补之；以后重下坠，升麻补中以举之；痢久黏液不涩，以酸收以敛之。各有思路，理法有据，何以迄乏显效哉。此症诚顽固难已，复经反复探求，病者下痢半年，形体未减，饮食营养尚可，脉虽细而有力，舌虽嫩红，而苔仍腻白。缘痢属湿性浊，最黏腻而潜藏于曲折迂回之外，既非荡涤一下可净，又非收摄补中可止。于是，商拟采取轻导手法，方如厚朴、槟榔、军炭、黄连等行气化滞之味；时而使服香连化滞丸，师丸者缓也之义，缓则守而不走。药之病始好转，逐见痊可。痢久伤脾，继之以玫瑰花、玳玳花、扁豆、山药、莲肉、木香清补之品，以善其后。至今已二年矣，病者现在颇康健云。

痢伤冲任，温固下元

魏某 女，35 岁，1973 年 6 月 3 日初诊。患者于 1970 年患急性细菌性痢疾，经多方治疗未能痊愈，继而转为慢性菌痢，症见下痢脓血、腹痛、肠鸣、腰痛、足跟痛、四肢麻木、少腹冷、月经失调、经血少，色如漆，舌质淡，脉沉弦。脓血便多时可达半痰盂，每日大便 3~4 次，腥臭，多次化验大便，白细胞均在 30~40/HP 间，时现成堆白细胞，偶见红细胞，并可见鞭毛虫，曾服用四环素、氯霉素、黄连素等，并注射青霉素，投清热解毒中药，病情反而加重。证属久痢伤及冲任二脉，而致阴阳并损，治以温补脾肾。药用：茴香 9g，菟丝子 9g，川附子 9g，杜仲 12g，破故纸 6g，当归 6g。6 剂，水煎服。

二诊：药后大便仍有白色黏液，肛门下坠，少腹冷，腰脊髀酸楚，脉沉弦而指下无根，舌质淡。症情如前，属病重药轻，仍宗前法。方药：茴香 9g，菟丝子 12g，黑附片 9g，破故纸 6g，桑寄生 12g，大黑豆（打）30g，鹿角霜 6g，6 剂。

三诊：药后下痢黏液减少，腰痛、腹冷等症均有好转，舌质淡，脉细。前方加减，药用：大黑豆（打）30g，茴香 9g，党参 24g，黑附片 9g，菟丝子 15g，当归 6g，补骨脂 9g，生牡蛎 15g，鹿角霜 9g，椿根白皮 18g，黄芪 30g，6 剂。

四诊：症情大为好转，便已成形，每日 1~2 次，未见脓血，病已趋于稳定。药用：椿根白皮 30g，老鹳草 12g，黑豆 15g，黄芪 15g，白术 12g，补骨脂 9g，菟丝子 9g，川断 9g，诃子肉 15g，大熟地 30g，6 剂。

五诊：诸症基本治愈，时感足跟痛、四肢麻木，证属正虚未复，仍拟补益脾肾，改为丸剂巩固。调理近 2 个月，痊愈而安，后随访未见复发。

评议：魏老治病重在求本求因，抓住病本，故能效如桴鼓。在久痢伤及冲任病案中，魏老抓住正气不足，气阴两虚的一面，补益下元，调整冲任，从本论治，故能药到症减。并没有因菌痢而用苦寒清热消炎抑菌的药物，所以一转苦寒清泄而为温下固元，非学验两丰者恐无此胆识。

赵绍琴

治以分化驱邪外出，当别气血开通郁滞

赵绍琴（1918~2001），北京中医药大学教授

无积不作痢，治以分化

痢疾多因先有饮食生冷，食滞内停，外受暑热挟湿，湿热郁蒸，三焦不得宣通，升降不利，气血阻滞，气血与湿热积滞相为搏结，化脓血而成。朱丹溪认为："肠胃日受饮食之积余，不尽行，留滞于内，湿蒸热瘀，郁结日深，估而不作，时逢火暑大行，相火司令，又调摄失宜，复感酷热之毒，至秋阳气始收，火气下行，蒸发蓄积而滞下之证作矣。"赵老认为："胃肠积滞是作痢之本，是原因；气血受伤是标，是结果。"治疗上强调用分化之药，如焦三仙、厚朴、槟榔、莱菔子等，积滞去则暑湿易化，痢疾易愈。

新痢当求于表，祛邪外出

夏暑嗜食生冷瓜果，感受湿热，侵及肠胃，暑湿积滞蕴郁，湿郁不开，食滞不化，暑热外迫，卫分不开，三焦不利，痢疾易成。斯时必须以芳香疏表，开其腠理，祛其暑湿，营卫通畅，郁开热泄，湿热

外解，痢疾无祟可作。

痢疾初起多由湿热积滞，蕴结肠胃。若内蕴湿热结滞不化，气机不畅，进而伤及气血而致痢疾。症见寒热头痛，周身酸楚，继则腹痛不适，大便滞下不爽伴有脓血。此时治疗，仍须用逆流挽舟法，以辛寒芳化之品，使邪外出，痢易早愈。

苏叶 10g　葛根 10g　藿香后下, 10g　佩兰后下, 10g　川连 6g　黄芩 10g　草豆蔻 3g　半夏 10g　大腹皮子 10g　焦三仙 10g

药后得汗，暑解湿化郁开热泄，三焦通畅而痢自愈。

若暑挟寒湿者。症见：胸闷不舒，腹痛较甚。舌白苔腻滑润，脉濡软。用辛温疏化法。

桂枝 6g　藿香后下, 10g　香薷后下, 6g　葛根 10g　川连 6g　黄芩 10g　半夏 10g　草豆蔻 3g　枳实 10g　大腹皮 10g　藿香后下, 6g　厚朴 10g　半夏 6g　草豆蔻 3g　枳实 10g　大腹皮 10g

若暑湿挟积滞较甚者，症见腹痛腹胀，大便滞下不爽，舌苔白腻根厚，脉濡滑，按之有力，用辛温疏导法。

葛根 10g　黄芩 10g　川连 10g　藿香后下, 6g　厚朴 10g　枳实 10g　大腹皮子 10g　焦三仙 10g　香附 10g　木香 6g　青陈皮 6g

治痢当分气血，调升降

湿热蕴郁，积滞留于肠胃，势必阻碍气机，继而伤及血络。邪伤气血症现各异，邪在气分，以里急后重，下痢不畅，便脓血为主。脉见濡滑或弦数，浮中位尤为明显。究其郁滞之因，以分化方法治之。邪在血分，症以腹痛便血为主，其脉沉明显，热者脉弦滑且数，甚则疾数，治当宣郁清热，凉血活血为主；寒者脉见沉迟弦紧，治当温通经脉，活血和络为主。临床上气血俱病者最多。治疗应分清偏在气或偏在血，紧扣病机而用药。

偏在气分赵老常用方：

荆穗炭 10g　防风 6g　葛根 10g　苏叶 6g　木香 6g　草豆蔻 3g　青陈皮 6g　乌药 6g　黄芩 10g　焦麦芽 10g

方中荆穗、防风、葛根、苏叶等化湿祛邪，开通腠理。荆穗炭能引邪热外泄；木香、青陈皮化湿兼畅气机；草豆蔻、乌药以温化胸腹湿邪，开通郁滞；黄芩泄热；焦麦芽化滞。

偏在血分，赵老常用方：

粗桂枝 6g　葛根 10g　黄芩 10g　川连 6g　炒官桂 6g　炮姜 6g　当归 10g　焦三仙 10g　赤芍 10g　炒地榆 10g　木香 6g

如腹痛较重时，加乌药 6g，川楝子、香附各 10g。

方中桂枝、炒官桂、炮姜辛开温通，祛除郁滞；当归、赤芍、炒地榆凉血活血；葛根升阳宣通，芩连泄热。共成宣通郁滞、清泄邪热、活血凉血之效。

久痢未必是虚，治重阴伤

痢疾日久或年迈体弱者，多认为是虚证。赵老则认为久痢未必完全是虚，纯虚无实者更为少见。古有"痢无补法"之说，正是据此而言。临床上不可单凭年龄、体质、病程久暂而贸然投以补剂或收涩之剂，致留邪不去而使痢疾缠绵不休。赵老认为：痢久多是有形之邪未清，必须针对病情调治为要，不可泥于久病必虚之见，妄投补涩之剂。

痢久伤及气血，多因湿热之邪化燥、化火，伤及阴液也因医者习用苦寒清化，香燥调气，消导积滞之剂，伤阴耗液。赵老对痢久及痢后恢复期病人，常投养阴之品而达到扶正祛邪，促使病愈之目的。

总之，痢由湿热结聚而成，久痢是由肠道湿热积滞未清也，不可早用补涩之剂，必须分理调治，以脾胃功能恢复为准，以饮食增进为宜。及时化湿清热导滞，其痢自愈，阴可复也。

（邱建荣 整理）

周鸣岐

治疗溃疡性结肠炎的效方达药

周鸣岐（1917~1991），原大连市第三人民医院主任医师，临床家

溃疡性结肠炎乃西医病名，中医多属"肠澼"、"泄泻"、"痢疾"等病证范畴。临床主要以腹痛、腹泻、便下脓血等症状为主，验之临床，大致有 3 类证候。

1. 湿热郁结证

腹痛下痢，里急后重，大便溏滞不爽，排便次数多，或泻痢灼肛，便秘黏滞，多呈红赤黏液脓血便，口干喜饮，口苦尿黄。舌红苔黄腻，脉濡数或滑。治宜清热化湿，活血解毒。方用白头翁汤、芍药汤治疗。周师喜用自拟验方"地榆清化汤"治之，药用：

生地榆 30g　酒制大黄 10g　苦参 15g　黄连 10g　木香 10g　当归 15g　白头翁 15g　滑石 20g　白芍 15g　焦三仙 15g　诃子 5g

2. 脾虚寒湿

腹痛绵绵，大便溏薄，每夹有黏液及不消化食物，或伴畏寒肢冷，口干喜热饮，脘腹胀满，倦怠乏力。舌淡苔白，脉沉滑或沉迟。治宜健脾化湿，散寒止泻。方用理中汤、参苓白术散等。周师自拟验方为"二术健脾汤"，药用：

炒白术 25g　苍术 15g　党参 20g　炒山药 15g　薏苡仁 20g　茯苓 15g　干姜 5g　砂仁 5g　红花 7.5g　生麦芽 15g　陈皮 10g　诃子 10g　赤石脂 15g

3. 脾肾虚寒

肠鸣，腹胀或隐胀作痛，五更泄泻，或久泻不愈，小腹冷感，或腰膝酸软，畏寒肢冷。舌淡嫩，苔白，脉沉细或沉迟无力。治宜温肾健脾，益气固肠。方用四神丸治之。周师常用的验方为"温肾固肠汤"，药用：

制附子先煎，15g　补骨脂20g　干姜5g　炒白术20g　肉豆蔻煨，10g　五味子10g　熟地15g　山药15g　党参15g　山萸肉5g　丹参10g　炙甘草5g

溃疡性结肠炎于脏腑标本推究，则标（胃肠）多实多热，本（脾肾）多虚多寒，临床最多虚实互见，寒热错杂之候。分而言之，各有所征，合而求之，不可混淆。因此，治疗时不可偏执一端。如湿热、食积留滞肠胃，纵有虚象，亦不宜滥投滋补，当遵循"腑以通为补"的古训，首重清化，务求腑气调畅，而后方行补涩，庶无留邪之弊。清化湿热瘀毒，周师最喜用生地榆、酒大黄二药。生地榆"入足厥阴、少阴、手足阳明经"（《本草经疏》），凉血止血，清热解毒，"止血痢蚀脓"（《药性论》）。周师认为地榆专走大肠，清热解毒、收敛攻瘀之力颇佳，且清降不虑其过泄，收涩亦不虑其过涩，施于脓血夹杂之泄泻、血痢、脏毒等病，收效最捷，用量多应在25~30g之间。酒大黄擅走肠中，能破积散滞泻热攻毒，周师言其乃推陈致新，去陈垢而安五脏之神品，热毒积聚肠中，秽浊留滞，用之最宜。用酒制者，有升清化瘀之功，而缓其苦寒、峻下疾走之力。

泄泻不止，在复方图治中，每参以涩肠固脱之药。在诸多收涩药中，周师最常用赤石脂、诃子二味。赤石脂入脾、胃、大肠经，《本草纲目》言其"补心血，生肌肉，厚肠胃，除水湿"，用其涩肠止血，收湿生肌之能，以治久泻、久痢、便血、溃疡不敛极效。诃子苦酸涩温，周师经验，诃子乃涩肠固脱圣药，有收涩之功，无恋邪之弊。无论何种泄下，均喜辨证加用诃子，并根据正虚的程度、脱泄的轻重，而灵活增损诃子用量。

若病久不愈，气病及血，必致久病入络夹瘀为患，每兼腹痛有定处、便下黑滞秽物等症状。且瘀滞不散，则病实难愈，论治之时当于治疗方药中辨证加入桃仁、红花、丹参等活血化瘀、推陈致新药物，则气血活通，瘀滞得散，邪去正复，顽疾可愈。

若病情严重，或欲求速效者，周师亦应用中药保留灌肠疗法，除遵照辨证的原则选用药物外，还灵活配用锡类散、云南白药、三黄粉、血竭粉等祛瘀生新、敛疮生肌之品，更可就近驱邪，以收事半功倍之效。

（周惠君　石志超　整理）

赵金铎

薏苡附子败酱散治疗克隆病

赵金铎（1916~1991），原中国中医研究院主任医师，临床家

克隆病是以慢性腹痛、腹泻、发热、贫血等为主要表现的疾病，似属中医"腹痛"、"肠痈"、"泄泻"等病范畴。其病因病机多为寒温不适，饮食不调，情志过极，湿热蕴结肠道，气血壅滞。病延日久，致正气不足，脾土虚衰，肝木乘虚克伐中州，形成正虚邪实，本虚标实之证。对本病之治疗，西医尚无满意疗法，中医治疗亦颇棘手。余遇此病常选用薏苡附子败酱散为主治疗，并视其具体情况，酌情变化，酌予化裁。脾虚者则先健中运，可用香砂六君子汤；胃肠寒热不调者则辛开苦降，可用半夏泻心汤、交泰丸；肝脾不调者则调和肝脾，用痛泻要方加味。应用时尚应注意以下几点。

1. 应谨守病机，辨证准确

本病总的病机是湿热蕴结大肠，气血壅滞，这是属邪实的一面。但是，大肠主传导有赖于脾胃的健运，大肠有病必延及中焦。少腹属肝，肝病必传之于脾，加之患者久病必虚多郁，往往易于形成肝脾不和，升降失司，寒热不调，正虚邪实的局面。这就必须加以全面地分析，准确地辨证。

2. 证变法亦应变，论治要周密

本病的病机多属湿热蕴结下焦，气血壅滞，正气虚衰。在施治

时除紧紧抓住这个病机外，还要具体分析正邪力量的对比，或用祛邪为主，补虚为辅，或以补虚为主，兼以祛邪，或补消并用，做到证变法亦变。然药既中的又要有方有守，不要轻率改变，而犯庸人自扰之弊。

3. 要扶助胃气，饮食有节

胃为水谷之海，胃气一虚，则五脏六腑化源匮乏。本病属胃肠病变，扶助胃气是自始至终应重视的关键环节，务必做到饮食有节，这是提高临床疗效的必备条件，否则会前功尽弃。

例1 史某，女，19岁，未婚，学生。住院号14144。

1982年6月28日住院。

患者右少腹间歇性疼痛，痛剧时局部有物隆起，掣及胁腰，伴发热（T39℃），痛时即便，便后痛减。腹泻日3~4次，夹脓血黏液，胃脘胀满欲呕，喜温喜按，不思饮食，头昏心悸，自汗气短，肢倦乏力，日渐消瘦，病已5年余。有反复不愈的"口疮"，病史10年余。患者于1978年4月在某医院经剖腹探查，取病理组织活检（病理号344048），确诊为"克隆病"，行外科手术后，症状缓解。1980年10月1日复发。10月25日在该医院作钡剂灌肠（X线号31189）示：右半结肠切除术后残留之结肠、回肠及回肠末端充盈缺损。10月28日作全消化道造影示：盲肠卵石样充盈缺损及右半结肠短缩，考虑为克隆病复发。1982年初上症又复发，该医院建议再行手术治疗，患者因体质极差而未同意，遂来我院要求服中药治疗。

诊见大骨枯槁，大肉陷下（体重34kg），面黄无泽，语音低微，屈膝抱腹，行动艰难，一派极度衰弱、痛苦难言之象。舌质淡，苔白腻，前半部剥脱，脉弦细数无力。初辨为脏腑湿热，升降失调，中气不足。先予温中补虚，调和升降，缓急理气止痛之法，方宗黄芪建中汤合半夏泻心汤加减。处方：

半夏 9g　　干姜 6g　　人参另兑，6g　　炙甘草 10g　　赤白芍 9g　　川连 4.5g　炙黄芪 15g　　元胡粉冲，3g　　当归 9g　　川楝子 9g　　木香后下，3g

药进 6 剂，欲思饮食，疼痛间断时间延长，仍感右少腹胀痛，夜间较著，且胀甚于痛，掣及胁腰，干呕无物，大便泻而不畅。左关脉弦细数，右关脉柔软而弱。证属肝强脾弱，改用扶土抑木法，痛泻要方加减。处方：

当归 12g　　川楝子 9g　　元胡 6g　　木香后下，3g　　陈皮 6g　　白芍 12g　防风 3g　　马尾连 6g　　茯苓 15g　　党参 12g　　黄柏 6g

药进 6 剂，右少腹胀痛减轻，大便次数减少，精神渐佳，纳食增进，夜能安寐。但每于就餐前后右少腹拘急胀痛，局部灼热并觉有物骤起，按之濡软，重压痛甚，脉弦细数。此乃湿热蕴结，气滞血瘀。遂拟化湿清热，兼行瘀，辅以扶正理气止痛。用《金匮要略》薏苡附子败酱散加味。处方：

制附子先煎，6g　　生薏米 30g　　败酱草 15g　　党参 12g　　炒白术 9g　川楝子 6g　　元胡 6g　　丹皮 9g　　赤芍 9g　　白芍 9g　　砂仁 5g　　生甘草 6g

药进 6 剂（配合中心静脉高营养疗法），腹痛大减，纳食增加，精神转佳，渐能自理生活，唯大便日行 2 次，伴有少许黏液。守方调治 3 月余，诸症基本消失（出院时体重增至 40kg）。后因夏季痢疾而诱发，仍用上法调治而安，至今未见复发。

患者痛在少腹，胀及腰胁，呕而无物，泻而不释，显系上下阴阳逆乱，左右升降错行，有形之滞不去，无形之气壅滞肠道，是以诸症蜂起。又因幼时久患"口疮"，素体心脾积热，下移肠道，湿热蕴结，气血失和。加之病程迁延日久，脾土虚衰，肝木以乘，从而致正虚邪实，寒热错杂之症。治疗需把握邪正，权衡标本，分清缓急。先用黄芪建中汤合半夏泻心汤扶助正气，温中补虚，降阳和阴，平调寒热。如尤在泾云：中者，四运之轴而阴阳之机也。求中气之立者，必以建中也。药后中气已有回复之机，但肝脾尚未调和。《医方考》云："泻责之脾，痛责之肝，肝责之实，脾责之虚，脾虚肝实，故令痛泻。"故以扶土抑木法，方用痛泻要方以补中寓疏，泻肝补脾，调和气机，兼清湿热。药后肝木条畅，脾土健运，然湿热蕴结，气血壅滞之主要矛盾未得以解决，遂用《金匮》之薏苡附子败酱散加味投治，以奏清热利湿、理气活血排脓之功。由于药证相符，诸症平息。后因痢疾诱发，又如法调治而安。

例2 张某，男，32岁，文艺工作者。病历号04406。

1983年8月1日初诊。

右少腹反复疼痛，大便不调4年。患者于1980年9月不明原因发烧（体温39℃）。腹泻，日行5~6次，便中夹有黏液，右下腹疼痛，大便常规检查发现白细胞。虽治疗后热退，但仍大便不调，腹痛。1981年5月住北京某医院，曾3次钡餐，2次钡灌肠检查，检查结果示肠末段稍有扩张，黏膜不规整，较粗大，盲肠充盈欠佳，回盲部移动尚好（X线号80~778）。诊断：回肠末段改变，考虑为克隆病；小肠功能紊乱。某医院内科亦诊为克隆病。经用激素、中药治疗效果不显，患者不同意手术治疗，遂来我院门诊。

现右少腹疼痛而胀，稍劳累则痛胀甚重，并牵扯肩背亦疼。大便稀溏，色深如酱，夹有黏液，日行2~3次，每次排便均有下坠之感。纳谷呆滞，易饥而少食，食后泛恶。易疲劳，汗出腰酸，小便数。视其面色苍白，嘴唇干燥，舌体胖大，质暗尖红，苔黄微垢，脉弦而细数。此为湿热蕴结，气血壅滞。治拟化湿热，调气血。予《金匮》薏苡附子败酱散加味。处方：

附片6g　生薏米30g　败酱草30g　当归9g　赤芍12g　白芍12g　粉丹皮9g　川黄连3g　黄芩9g　炒枳壳9g　竹茹9g　广陈皮9g　甘草6g

二诊（8月8日）：药进6剂，少腹疼痛已止，便软成形，颜色变浅，日行1次，偶尔2次。纳食增加，精神渐佳。但时有头昏头胀，睡眠较差，腹微胀满。舌胖苔白腻，脉细沉而小数。药见效机，原方出入：

生薏米50g　败酱草30g　当归9g　赤芍12g　白芍12g　丹皮9g　川楝子打，9g　川黄连3g　黄芩9g　枳壳9g　陈皮9g　竹茹12g　生甘草6g

三诊（8月18日）：上方又服10剂。自觉体力增加，精神又振，纳食增加，每餐可食150~200g，便软成形，颜色更浅，日行1~2次。头晕、头胀、心悸好转，腹部仍胀满，睡眠不实，口干喜饮。舌尖红，苔白稍腻，脉细小数，左稍沉。续服8月8日方。

四诊（8月29日）：精神、体力、纳食均佳。大便成形，颜色转正，日行1次。惟食后脘腹微有胀满，时有心悸，夜寐不实，口干而不欲饮。舌质暗尖红，苔薄黄少津，中有裂纹，脉沉细而数。处方：

生薏米30g　败酱草30g　茵陈15g　黄柏9g　川楝子9g　枳壳9g　粉丹皮9g　赤芍12g　白芍12g　当归9g　麦冬9g　莲子心9g　甘草6g

恒守此方，继续服用，至今未复发。

患者表现为右少腹疼痛而胀，大便稀溏，色深如酱而夹黏液，便下不畅，苔黄垢腻等一派湿热蕴结、气滞血瘀之象。因未见脾土虚衰，故不用扶助中气之黄芪建中汤。未见肝脾不调，故不用扶土抑木之痛泻要方。而迳施薏苡附子败酱散，加当归、赤白芍、丹皮以活血；枳壳、陈皮以理气；芩、连、竹茹以清化湿热；甘草调和诸药。药进6剂而腹痛即止，说明郁滞渐通，但湿热尚未尽化。二诊即于上方去附片加川楝子，加大薏米、竹茹用量。其后略有增损，均不离清化湿热、活血行气以疏通郁滞。

董建华

久 痢 六 法

董建华（1918~2001），北京中医药大学教授，工程院院士

一、调肝理气　扶脾助运

肝气横逆犯脾，下迫大肠，症见腹痛肠鸣，泻痢交作，泻后痛减。伴胸胁胀满，不欲纳食，情志波动后加重。舌红苔薄微腻，脉细弦滑。治当调肝理气，扶脾助运。常用方药：

柴胡 10g　白芍 10g　香附 10g　青陈皮 6g　白术 10g　茯苓 10g

加减：肝火盛，加龙胆草 6g，或山栀、黄芩各 6g；脾虚明显，加党参、黄芪各 10g；腹痛甚，加乌药 6g，川楝子 10g。

二、芳香化湿　燥湿泄浊

内外之湿合邪，流注大肠，症见大便溏滞不爽，胸闷脘痞不知饥，身困倦怠嗜卧，面色晦垢不洁。舌苔厚腻，脉濡滑。治当芳香化湿，燥湿泄浊。常用方药：

藿香 10g　佩兰 10g　厚朴 6g　陈皮 10g　清半夏 10g　茯苓 10g　通草 6g

加减：湿邪重，加生薏仁 10g，蔻仁 3g；暑热，加清豆卷；口干明显，加芦根 10g。

三、清热利湿　理肠导滞

蕴湿生热，湿热滞肠之证。见泻痢次多不爽，便下脓血黏液，赤白相兼，肛门灼热，里急后重，伴腹痛，小便短赤。舌红苔黄厚腻，脉濡细数。治当清热利湿，理肠导滞。常用方药：

白头翁 10g　黄芩 10g　黄连 3g　葛根 10g　木香 6g　槟榔 10g

四、活血化瘀　通络止痛

久病入络，气血凝滞，络脉不通。症见腹痛如针刺，痛处固定，大便色黑，或带鲜血、黏液。舌暗有瘀斑，脉弦涩。治当活血化瘀，通络止痛。常用方药：

桃仁 10g　红花 6g　当归 16g　赤白芍 10g　乌药 6g　香附 10g

加减：疼痛剧烈，加制乳香、没药各 1.5g；触及积块，可加三棱、莪术各 6g；大便鲜血量多，加蒲黄炭、陈棕炭各 6g。

五、健脾益气　升阳止泻

脾气虚弱，清气下陷之证。见大便溏泄，夹有未消化物及黏液，稍进油腻或劳累后加重，伴有脘痞腹胀，形瘦体倦，面色不华。舌淡胖边有齿痕，脉细弱。治当健脾益气，升阳止泻。常用方药：

党参 10g　土炒白术 10g　茯苓 10g　木香 6g　砂仁 3g　扁豆 10g
荷叶 6g

加减：脾虚气弱明显，加黄芪、仙鹤草、功劳叶各 10g，久泻脱肛，加升麻 6g；夹有积滞者，加炒鸡内金 6g，焦三仙各 10g。

六、温肾暖脾　涩肠固脱

泻痢日久，邪祛正虚，脾肾阳衰。症见泻痢不止，滑脱不尽，腹痛肠鸣，畏寒喜暖，伴腰膝酸软，肢冷神疲，小便清长。舌淡苔水滑，脉沉细。治当温肾暖脾，涩肠固脱。

常用方药：

破故纸 10g　　肉豆蔻 6g　　肉桂 3g　　炮姜 3g　　诃子肉 3g　　石榴皮 6g

加减：阳衰寒甚，加附片 5g，干姜 3g；邪尽滑脱不止，可再添罂粟壳 1.5g；肾虚明显，加杜仲 6g，桑寄生 10g。

俞尚德

慢性痢型腹泻，自拟秦桂良方

俞尚德（1920~　），杭州市第四人民医院主任医师

"慢性痢型腹泻"是作者的命名。其临床表现是：病史较长，或有明确急性痢疾史。大便溏泻，日3~5次。或粪便细条状，排出如挤牙膏，带有黏液；或大便颗粒状，日数行，表面有明显脂状黏液。无论大便干溏，化验常可见红、白细胞或脓细胞，但有时镜检正常。培养则均无痢疾杆菌生长。肠鸣常较亢进，便前有腹痛，但非切痛。有时左、右下腹部出现索条状凸起，按揉之消失。苔多薄滑或腻，脉象细滑或细弦。其要点是排泄大便时滞涩不畅，无里急稍有后重。便前常有腹部隐痛。粪便常杂有黏液，培养无痢疾杆菌生长。故不能称之为慢性痢疾。然又具有某些痢疾症状，故以"慢性痢型腹泻"命名。此类患者，常自服黄连素有效，但不能根治。

腹泻日久，必然涉及脾虚，这是共性。但从其服黄连素有暂效这一点来看，胃肠当有湿热蕴结。即使其始因为寒湿，日久也湿郁化热。脾阳虚与胃肠湿热是慢性痢疾型腹泻的主要矛盾。治宜健脾清泻，自拟秦桂汤化裁：

沙党参各10~15g　炒苍术10~15g　白术10~15g　葛根15g　肉桂3~6g　白头翁10g　秦皮10g　煨木香10g

排便时转矢气多加煨诃子。晨醒即欲排便的加肉蔻炭、熟附块。

排便如挤牙膏状加桔梗、炒黑丑。腹胀加炒槟榔、炒枳壳。小腹有条状凸起作痛加炙甘草、炒白芍。苔腻先予制大黄、黄连、黑丑、肉桂，或枳实导滞丸加肉桂；服二三剂，俟腻苔渐化，即予秦桂汤。

例1 顾棠，男，28岁。

大便溏泻已半年，杂有黏液，不畅，日3行，肠鸣腹痛。粪便化验有脓球及红、白细胞，培养无致病菌生长。苔薄腻，脉细弦。处方：

秦桂汤加炒黑丑、炒神曲。

服14剂复诊，大便日1行，加炒黑丑，腹无所苦，而觉腰酸。苔白不腻，加补骨脂10g，肉蔻炭10g。再诊时诸症均和，调治而愈。

例2 应某，女，59岁。

30年来，大便溏泄，杂有黏液，日行2~3次，不爽，伴有腹痛。服黄连素有暂效。既往粪便曾检得弗氏痢疾杆菌。苔白滑，脉细滑。处方：

秦桂汤加熟附块10g，苦参10g。

服3剂后，大便即成形，日1行，无黏液，腹痛亦除。

调治经月，疗效巩固。

例3 刘某，女，52岁。

5个月前，急性腹泻，日行20次余，不畅。经他医治后，数月来，大便如丸，表面杂有红白黏冻，不畅，每日排5~6次，伴有便前腹痛。粪便化验有脓细胞、红细胞（++）。培养无致病菌生长。苔薄黄白，脉细弦。处方：

秦桂汤去苍术、白术，加冬术、枳壳、苁蓉。

服7剂后，大便成条状，日2行，无红白黏冻。前方加麻仁泥，再服7剂，大便正常。再调治2周而愈。

以上举例，临床情况虽不尽一致，而有共同之处，即腹痛，粪便

俞尚德

见黏液，化验有脓球或红、白细胞，但培养无痢疾杆菌。临床似痢而实非痢，称之为"慢性痢型腹泻"较为恰当，它可视为慢性腹泻的一个特殊类型。其始因有可能是由于病菌或阿米巴感染，但往往已经过多种治疗，致未能再检出病原体。秦桂汤既健脾运，振脾阳，又能清肠涩肠，对此种类型的慢性腹泻有较好的疗效。

本方亦可治疗确诊的慢性菌痢，如王某，男，48岁，诉1年前患脓血痢，以后每日大便3~5次。溏而后重不畅，肠鸣腹痛，神疲力乏。苔白滑微黄腻，脉濡滑。粪便化验有脓球及红、白细胞，培养有弗氏痢疾杆菌生长。检阅前医处方，均为苦寒清肠之剂，疗效不著。乃先投以枳实导滞丸（包煎）12g加肉桂等，服4剂后，大便成形，日1行，略见黏液，腹痛已除。改用秦桂汤加马齿苋、乌梅炭，服9剂后，诸症已除，粪便培养无致病菌生长，调治3周停药。随访3年未复发。

王建孚

久痢附子起沉疴

王建孚（1916~　），重庆市第三人民医院主任医师

戎某　男，64岁。

多年来病魔缠身，迭次住院，诊断为慢性溃疡性结肠炎、低血糖等病。常感胁肋脘腹胀痛，大便溏，甚则泄泻，日5~7次，黏液甚多，镜检时而异常，胃纳不佳，神气疲乏。脉濡滑，苔厚腻。是属肝脾不和之象。肝主疏泄，脾主运化，肝旺疏泄太过，脾虚运化不及，致令为胀为泄。治当两和肝脾，兼以渗湿和中为法。

柴胡 12g　白芍 9g　薏苡仁 30g　楂曲 9g　枳壳 9g　木香 9g　白蔻 12g
大腹皮 9g　甘草 6g　厚朴 9g　苍术 9g　鸡血藤 18g

5剂药后，腹胀稍松，大便次数减少，日解4~5次，仍溏而不实，中脘两胁窜痛，胃纳极差，苔仍白腻，脉濡滑。宗前法：

柴胡 9g　木香 9g　大腹皮 9g　佩兰 9g　荷叶 15g　厚朴 12g　砂仁 9g
薏苡仁 30g　楂曲 9g　苍术 12g　陈皮 12g　藿香 12g　菖蒲 15g

连服15剂，仍感脘腹痛胀，时轻时重，大便泄泻，时增时减，神气疲乏，畏冷自汗。脉细而濡，舌质胖嫩，苔白厚。久病必虚，命门火弱，蒸化不及。拟温阳化气，釜底增薪为法。

熟附片先煎1小时，60g　党参 24g　仙茅 30g　白术 15g　芡实 15g
淫羊藿 30g　生黄芪 30g　肉豆蔻冲服，3g　姜炭 6g　山药 30g　补骨

脂 15g　大枣 12g　肉桂冲服，3g

5 剂后，脘腹胀痛见轻，大便次数见减，日 2~3 次，神气稍好，舌苔厚腻渐退。再守原法进治：

熟附片先煎 1 小时，120g　白术 15g　茯苓 15g　白芍 9g　姜皮 6g　大枣 15g　补骨脂 15g　肉豆蔻 9g　党参 18g　生芪 30g　山药 30g　肉桂冲服，3g

药后脘腹痛止，大便日解 1 次。据述每日 1 剂则平安无事，否则即腹泻多次。温阳化气釜底增薪法颇为合拍。初用附子 60g 即见成效，继之倍增 120g。药后病情大有起色，以致十余年之沉疴痊愈。前之二诊以两和肝脾，渗湿和中为法，病情进退不显，肝脾不和，湿浊阻遏之象有所改善，三诊是一大转折。鉴于病人神气疲乏，畏冷自汗，脉沉细而濡，一派阳虚之象，知病久必虚，命门火衰之证，遂变其治则。拟真武温脾肾之阳，肉桂、肉蔻、补骨脂助命门之火，所谓釜底增薪是也，辅以黄芪、党参大补元气，相辅相成，效果显著。

（刘静　整理）

周炳文

疫毒痢宜解肌托邪

周炳文（1916~2008），江西吉安地区医院主任医师，临床家

疫毒暴痢即中毒型痢疾，最为急重，发病急骤。多数患者，大便未见脓血，即壮热口渴，头痛神昏，甚则痉厥抽搐，烦躁不宁，与湿热痢、禁口痢迥异。盖疫毒暴痢病灶虽在肠道，而病气早伏气营，故一发病即毒陷心包，蒙蔽清窍，便见舌绛苔黄，或灰黑，脉大滑数，或至数模糊等气营中毒症状，极易出现"闭"、"脱"休克变症，每按"温热时病"辨治而收良效。

疫痢的中毒症状轻重不一。轻者，仅高热，偶而惊厥，起病只如肠炎，泄泻黄水黏液，疫毒便从里而下，一投解肌清肠，即热清泻止，病程短暂，预后良好。重者，中毒深邃，迳犯心脑，初热时深度昏迷，呕吐项强，睛转失灵，持续抽搐，甚则出现面青肢冷，呼吸微而短促等"厥脱"之证。治疗依照气营脏腑层次辨证，按温病浅深规律论治，主要掌握虚实闭脱变化，兼顾其他，大都应手显效。其治疗方药，初以解肌方为主，如葛根芩连汤、四味香薷饮。若毒中营血，热入心包，即用清气凉营熄风解毒、醒脑开窍，方如犀角地黄汤合葛根芩连汤，加至宝丹、钩藤、石菖蒲、僵蚕之类。若进一步恶化，出现面青肢冷，呼吸短促，神靡而脉弱，为正虚邪陷、厥脱之候，即循环衰竭，须防气脱之变，当益气救津，结合清热解毒、育阴熄风，方

用独参汤、生脉散、定风珠。再按营血的热势和肠腑之症情，适当配合犀角地黄汤、葛根芩连汤，或清瘟败毒饮等方剂。若泄泻黄水赤白黏液，则配入清热化湿之剂，如白头翁汤、芍药汤，与上述各方参酌运用。若转为痰鸣涌盛，手足强直或痿软等后遗症，治当祛风化痰、活血通络为主，方用涤痰汤加忍冬藤、络石藤、石菖蒲、蒌仁、远志、川贝之类。

曾治数例均收卓效。现举例于下：

例1 曾某，女，12岁，独生女，住院，1978年5月8日邀诊。患者下赤痢，高热39.5℃，谵妄语乱，入院两天，忽大量吐血不止，而以中毒型痢疾邀诊，见热甚气粗，神昏志乱，频吐鲜血，舌赤苔黄，脉数，大便脓球，当按疫毒内陷、温热伤络、邪正俱实论治，方用：

葛根12g　黄连6g　黄芩9g　栀子9g　赤芍9g　钩藤9g　犀角5g　生地24g　丹皮9g　茅根30g　侧柏叶30g

解肌清肠，凉血解毒，水煎频服，一日两剂，吐血立止，热降神识渐清，谵妄亦平，苔灰黑。原方去葛根、钩藤，犀角减为2g，加银翘再进两剂，热清，大便无黏液。继用叶氏养胃方加味，调整而愈。

例2 龙某，男，3岁，住院，1983年8月5日邀诊。两日未大便，突然高热昏睡，烦躁抽搐，以病毒性脑炎入院。两天后仍高热不降，转为泄泻黄水含黏液，肛赤，滑脱不固，次数无度，检出脓球，乃断为中毒型痢疾而邀诊。见浑身水疱，舌剥赤，指纹粗紫，按毒痢津伤、热盛生风论治，宜解肌清肠、凉营熄风，方用：

生地12g　银花9g　葛根9g　钩藤6g　黄芩6g　黄连3g　丹皮5g　赤芍5g　僵蚕5g　至宝丹半粒

两剂汗出热降至37.8℃，神清睡安，水疱亦敛。去至宝丹再服两剂，大便减为2次，稍急胀，带白冻，继用芍药汤加减，痊愈出院。

例3 邓某，男，1岁，住院。1985年7月3日邀诊。

初患支气管炎咳嗽两月，继发中毒型痢疾，高热40℃，滞泻，神昏抽搐，入院5天，热不降，沉睡露睛，抽搐不停而邀治。见神靡昏睡腹膨大，从未出汗，似由暑湿闭遏，并入胃肠，津伤动风，正虚邪实之候。治当清暑解肌，益气复津：

红参6g　葛根6g　香薷5g　扁豆5g　厚朴5g　黄芩5g　钩藤5g　黄连5g　甘草3g

2剂汗出热顿退（37.5℃），抽搐即停止，腹膨大消，神色改善，原方调整，痊愈出院。

例4 丁某，男，3岁，住院。1982年7月2日邀诊。

中毒型痢疾合并肺炎，入院两天，仍高热40.5℃，抽搐。见腹膨大便结燥，脓球（++++），尿短赤，痰鸣咳嗽气促，肺湿性啰音。指纹粗紫，舌红苔腻黄。此温热疫毒内陷胃肠，治以疏风解肌、清肠消炎为主，遂拟：

葛根9g　黄芩6g　防风5g　杏仁5g　川贝5g　僵蚕5g　石菖蒲5g　蝉蜕5g　钩藤5g　胆星5g　大青叶9g　板蓝根9g　川连3g　甘草3g

2剂热清痉止，又服2剂大便稀黄，腹转平软，尚咳嗽痰鸣，继用二陈汤加桑苏杏贝蒌仁而愈。

例5 毛某，男，半岁，1977年7月9日以暴痢邀诊。高热39.8℃，昏睡烦扰，滞泻10余次，全黏液，脓球，口渴，神倦目陷。住院5天热不降，见指纹浮露红嫩，舌红苔腻白，热伤气营，并入胃肠之证。当解肌清肠，益气凉营，以防惊厥。即拟：

红参5g　葛根6g　钩藤6g　赤芍6g　黄芩5g　丹皮5g　生地9g　花粉9g　黄连3g　甘草3g

至宝丹半粒化服

二剂热降至38℃，泻减，神色好转。复诊去生地、至宝丹、钩藤，加银花、青蒿、当归、地锦草，数剂体温正常，大便成形出院。

例 6 黄某，男，7 岁，1985 年 7 月 8 日以极重暴痢邀诊。高热抽搐，口禁不语，昏迷 7 天，由县医院转来，体温 39.5℃，四肢厥冷，大便脓血，头倾项强，右手足瘫软。

撬口见舌红苔灰黑，瞳孔左大右小，光反射存在，脉滑大。热甚动风，毒陷心包，蒙蔽清窍之证，急须解肌透热，托邪外达：

葛根 15g　石膏 60g　黄芩 9g　银花 9g　连翘 12g　僵蚕 6g　知母 6g　桔梗 6g　川连 5g

至宝丹 1 粒化服

鼻饲两剂，热降至 38.5℃，厥回，窍干，下痢顿止。减至宝丹再服 3 剂，神识渐清，张口饮水，午后潮热，尚肢瘫不语，舌红绛，脉细数。营热灼津，原方去葛根、桔梗、僵蚕，合增液汤加丹皮、赤芍、竹叶、川贝，潮热清。仍痰阻廉泉、肢瘫、喉中痰响，继用白参6g，竹叶 9g，石膏，半夏、川贝、知母、枳实、茯神、蒌仁、白芍、竹茹各 9g，远志、甘草各 3g，痰鸣消失，语言恢复，瘫肢亦活动自如，惟答问迟钝，便结汗多，多哭不能久站，午后低热。营阴大伤，再用白参、沙参、麦冬、生地、当归、芍药、首乌、鳖甲、山药、茯神、石斛、火麻仁、竹叶之类，加减出入十余剂而愈。

例 7 彭某，男，7 岁，1986 年 9 月 2 日诊。下痢日数十次，高热昏迷抽搐，入院抢救，呼吸衰竭而邀诊。见气息短促，手足清冷，狂躁烦扰不宁，大便全是赤白黏液，脉数大，舌红苔灰腻。此为气阴已衰，暑湿内闭，疫毒炽盛，正虚邪实之证。补泻两碍，乃取益气解肌、清肠化湿：

白参 6g　黄芩 6g　厚朴 6g　葛根 12g　银花 12g　连翘 12g　花粉 12g　扁豆 12g　香薷 9g　黄连 5g　甘草 5g

两剂得微汗，热顿退，手足转温，呼吸缓和，面色改善，痢次渐减。又加酒大黄 6g，灰黑苔脱落，渐有食欲，大便减为日三四次，酱色。改用：

白头翁 12g　白芍 12g　秦皮 9g　黄柏 9g　黄芩 9g　栀子 9g　丹皮 9g
生地 12g

连服 6 剂，苔净，大便黄色成条，神爽嬉戏出院。

例 8　邵某，男，5 个月，住院，以中毒型痢疾，并病毒型脑炎，中毒型肺炎邀诊。初高热抽搐惊啼，两目直视，继大便下黏液，检出脓球（+++），入院 3 天，仍体温 39℃~40℃，纹紫粗曲。乃毒陷热炽动风之候，治以解肌托邪、清热熄风。方用：

葛根 6g　连翘 6g　黄连 3g　枳实 3g　槟榔 3g　甘草 3g　黄芩 5g
钩藤 5g　僵蚕 5g　蝉蜕 5g　至宝丹半粒

2 剂热退抽止，大便无黏液。去至宝丹再服 1 剂，痢愈，精神改善，惟啼多寐少，睛呆转动欠灵，风痰火郁未清，尚须祛风凉肝。用泻青丸加味：

胆草 1.5g　羌活 1.5g　防风 3g　栀子 3g　大黄 3g　黄芩 3g　川连 2g
茯神 6g　板蓝根 6g

1 剂目睛转灵，又服两剂吮乳正常，夜卧酣熟不吵，大便脓球、霉菌均消失。

例 9　熊某，女，2 岁，1987 年 10 月 8 日住院，以中毒型痢疾合并脑炎邀诊。见高热 40℃，痉厥，入院 3 天热不降，深度昏迷，不断抽搐，痰涎壅盛，口噤不哭，数日未大便，腹膨，指纹青粗滞，儿科输液吸氧，连用多种西药，均不能缓解病势。为毒闭不得宣泄，陷心入脑，热甚动风之证，当解肌托邪合清热熄风开窍，立投葛根芩连汤合犀角地黄汤，加僵蚕、蝉蜕、钩藤、至宝丹。1 剂热降抽止，大便下黄色黏液数次，化验脓球（+++），仍昏迷不哭，稍微搬动即呼吸短促。由闭变脱之象，即与益气防脱、清热救津：

白参 6g　麦冬 6g　五味 3g　归芍各 8g　石菖蒲 5g　葛根 5g　川连 5g　黄芩 5g　甘草 3g

2 剂热清，呼吸改善，痢止咽食，尚哭不语，右手足强直不屈。风痰阻络，遂拟涤痰汤加当、地、芍、络石藤、忍冬藤等出入 10 余剂，手足强直好转，扶可站立移步，仍不说话出院。

以上 9 例"疫毒痢"轻重不一，兼挟互异，无论邪正俱实，或正虚邪实，治当均以解肌托邪，内陷之毒从表从下而解为主；其次清热凉血，平肝熄风，结合不同兼挟证候，酌情兼顾并治，皆收到满意效果。

万友生

痢 疾 指 要

万友生（1917~2003），江西中医学院教授。

例1 张某，男，30 岁。

患赤痢日四五行，里急后重，身有微热，舌赤，脉弦数。投以白头翁汤加减：

白头翁 30g　白芍 30g　生甘草 15g

连服 3 剂即愈。

例2 刘某，女，32 岁。患赤痢多日，腹痛里急后重，日二三十行，口干，舌红，脉弦细数。投以白头翁汤加减：

白头翁 30g　白芍 30g　生甘草 15g　北沙参 30g

仅服 1 剂，腹痛里急后重即大减，下痢亦随之而减为日行四五次，守方再进数剂而痊愈。

例3 万某，男，38 岁。1955 年 8 月间，患赤痢，始见发热不恶寒，头闷微痛，舌苔白黄而腻，脉象浮数，下痢纯赤，当日约下八九次，腹痛里急后重，上午进葛根芩连汤合黄芩汤：葛根 15g，黄连 9g，黄芩 5g，白芍 15g，生甘草 10g，1 剂。下午热渐退而下痢未减，改用黄芩汤加白头翁：黄芩 5g，白芍 15g，生甘草 10g，白头翁 10g，再进 1 剂(前后两剂，水煎分 4 次服，每隔 4 小服 1 次)。晚间下痢次数见减。次日身热退清、头闷痛除，白苔见退，脉转和缓，下痢仍赤，但次数递减，改方用陈士铎治痢方加减：

当归 15g　白芍 15g　莱菔子 10g　枳壳 5g　槟榔 5g　青皮 5g　银花 10g　生甘草 10g

日进 1 剂。第三天下痢渐止，赤已尽除，舌苔渐净，食欲已开，病乃告愈。

《伤寒论·厥阴病》篇说："热利下重者，白头翁汤主之。""下利欲饮水者，以有热故也，白头翁汤主之。""下利脉沉弦者，下重也。"白头翁汤是后世治痢的祖方。痢疾是因土中湿热蕴结而木火下迫肠间所致。这可从其所谓"下利脉沉弦者，下重也"看得出来。因为痢疾的里急后重而脉弦，即肝木横强失柔之象，故善治痢者，莫不注重调肝（如疏肝，清肝、柔肝等）。白头翁汤所主治的热利下重便脓血口渴脉沉弦数，显属热胜于湿而伤及血络之证。方中白头翁和秦皮、黄连、黄柏四药也显然具有清热燥湿，凉血止血作用。尤其是白头翁更具有疏肝清肝的效能。黄芩汤和四逆散中所包含的芍药甘草汤，具备柔肝缓急的良好作用，对痢疾腹痛里急后重尤有殊功。后世治痢下脓血及后重窘迫的芍药汤（白芍 60g，甘草 10g，木香 10g，槟榔 10g，黄芩 15g，黄连 15g，当归尾 15g。如服后痢不减，加生大黄 10g），就是在黄芩汤基础上发展而成。此方主要就妙在重用芍药甘草汤以柔肝缓急。常见热痢服此，里急后重迅速解除而大便畅行，收到"治痢还须利的稳效、高效，并显示出治痢调肝的优越性。这就是我在上述三例治验中都重用白头翁配合芍药甘草汤的理由所在。

例 4　范某，男，1 岁。1992 年 10 月 23 日

初诊：患白痢近 3 个月，大便日二三行，带白冻。久治少效，且大便次数增多，白冻更多，面白无华，肢凉，小便短少，尿流点滴断续，指纹青过气关。投以活人败毒散：

党参 30g　云苓 15g　甘草 10g　枳壳 10g　桔梗 10g　柴胡 5g　前胡 10g

羌活 10g　独活 10g　川芎 3g　薄荷 3g　生姜 3 片

3 剂。

10 月 26 日复诊：药后显效，白冻已无，大便转黄，日一二行，呈稀糊状，指纹退至气关以下，守上方再进 3 剂而愈。

喻嘉言首创"逆流挽舟"法，用活人败毒散治痢疾初起有恶寒等表证或虽失表于初而"百日之远，表寒证仍在者，均可用活人败毒散取效（参看《万友生医案选》"逆流挽舟法在痢疾治疗上的商榷"一文）。本案患痢已近 3 个月，只有里证而无表证，似不宜用逆挽之法。其所以仍用活人败毒散全方取得高速疗效者，是因本案白痢日久，寒湿困脾，以致气虚下陷，清阳不升，故现下痢纯白，四肢冰凉，面白无华，指纹青过气关等症，而活人败毒散方不仅能解散风寒湿邪，且能升发脾气以举清阳之故。由此可见，活人败毒散治痢无论新久，有无表证，只要证属寒湿而脾气虚陷的，用之有良效，本案即其例证。

丁光迪

久痢攻积，升阳除湿

丁光迪（1918~2003），原南京中医药大学教授。

例1 董某，男，42岁，工人。

初诊：泄痢三年余，时剧时差，反复发作。发时多因气候变化，或饮食不当而致。腹痛泄痢，腹痛以左少腹为甚，不欲按，肠鸣矢气，即欲如厕。便中冻垢多，兼夹脓血，甚时见鲜血，并有后重不爽之感。纳谷不香，特别不能吃油炸食物，或冷饮，如果不注意，其病能够立即发生。平时亦多肠鸣辘辘，欲得矢气，神疲乏力，但又时见燥热，舌苔薄黄腻，脉弦。（此病经过多次检查，直肠乙状结肠镜、X线钡灌肠造影，诊断为慢性非特异性溃疡性结肠炎）

综观病情，病经有年，泄多中虚，而湿积仍然阻滞，迫于气血，形成虚实错杂的病变。这种中气陷下，而又阴火僭逆；气血两伤，仍然宿积不化，处理颇多掣肘。姑为升阳除湿，寒温杂合以治。方从东垣升阳除湿汤，兼参外科疮疡护膜之治。

柴胡 5g　升麻 5g　苍术 10g　防风炭 10g　白芷 10g　陈皮 5g　茯苓 10g　乌梅肉 10g　黄连 4g　黄柏 10g　焦枳实 10g　桔梗 5g　当归炭 10g　炒白芍 15g　金银花 15g

5帖。

另：蜡矾丸 10g，分两次饭前吞下。又另：鸦胆子仁 42 粒，用桂圆肉包，每包 7 粒，分作 6 包，早上空腹一次吞下，以早饭压之。3 日服 1 次，连服 3 次。如果痢久体弱，有滑脱现象的；则用量减半。

二诊：药后症状改善，腹痛见缓，泄痢次数亦少，脓血大减，后重已除。效议出入再进。原方去桔梗、银花，加炙甘草 4g。（5 帖），鸦胆子仁，按上法继服；蜡矾丸继服。

三诊：腹痛泄痢均除，大便成形，但粪便上尚附有少量脓冻。胃纳转香，亦无躁热。而腹中仅喜热按，中虚之象更著。苔薄白，脉细弦，此为湿积见化，虚象踵至。转为升阳补中，巩固疗效。原方去茯苓、乌梅、黄柏、枳实；加用炙黄芪 15g，炒党参 15g，炮姜 4g，蜡矾丸继服。（7 帖）此后煎药停服，蜡矾丸再服半个月。

以后九个多月未复发。偶有大便变化，仍用上法，见效更快。此后凡遇此证，即以此法治之，大都获效。

慢性非特异性溃疡性结肠炎的泄痢，属于中医的久痢类证。不是濡泄，而为久泄痢后的中气下陷，是胃气不能上升，水谷不化的病情，所以不宜用分利方法以止泻，亦不是理气导滞所能止痢。大便中的冻垢脓血，虽说是积滞，实际是肠中溃疡病灶的产物，似痢而非痢，从今天所知来看，要兼参外科疮疡证治取法。李东垣的升阳除湿法，结合他的疮疡治验（见《东垣试效方》），似较适合。如果症见湿热积滞，有躁热的，伍用梅、芍、芩、连、柏、枳等，但不必全用，亦不可久用；冻垢多的；伍用白芷、枳、芍、桔梗，具有排脓之意；脓血多的，须用蜡矾丸，生肌止痛，护膜解毒，可多用段时间。此药李时珍亦很欣赏，尝谓"此药不惟止痛生肌，能防毒气内攻，护膜止泻，托里化脓之功甚大，《本草纲目·蜜蜡》。如见鲜血的，加用防风炭、荆芥炭、炒银花。见腹痛甚的，不必用止痛药，应用升阳风药，风药能搜风解疼，于土中植木，有些风药，还能排脓止痛，生肌敛疮。再略伍甘药缓中，则其痛自止。滑泄又寒气凝聚，震灵丹（禹余粮、紫石英、赤石脂、代赭石、乳香、没药、五灵脂、朱砂）是有效药物，而且寒证较湿热证见效为快。总之，此病宜"下者举之"，不能过用导滞，更不宜兜塞。但见效以后，大便反见干燥的，又宜润燥互用，减少风药，伍以润药，如桃仁泥去油，或当归或郁李仁等，见效即止，否则又将泄泻。

又，此病改善症状较易，杜根较难，所以经治大便已转正常，而病灶尚未根除，肠鸣隐痛，粪便附有少量冻垢脓血，久久不净，成为常事，这实在是其病反复的根萌。善后是个大问题，应坚持调理，治愈亦有可能，这是本人的体会。

例2 张某，男，36岁，中学教师。

泄痢多年，先是反复泄泻，以后变成腹痛滞下，见冻垢脓血，时发时止。延至近年，后重乏力已减，反见滑泄之势，而腹痛依然不除，脓血又见晦暗，偶有少量鲜血。自感下腹部有包块，怀疑病情恶变（多次检查，诊断为"慢性非特异性溃疡性结肠炎"，肠管有纤维化瘢痕，排除恶变）。

形体较瘦，畏寒喜暖，面色萎黄，疲乏无力，纳谷乏味，多食不适，舌稍胖，色暗苔薄，脉细，按之弦。分析病情，久泄气陷，阳虚湿胜，而又气滞络瘀，成为气血虚实错杂之证。治以升阳除湿，两调气血法。方从升阳除湿汤合震灵丹。

柴胡5g 炙升麻5g 苍术10g 藁本10g 防风炭10g 白芷10g 独活10g 炒白芍15g 当归炭10g 陈皮5g 茯苓10g 红花10g 炙甘草4g 炮姜5g

5帖。

另：震灵丹10g，分两次，开水或药汁送下。

二诊：药后泄痢腹痛已减，胃稍欲纳。效不更方，原方再进五帖。

三诊：当前痢症已平，而大便又见干燥，但尚不能说病已向愈。这种病情，反复是多见的，要重视调理巩固。原方去独活、炮姜；加黄芪5g。（5帖）

此后临近暑假，工作较忙，吃汤药不方便，改服丸药。丸药仍用前方，再去苍术；加党参10g，白术10g，焦枳实5g，桃仁泥去油10g，撮药10帖，为末，姜枣汤泛丸。每日两次，每次7g，荷叶煎汤代茶送药。

另用蜡矾丸10g与震灵丹10g，间日交替服，连服一月。观察半年余，其病未见反复，而下腹部包块见软未消。

谷振声

芍药汤与槟芍顺气汤治疗痢疾

谷振声（1918~   ），温州医学院教授

芍药汤见《温疫论》上卷。方由白芍药、当归、厚朴、槟榔、甘草等五药组成。治"腹痛不止，欲作滞下，里急后重，加大黄三钱；红积倍芍药"。

槟芍顺气汤见是书下卷。方由槟榔、芍药、枳实、厚朴、大黄、生姜等六药组成。"专治下痢频数，里急后重，兼舌苔黄。"

吴又可称："夫痢者，大肠内事也。大肠既病，失其传送之职，故正粪不行，纯乎下痢脓血而已。所以米谷食停积在胃，直须大肠邪气退而胃气通行，正粪始因而下出。今大肠失职，正粪尚自不行，又何能代胃泄毒而出。毒气不出，羁留在胃，败坏真气。"

芍药汤与槟芍顺气汤二方，重点在于顺气泄毒，后方即前方去当归、甘草，加枳实、生姜。总其不过五六味药，治疗细菌性痢疾。效同桴鼓。

张某　男，25 岁，工人。1963 年秋门诊，主诉因饮食不节起病，体温 38.5℃，恶寒，腹痛，泄泻日十余次，里急后重。腹泻初为水状，伴有黏液或脓血便，面色无华，略见消瘦，两颧微露，目眶稍陷。舌苔黄燥，中微焦黑，脉细滑而数。西医诊断为急性细菌性痢疾，施药未见明显效果。拟吴又可芍药汤合槟芍顺气汤：

白芍药 9g　当归 5g　槟榔 6g　厚朴 6g　枳实 6g　广木香 3g　水连 3g　清宁丸 6g　甘草 3g　鱼腥草 12g　凤尾草 12g　小青草 12g

服 2 帖，一日后复诊，腹痛、里急后重均除，腹泻次数明显减少，大便日一二次，仍予原方，去清宁丸改用香连丸 5g。继服 3 帖，门诊随访，未见再发。

痢疾一证，《内经》谓之肠澼，因其闭滞不利，里急后重，故又谓之滞下。吴又可《温疫论》因其具有传染性，又称为疫痢。芍药汤、槟芍顺气汤，是吴氏经验良方，与达原饮方同为后世所习用。考此方的组成，脱胎于仲景的调胃承气汤，重在调气和血清下焦湿热。方中槟榔、枳实、厚朴等药，专为调气而设。《景岳全书》称："痢疾初作，气禀尚强，因纵肆口腹，食饮停滞。凡有实邪，可先去其积，积去痢自止，宜承气汤。"又称："湿热邪盛，下痢纯红鲜血者，宜香连丸，或用河间芍药汤。"河间芍药汤与吴氏芍药汤不同，本人经验，以吴氏芍药汤为胜。如见肠红，可与白头翁汤合用，屡奏奇功。至于改大黄为清宁丸，可以减轻大黄副作用，增强清理下焦湿热的作用。

谢海洲

锡类散治疗慢性溃疡性结肠炎

谢海洲（1921~2005），中国中医研究院研究员

锡类散，方出《金匮翼》（清·尤在泾撰）卷五喉痹诸法中，原句"烂喉痧方"，并注明乃其笔友张瑞符所传，历来常用于疫喉、乳蛾、牙疳、口舌糜烂等口腔咽喉疾病，具解毒消炎、利咽止痛之功，外用吹敷患处，功效甚著。

溃疡性结肠炎为内科临床常见之慢性疾患，以腹痛、便溏兼大便脓血为主症。常反复发作，缠绵难愈，甚觉棘手而尚乏良策。口咽、大肠均为水谷之通路。锡类散为解毒消炎、止痛散肿之良药，对促进口咽部溃疡卓有功效，又何尝不能用于大肠溃疡？试用于临床，初曾灌肠使用，喜获良效。但门诊使用，多有不便，乃改口服。初时用半瓶，后改服1瓶（0.48g），亦每每收功。

欧阳氏 男性，39岁，某工厂技术员。因久罹慢性溃疡性结肠炎，虽屡经治疗，未见显效，深以久泻及不能进食为苦。1978年7月来诊，观其面色萎黄憔悴，症见腹痛便溏夹有脓血，日七八行，食纳不馨。察其舌质淡胖，苔白而腻，脉象细缓。是为脾虚不运，湿浊内停之证。乃处以健脾运湿之参苓白术散加减，并辅以锡类散内服，经治2月，腹痛除而泻止，大便已成形，只日行一二。沉疴之疾基本向愈，嘱其服软食调理。半年后来告，已进一般饮食而无所苦，仍劝其

注意饮食调理，并加强体质锻炼，以善其后。

《金匮翼》载方为：

西牛黄5厘　冰片3厘　珍珠3分　青黛6分　人指甲5厘　象牙屑焙，3分　壁钱焙，20个

共研细末，吹敷患处。

方中牛黄乃清热泻火凉血、解毒消肿之要药。冰片为清凉芳香开窍之品。青黛和牛黄以解毒。珍珠伍象牙能生肌。壁钱又名壁镜，属虫类，无毒而有止血之功，主喉痹牙疳，对糜烂溃疡有效。而尤以人指甲一味，功效更奇，《本草纲目》云其性味"甘咸无毒"，主治"鼻衄、催生、下胞衣、利小便，治血尿及阴阳易病，破伤中风，去目翳"。其用颇多，皆赖其有清火解毒、通利消肿、止血之功。用时洗净，以热砂烫之，即利于发挥效用。余曾以数枚指甲消毒洗净后装于香烟之中，点燃吸之，顿觉喉间通畅，而咽部发憋痞塞之感忽尔轻松。今世著名喉科专家张赞臣老大夫曾著文专论指甲之功效。而指甲用治下血，则古人早有记载，如《太平圣惠方》治积年肠风下血不止诸方中有：

败皮中子1两　人指甲炒焦，2分　干姜3分　麝香1分　白矾1两

每于食前温粥饮调下1钱，指出："治积年肠风泻血，百药不效宜服此方"。可见人指甲用治便血古已有之。而今合于锡类散诸药中用之，则其效更著。纵观锡类散全方共具解毒消肿、止血生肌之功。

参之现代医学，溃疡性结肠炎局部以结肠黏膜呈水肿、充血、糜烂、溃疡等病理变化为主，而锡类散恰对局部肠黏膜有消肿止血、促进溃疡愈合的功效。再结合全身症状，辨证论治，调理全身脏腑功能，锡类散能使局部病灶修复，双管齐下，其效更速。

（姚乃礼　整理）

俞长荣

初期勿用止涩，久痢应重气化

俞长荣（1919~2003），福建中医学院教授，著名医学家

中医治痢，不仅方多药多而且有关议病、治则的论述也不少。以为基本要领有三：

一、初起不急于止涩

痢疾初起，用芍药汤（张洁古方）通因通用，祛湿清热，行气活血。通常于方中去肉桂加枳壳（即导气汤）。脓血多者用当归，未挟脓血者去当归。本方是治疗痢疾初起较理想的方剂。若痢疾兼有表证并且表证重者以及疫毒剂、噤口痢等，则不宜用。

痢疾初起挟表证明显者，以人参败毒散较好。有寒热往来者用小柴胡汤。喻嘉言说：下痢（有表证）必从汗先解其外，后调其内。陈修园对此甚为赞赏，认为风寒郁而不解，内陷而为痢，宜以人参败毒散鼓之外出，可得微汗，其利自松。陈氏于本方加陈仓米名仓廪汤，解外而和胃气，很有道理。但现在陈仓米不易得，可于本方加薤白，解外兼开肺而泄大肠气滞，疗效亦佳。

疫毒痢以发病急为特点，初起即发高热，烦躁，腹满痛，大便量不多，多是黏液脓血，甚至一发病即出现邪陷心包，类似中毒性痢疾。前人主张用白头翁汤、黄金汤（黄土、金银花、黑豆、扁

豆、五谷虫、白芍、谷芽）。俞氏认为本证按湿热毒处理较好。治宜透热转气解毒，用清营汤合黄连解毒汤。昏迷痉厥者，加安宫牛黄丸。

二、久痢宜治脾肾

久痢以治脾为先，兼顾益肾，参苓白术散为首选方。偏肾阳虚者，去薏苡仁加补骨脂，以益智仁易砂仁；有呕恶者去桔梗。俞氏用本方治久痢不下百例，其中有慢性细菌性痢疾、阿米巴痢疾、阿米巴肠病、霉菌性肠炎（后两者中医辨为滞下），效果均较满意。不过本方甘缓平和，难期速效。须坚持服药 15~30 天，长者达半年以上。久痢而致脾肾两虚，亦非峻补可以解决，急于求成往往反致壅滞而起。要者使胃得资生，俾能纳食则吉。脾复健运，生化有权，传导自如乃安。

三、不知气化，不是良工

中医治病十分重视气分作用，治痢更是如此，这也是中医特色之一。据药理研究，许多中草药具有抗痢疾杆菌和抗阿米巴的作用。但如不知气化，不辨寒热虚实，不明药性，仅据药理作用给药，也不一定有效，甚至带来许多不良后果。如黄连、黄芩为治痢常用药。实验研究也证明芩、连不但能抗痢疾杆菌，而且还是广谱抗菌药。但临床应用常须与辛芳理气药配伍（热毒壅盛者除外），否则会致苦寒伤胃，痢疾未愈反增饮食不思；又加石榴皮、诃子、五倍子等，药理试验虽都有抗痢疾杆菌作用，但若是湿热痢初起或寒湿痢挟表证，止涩过早常转生他疾。

前述痢疾初起挟表证用人参败毒散，也是强调气化作用的一个例子。痢疾初起，外有畏寒发热或身痛怕风，内见腹痛，里急后重，大便胶黏不爽，此为表邪入里陷予阳明。投以人参败毒散，滞下诸症自然缓解。喻嘉言称为"逆流挽舟"。前人亦有用桂枝、葛根、小柴胡汤等治痢疾挟表证者，方虽不同，理法相似。福建闽清有一中医前辈，被称为治痢高手，用药特点是每于方中加桔梗9g。永泰有一老中医，治痢方中常加薤白一味，疗效甚好。桔梗宣肺，能升提举陷；薤白入肺胃大肠经，能宣开三焦气滞。桔梗、薤白用于痢疾，古时方书有记载，并非这两位老中医发明。

但他们善用该药，至少说明重视气化作用。

久痢用参苓白术散有效，也是与调理气机分不开的。尚未发现此方有抗痢疾杆菌或抗阿米巴作用，但临床效果的确很好。

曾治一例李姓患者，52岁，长期大便含黏液，日行5~6次，伴腹痛，住某医院治疗，经省防疫站检查大便有阿米巴包囊及滋养体。先后用过多种抗阿米巴西药如双碘喹啉、巴龙霉素等，未见效果，反增食欲不振，精神疲惫，遂自动出院由中医治疗。俞氏认为，病始由脾虚湿滞，久治不愈中气受戕，脾胃俱虚累及肾阴，拟参苓白术散健脾兼能益肾，徐徐调理。服药30余剂后，临床症状解除，大便基本正常，食欲增进，精神好转，但大便复查包囊体未消失。某医认为，患者体质已基本恢复，可以再用抗阿米巴药，但因西药已经长期更替用过无效，遂改用鸦胆子保留灌肠，意为中药副作用较小。岂料事与愿违，灌肠后腹痛再发，大便又日行5~6次，食欲锐减，厌食，病者大呼倒霉，再次邀诊。俞氏认为，久病脾肾俱虚，调治犹恐不及，今肠腑受此刺激，挫伤中气，致使运化气机紊乱。嘱仍继续服用参苓白术散，劝其宽心缓图，只要中土保安，自能康复。1个月后，诸症好转，至今10余年痢疾未复发。只惜病者临床症状解除后未肯再行大便复检，究竟阿米巴囊体是否消失是为"悬案"。但另有数例阿米巴痢疾患者用参苓白术散治疗好转后，经复检阿米巴亦随之消失，似不只此一例，谅亦并非偶中。参苓白术散为何能抗抑阿米巴？想不是药物直接杀灭，而是通过调整脏腑气机作用，增强机体抵抗力，正胜邪却。是否如此，虽未敢臆断，但中医临床家对气化作用则是谨守恪遵的。

印会河

清理肠道汤治疗久痢

印会河（1923～2012），北京中日友好医院主任医师，教授，临床家

余经多年体验，总结一方，治疗久痢颇多效验，并名曰清理肠
道汤。

小条芩 12g　赤白芍 15g　粉丹皮 12g　桃仁泥 12g　生苡仁 30g　冬
瓜子 30g　马齿苋 30g　败酱草 30g

清肠燥湿，除积导滞，解毒消炎。

湿热停渍大肠而引起的大便次频，中带黏垢，便后有不尽感，或
见肛门下坠、腹痛等症，在现代医学多认为系结肠炎或结肠溃疡。

本方系脱胎于"芍药汤"、"大黄牡丹皮汤"，去除其中的因于泻下
而增添病人痛苦的大黄、芒硝等药，增加消炎、解毒的败酱草、马齿
苋等药，着眼于大肠的炎症。运用"肺与大肠相表里"的基础理论，
选择一些既治肺又治大肠的药物，如黄芩、桃仁、苡仁、冬瓜子等。
这样既使肠垢之腑实证与脾虚水泻有所区分，同时又与便脓血的痢疾
划清界限。特别是把民间治痢疾、消大肠炎症的马齿苋用进正方，为
治疗本病增加了疗效。为此，本人认为：药无论其贵贱，能治病就是
好药；方无论其大小，能对证就是好方。

先将诸药浸泡在清水中，水须没药渣 1 寸左右。约半小时后，以
文火煎煮，沸后再煎 10 分钟，然后倒取药汁约 200ml，温服。第二次

煎药时，用水可较头煎略少，因药渣已经湿透，其余煎煮同前。服药时间宜与吃饮隔 1 小时以上，饮前饭后均可。

后重甚者，加广木香 3g，槟榔 6g，以导滞行气；热象明显者，加川黄连 6g 以清热燥湿消炎；病延日久，加肉桂以厚肠化湿；下腹胀满，加炒莱菔子 15g 以下气宽中。

便垢不爽，病在大肠。大肠乃六腑之一，以通为顺，不利于藏。且肠垢乃湿浊所成，留于肠内有碍传导，清除出肠则利于降浊，故本方用开利肺肠之品，其意在消肿消炎，肿炎既消，则导浊扬清，清升浊降之令行矣。本方有导滞通肠、消炎解毒之功，而无致痛致泻之弊。有以为今人不如古人者，不足信也。

林鹤和

大法温阳扶土，要策升清降浊

林鹤和（1925~   ），江西萍乡市中医院主任医师

溃疡性结肠炎是一种主要累及直肠、乙状结肠黏膜，甚至全结肠和回肠末端黏膜的非特异性炎症疾病。以长期腹泻、黏稀溏便、血便等为主要临床表现。本病多属正虚邪实。脾肾阴虚为病之本。盖病之所生，乃缘于正气内虚，易感外邪，每因受寒热之邪或饮食生冷，使脾胃受损，升降失调，脾不能升清，胃不能降浊而出现纳减腹胀，泄泻，连年不愈。久病则脾虚及肾，导致脾肾阳虚，反复发作，致使病情缠绵难愈。更由于多数患者久病难于坚持治疗而往往常服氯霉素、合霉素等苦寒之品，故愈伤其阳，脾肾阳虚更甚。脾虚失运，水湿内停，日久化热，使肠中湿热留滞，大便红白黏冻不止，腹痛，里急后重。因此本病多表现为本虚标实，寒热错杂。临证诊察时，当究标本，分主次，明缓急。但在整个治疗过程中，都应抓住温阳培土这一大法。

脾肾阳虚是溃疡性结肠炎长期腹泻的内在基础。临床上吾师非常注重温中培土以补虚，但在强调扶正时，亦不能忽视祛邪，大部分患者在整个病程中都有不同程度的邪实症状存在，其中以湿热阻滞中焦为主。故治疗上应标本兼顾，寒热并用，以苦寒清热燥湿，辛热温补脾肾，使脾胃升降调和，久泻得止。此外，泄泻日久，脾虚肝必乘

之，故佐以抑木法。根据 40 余年的临床经验，自拟 2 个经验方。

1 号方：

太子参 15g　白头翁 30g　白芍 30g　木香 10g　秦皮 10g　焦山楂 10g　厚朴 10g　黄芩 10g　黄连 5g　焦白术 10g　肉桂 5g　附子 9g　甘草 5g

适用于泄泻日行数次，腹痛腹胀者。腹痛、腹胀、泄泻、便血等症缓解，大便次数减少为每日 1~2 次。

2 号方：

党参 12g　焦白术 12g　茯苓 12g　木香 6g　炮姜 5g　山药 18g　黄芪 15g　莲肉 10g　甘草 5g

病程短，病情轻，口服即可，如病情较重，疗效较差的患者，用 1 号方第一煎口服的同时，用第二煎（先煎 2 次，将药液混合，每煎为 100~150ml）点滴灌肠（将药液装入盐水瓶内，用静脉点滴管尾端接导尿管将药液导入肛门，每分钟 60~80 滴），以使药液直达病所，这样确能提高疗效。对本病病重患者能否在短期内取得控制临床症状的效果，这与肛门给药保留时间的长短有密切关系。药液在肠道保留时间越长，疗效就越好。因此，每煎药液不宜太多，一般煎至 100~150ml 为宜，药液太多保留时间就短，且点滴速度不宜太快，一般以 60~80 滴/分钟缓缓滴入，灌肠时抬高臀部的位置。

肾虚者加巴戟、枸杞各 10g，血虚者加当归 10g，熟地 9g，砂仁 5g。其剂型以口服小丸药为佳。对巩固疗效的 2 号方服药时间要长，最少要 6 个月以上。因此 2 号方以丸药为宜，丸以缓之，以达到巩固疗效，根治疾病的目的。

杨某　女，55 岁，干部。1982 年 4 月 10 日家庭病床治疗。

患者腹泻、便血已 6 年多，大便日行 4~6 次，体质消瘦，腹痛，腹胀，胃脘部怕冷。舌苔黄白而腻，脉沉细。曾在某医院作纤维结肠镜检查，提示乙状结肠及降结肠黏膜明显水肿充血，并发多处小溃疡。大便常规检查：黏液（+++），红细胞（++），白细胞（+++），大便培养无致病菌，未发现溶组织阿米巴。曾中西药（均口服）治疗无效。中医辨证属脾阳虚腹泻，用 1 号方。第一煎口服，第二煎灌肠，治疗半月后病情好转，大便次数减少，但每感寒或冷饮凉食即复发。半月后，1 号方去黄芩，加附子 10g，治疗半月后，临床症状显著好转，大便日行 1 次。嘱用 1 号方继续治疗，3 个月后再服 2 号方加附子 10g，肉桂 5g，研末水泛为丸，每日 2 次，每次 6~9g。服药 6 个月后，临床症状消失，纤维结肠镜检查提示：直肠、乙状结肠及降结肠黏膜正常。

（林斌玉　杨建辉　整理）

赵恩俭

重用当归与白芍，安胎治痢两无碍

赵恩俭（1926~　），天津南开医院主任医师，著名临床家

痢疾多为暑湿宿食或兼劳力外感而成，治以香连丸、芍药汤等药即效，一般患者并不难治，但于孕妇则较困难。便痢重者腹疼腹坠，里急后重，极易流产，药物如活血降气消积之品每易"推波助澜"，容易造成堕胎，而体弱者，虽便痢不重亦有此虞。但"痢无补法"，初得时不能用固涩之剂，因此孕与痢互相矛盾，用药颇难措手。既往天津名医张心全老大夫曾有一方，只用当归30g，白芍30g，不用他药，煎服，每日1剂，安胎治痢两无所碍，疗效颇著，1~2剂后即痢止身安。我曾多年使用，非常理想。

董国立

家传验方痢疾散

董国立（1928~　），天津中医学院第二附属医院主任医师

痢疾一证，即《内经》之"肠澼"也，隋代巢元方《诸病源候论》有赤痢、白痢、脓血痢等病名，古今方书，因其闭滞不利，故又谓之"滞下"。本病四季皆有，惟夏秋两季多见。

董国立老师，有家传经验方一则，方名"痢疾散"，临床治疗急性或慢性细菌性痢疾、阿米巴痢疾，颇有疗效。数十年来，董师一直延用此方，治愈痢疾患者不计其数，因此将其经验整理如下。

酒大黄 3 份，制草乌 1 份，川羌活 1 份，炒杏仁 1 份，炒苍术 1 份组成，共为细末。凡急性痢疾者，每日早、晚空腹各服 1.5g；凡慢性痢疾者，每日早、晚饭后 1 小时各服 1~1.5g；儿童用量酌减。方中酒大黄荡涤肠中积滞，泻毒热，行瘀血以治赤，制草乌清除肠中寒积以治白，二药寒热并用，共奏清热导滞、消积散结之功；炒苍术燥湿健脾，使湿去而泻自止；川羌活祛风以胜湿，散结以止痛；肺与大肠相表里，炒杏仁苦辛通降，引诸药直达病所。全方配伍严谨，疗效可靠，其旨不完全在于"通因通用"，而在于"滞因用通"。

"初痢宜通，久痢当补"，此乃治痢之常法也，董师治痢，谨守病机，知其常而达其变。董师认为，痢疾一证，无论虚实，总由积滞寒热错杂滞结肠胃而成，即前人谓"无积不作痢"也。慢性痢疾，虽

病程日久，肠中仍有积滞，其临床表现，也往往非纯虚无邪之证，因此，论其治疗，必须坚持效不更方，以"消磨肠中积滞"之法贯穿始终。董师指出，本病只有待肠中积滞尽去后，病方可痊愈，切不要过早妄投温补、固涩、养脏之品，闭门留寇，以致迁延病情，反复发作。正如《普济本事方》中所云：大凡痢有沉积者，不先去其积，虽得暂安，后必为害。

多年来，董师不仅用此方治疗痢疾，凡因积滞而成慢性腹泻者（慢性结肠炎），用之也均获满意疗效。

（高凤琴　整理）

王国三

口服与灌肠并进，温补与清热同参

王国三（1930~　），唐山市中医医院主任医师

中药汤剂口服加保留灌肠。口服基本方：

党参 18~24g　白术 10~15g　肉蔻 10g　葛根 10g　黄芪 15g　补骨脂 15g
木香 6g　白头翁 24~30g

灌肠液基本方：

炮姜 10g　地榆 10g　败酱草 15~30g　黄柏 10g　石榴皮 10g

加减：大便稀溏、黏液多者，加苍术、薏苡仁、汉防己；出血多者，加地榆炭、白及粉（冲服）；里急后重、肛门灼热者，加秦皮、黄连、黄芩、厚朴；面白肢冷、阳虚甚者，加炮附子、吴茱萸。

每 15 天为一个疗程。口服方每日 1 剂，水煎 200ml，早晚各服 100ml；灌肠液煎成 80ml，每晚保留灌肠 1 次。用药期间忌服生冷油腻。

杨某　女，23 岁，工人。住院日期：1990 年 3 月 20 日。

住院号：1870。

腹泻、黏液脓血便反复发作近 3 年，每因劳累、过食生冷油腻而复发。曾用中、西药多次治疗，均未完全控制。近周来，因食生冷而复作，大便稀溏带血及黏液冻状物，日行 4~5 次，腹胀，左下腹隐隐坠痛，喜温喜按，肛门灼热并有下坠感，面白体瘦，纳谷不馨。舌质

淡红而瘦薄，边有齿龈，苔薄白，脉沉细无力。纤维结肠镜检查：乙状结肠黏膜充血水肿，局限性糜烂。病为泄泻，病机乃虚中夹实，病位在脾肾，证属脾肾气虚，湿热不净。治以温补脾肾，兼以清热燥湿。药用：

党参 18g　白头翁 24g　黄芪 15g　补骨脂 15g　白术 10g　葛根 10g　薏苡仁 10g　肉蔻 10g　地榆炭 10g

水煎服，每日 1 剂。

另：炮姜 10g，地榆 10g，石榴皮 10g，败酱草 15g。水煎 60ml，每晚保留灌肠 1 次。

药后 10 天，大便无血，但仍多黏液冻状物，肛门坠感，左下腹隐痛。灌肠方不变，口服方减地榆炭，加苍术 10g，秦皮 8g。续服 20 剂，诸症均失。纤维结肠镜检查：乙状结肠黏膜充血水肿及局限性糜烂消失。补中益气汤善其后，以临床治愈出院，追访 1 年无复发。

王国三老师谓本病总的规律是始为热中，末传寒中，最后导致脾肾虚寒。盖邪之所凑，其气必虚，泄无不由湿，而脾主运化水湿，肾主蒸化水湿，脾虚不能制水，肾虚不能行水，则泄泻作矣。又感邪有寒热，病程有长短，病理阶段各不相同，故发展过程中多以寒热错杂为特点。从规律上说，致病之因多由外感暑热，或饮食不节，恣食不洁，嗜食肥甘，或饮食自倍伤脾胃，或郁怒忧思，情志不遂，气血逆乱，以致酿湿生热，壅滞肠间。病情如未能及时控制，则进一步发展，致中气受损，于是出现脾虚与湿热共存的证候。病久不愈，下及于肾，则出现脾肾两亏，最后导致脾肾虚寒。基此，王老师谓："中间阶段的治疗很关键，一定要截断寒中之传，其手段为抓主要病机，从脾肾入手，立温补脾肾为大法，兼以燥湿清热。"经多年反复验证筛选，拟定了口服与灌肠基本方，随症加减出入。口服方中用党参、白术入脾培中气，强脾运，以燥中宫之湿，从根本上绝泄泻之源。辅以肉蔻、补骨脂温补脾肾以祛脏寒，脾暖、肾温而使气蒸湿化。师谓："成泄无不由脾虚不能运化水湿或肾虚不能蒸化水湿两者，暖中宫而固肠，补相火而强土，火旺土强，则能制水而不妄行。"《内经》云："清气在下，则生飧泄。"一味葛根升中止痢。阴湿之邪阻碍气机，用纯阳气味之木香，温燥除湿而行气坚肠胃。热在湿中如油入面，难解难分，病程之中兼夹不净，时起为患，用白头翁直入肠间驱逐残滞之湿热以净病邪。方中用黄芪更有妙意，一是补中气，再者取其托疮而愈肠中之病灶。总之，全方以温补为中心，兼用辛燥清解之品，恰与慢性结肠炎之脾肾虚寒为其本，湿热不净为其标的病机丝丝入扣。配以灌肠方主要是从标入手，直捣病所，温清并用，愈合创面。方中炮姜善守中肠，温土摄血；石榴皮酸温，涩中肠而止痢；湿浊趋下，痢责下焦，故选性沉降之黄柏、地榆，苦寒可清解盘结于肠间之湿热，地榆又能止血；石榴皮温而涩，固肠止痢，黄柏苦寒而清湿热止痢，一寒一温，一涩一清，相反相成；炮姜辛温，温土摄血，地榆微寒，凉涩止血，一温一寒，一摄一涩，相得益彰。再用败酱草助黄柏清肠中瘀滞。

不论是口服方还是灌肠方，温补脾肾贯穿始终，寒温并用，清解温涩，相反相成，切其病机，是以临证中取得了较好疗效。

值得提出的是，我们在长期的临床观察中发现，有部分临床治愈的患者，在2~3年后常不明原因而反复，这也是我们现今研究的课题。

（赵育才　任凤兰　整理）

董建仁

急性菌痢，亦可兜涩

董建仁（1931~ ），天津市中医院主任医师

痢疾初起或将愈之时，应于清热化湿药中兼清余邪，不可骤补。古人认为"滞下"，盖肠道阻滞不通，故须调其气血，通其积滞。菌痢自古以来的治法在初起邪实时，正宜通因通用，常用方如白头翁汤、当归芍药汤、葛根芩连汤、香连化滞丸等。本人通过多年临床实践，体会用固涩之药如石榴皮、诃子肉、乌梅、米壳等药治疗急性菌痢，如湿热痢、毒血痢，凡大便脓血，每天超过 10 次以上者，中毒症状明显者，止痢效果良好，并非绝对禁忌。

中草药对于痢疾杆菌有较强抑菌作用，而且在全国各地选用中草药或地方中草药都取得一定疗效。1975 年天津市传染病医院对诃子肉、石榴皮、乌梅、秦皮等几种中草药对福氏痢疾杆菌的抑菌作用做了观察。

其中以诃子肉和石榴皮试验效果良好，试验效果与临床使用疗效基本一致。临床观察和参考抑菌结果，我个人认为石榴皮和诃子肉、乌梅治疗急性菌痢是可以的，但仍需辨证分型治疗，以湿热痢和毒血痢最为适宜。

如治疗湿热痢，自拟痢疾合剂：

马齿苋 30g　苦参 15g　诃子肉 10g　石榴皮 15g

水煎服。每日 1 剂。

再如治疗毒血痢，其临床表现为病情急骤，有严重中毒症状，体温升高出现高热，大便频繁，以致失禁，腹痛剧烈，里急后重，明显失水，四肢寒冷，尤以左下腹痛重，甚至有周围循环衰竭。

舌质红绛，脉沉细数。急用固涩凉血解毒止痢法。处方：

旱莲草 30g　米壳 9g　石榴皮 15g　诃子肉 15g　当归 9g　白芍 12g　甘草 6g　黄连 4.5g　木香 3g　马齿苋 30g　地榆 30g

水煎服，早晚各一煎。

李 可

危重痢疾临证举隅

李可（1930~2013），山西灵石人，临床家

一、"辟秽解毒汤"治疫毒痢

田汝增之长孙 3岁。1975年8月8日16时突然昏厥，高热达40℃，腹痛哭闹，泻下秽臭脓血，手足抽搐，已昏迷2小时。先以三棱针重刺十宣、十二井出血，患儿全身透汗，随即苏醒。验舌黄腻，紫纹直透命关，口中臭气熏人。当时正值中毒性痢疾流行，即疏拙拟"辟秽解毒汤"：

二花60g 白头翁30g 香薷 藿香 佩兰 川连 肉桂 牛子炒捣甘草各10g 白芍30g 炒扁豆12g 菖蒲12g 酒大黄15g

1剂。加冷水750ml，浸泡1小时，急火煮沸10分钟，滤汁，多次小量频服，中病则止，不必尽剂。晚20时服药1次，约10分钟，汗出，热退，神清，随泻下秽臭便2次。于当晚零时许约服1剂的2/3，痢止病愈，余药弃去不用。

赵瑞华 同年9月20日16时发病入城关医院，邀余会诊。患者高热41℃，昏迷，呕吐腹痛。面赤如醉，谵语躁动，口气秽臭，脉滑实，舌苔黄燥起芒刺。诊为中毒性痢疾。经三棱针点刺十宣出血，毫针重刺鼻尖素髎穴，患者大汗苏醒，询之，腹痛后重，欲便不能。再

以消毒针管从双尺泽穴抽取黑血 4ml，腹痛呕吐亦止。乃疏大剂"辟秽解毒汤" 2 剂，二花加至 90g，酒大黄重用 30g。嘱其家属连夜煎服 2 剂，2 小时 1 次。至 21 时半，服约 1 剂半，得畅泻，病愈出院。

毒痢为痢疾重症，多由湿热秽浊之气所致。1975 年秋，灵石城关地区曾有暴发流行，偏僻山村有不及救治而死亡者。余当年自创"辟秽解毒汤"，经城关公社推广运用，经治皆愈，无一例死亡。本方重用大队芳香化湿辟秽之品，透邪于外；重用二花、大黄、白头翁、黄连扫荡于内。且运用一鼓作气，大剂频投，日夜连服之法，使盘踞三焦之病毒，荡涤尽净，多可救人于顷刻。此后多年，凡遇此症，即投此方，疗效可靠。轻症 1 剂可愈，重症 2 剂必愈，极少有用 3 剂者。且费用低廉，患者均可承受，似较现代医学方法为优。其中，针刺放血疗法，其解毒退热醒神之效，不可轻视。

二、补法治痢疾脱症

温志坚 50 岁。1975 年 8 月 7 日发病，起病即噤口，饥不能食，渴不能饮，水米不入，频频呕逆。痢下赤白相杂，腹痛后重，日夜不休，约 10 分钟 1 次，喘汗如油，脱肛不收，面赤如妆，心悸躁扰不宁，热势方张（39.5℃），声低神萎，舌胖有齿痕，中有黄腻苔，脉大如波涛汹涌，重按则似有似无。询知患者已病休 10 年，素有晨渴之疾，时时昏眩倾倒，稍触风寒即感冒缠绵病榻，显系脾肾元气大亏，暴感时邪作痢，起病正气先溃，已见脱象。古人谓"痢疾脉大身热者死"，盖即邪毒盘踞，精血下夺，正气不能内守而外越，油尽焰高，倏忽将灭，确是危候。亟亟固脱为要：

生山药 120g　归　芍各 30g　山萸肉 90g　生山楂 30g　红参另炖　石莲子　黄连　肉桂　炙草各 10g　生龙牡粉 30g　三七粉冲，6g　红白糖冲入，各 30g　姜汁对入，1 小盅

2 剂。服法：第 1 剂二煎混匀，浓缩至 300ml，小量多次频服，至呕止时，1 小时 50ml，连续服用。第 2 剂二煎混匀，分 3 次服，2 小时 1 次。未服药前先点刺舌下金津、玉液，双尺泽放血，以泄其毒，呕势已平，服药安然入胃，至夜半子时，脉敛，痢止，安然入睡，次晨全好。

此例发生于当年灵石疫痢流行高峰期，凡病皆然，殊少不同，"辟秽解毒汤"投治辄效。但本例病情蹊跷，从体质禀赋，察知同中有异。气化之理，总是以人为本，以病为标。正胜则邪从热化、实化，即为疫痢，但攻其邪，正气自复。正虚则邪从寒化、虚化，正气无力与外邪抗争，初病即正气先溃，生命垂危。乃断然打破古人"痢无补法"之禁律，破格用补且用大补。不仅用山药、红参（与石莲子为'开噤散'）之甘平益气滋液，且用山萸肉、龙牡之酸涩固脱。去邪仅黄连、三七、山楂（加红白糖为民间治痢效方），犹恐黄连苦寒伤胃，更辅以肉桂。余守护病榻，观察机变，幸得投剂无误，得挽危亡。所拟方即张锡纯"来复汤"（山萸肉 60g，生龙牡粉各 30g，白芍 18g，党参 12g，炙草 6g）加味，并以红参易党参，山萸肉加至 90g。此方扶危救脱之功甚著，原方论云："寒温外感，虚汗淋漓，势危欲脱，或喘逆……诸证若见一端，即宜急服。"张氏盛赞"萸肉救脱之功，较参术芪更胜。凡人身之阴阳气血将散者，皆能敛之。故救脱之药当推萸肉为第一。"暴痢致脱危证，临床并不少见，余以此法治愈者，不可胜记。

三、血痢重症

牛岐山之侄　17 岁，1983 年 7 月患血痢，日夜达百余次，几乎不能离厕所。因来不及换洗，即垫数层卫生纸于裤内，一日夜用至四五包。病经 3 日，声低息短，自汗而喘。时在盛夏，身披夹衣仍时时冷战；体温不高却面赤如醉；神情萎顿，脉反浮洪。追询病史，知患者自 15 岁热病后，常有遗精之患，显系下元久亏，暴感时邪，正气内溃不支，精血下夺，阴损及阳，有厥脱之险。所幸胃气不败，食纳如常。乃以来复汤合参附龙牡救逆汤合方化裁回阳救阴并重：

山萸肉 120g　附子 15g　生山药 120g　生龙牡捣，各 30g　红参另炖炙草各 15g　当归　白芍各 30g　生山楂　白糖对入，各 30g　三七粉 10g　鸦胆子仁元肉包吞，60 粒

嘱其一日夜连进 2 大剂。次日其母来告，痢不减，汗稍敛，气喘稍好。再予原方 2 剂，仍日夜不分次数频进。第 3 日其母又来门诊，痢减为 2 小时许 1 次，血大减，已能起床，已不甚畏寒，阳气来复佳兆。守方再给 3 剂，日服 1 剂，1 周后病愈复学。

痢无补法之说，缚人手脚，贻害非浅。清代医学家喻嘉言独斥其非，强调"凡治痢不审病情虚实，徒执常法，医之罪也！""七实三虚，攻邪为先；七虚三实，扶正为本；十分实邪，即为壮火食气，无正可扶，急去其邪，以留其正；十分虚邪，即为奄奄一息，无实可攻，急补其正，听邪自去。故医而不知变通，最为误事！喻氏精辟的论述，示人以法度，堪为后学准绳。

四、休息痢

例1　师能辉，男，33 岁，水利局干部患休息痢 16 年。每年夏秋必发，服中药百剂不效，1977 年 6 月 26 日病发 3 日来诊。见患者寒热如疟，叩齿有声，头痛如破，目赤眵多，大渴引饮，脓血相杂，里急后重，日 30 余次。脉紧舌黄，口气秽臭，虽久病无虚象。考休息痢必有伏邪作祟，查其历年用方，多系以"久病必虚"的先入之见立法遣方，以致关门留寇，遏邪外透之机，致成痼疾。乃当机立断，投以大剂辟秽解毒汤加生石膏 30g，因势利导，引邪外透，一日夜连进 2

剂。次日来诊，药后得润汗，伏邪透达于外，寒热头痛已罢，全身舒适，痢减强半，血止。后借重蒲辅周老休息痢验方（生山药，归，芍，薤白头，六一散，大白，炒莱菔子，枳壳，广木香磨汁对入），加木贼 10g（为灵石名医郑叔康先生经验，云：木贼可深入肠皱折中，搜剔病毒，治痢血、便血、痔漏下血均有确效）增损调理 20 日痊愈，至今 22 年未发。

例 2 李葆庭，男，51 岁，石膏矿医生，1978 年 7 月 23 日来诊。诉患休息痢 10 年，每年夏秋必发。面色萎黄，神态疲惫，动则喘汗，日进食不足 6 两，大便日 3~5 次，脓多血少，后重脱肛，腰膝冷痛，腹胀心悸，气喘浮肿（省二院确诊为肺心病），阳痿，瑟缩畏寒。追询病史，知其今年初病时，曾服白头翁汤加大黄、黄连，恨病服药，一方到底连进 10 剂。后即出现正虚不支，邪恋不退，胃气大伤，延久损及下焦元阳，生命根基动摇，致危象毕露，固本为要：

生芪　当归　附子各30g　生山药120g　三畏汤（红参、灵脂、油桂、赤石脂、公丁香、郁金）　黄连　肉桂　广木香磨汁对入，各10g　三七粉　内金粉冲，各6g　炙草15g　葛根30g

上方加冷水 1500ml，文火煮取 500ml，2 次分服。至 8 月 10 日，上方守服 7 剂，诸症均愈。拟培补脾肾善后：

黄毛茸50g　全胎盘120g　冬虫草30g　高丽参　三七　琥珀各50g　炒二芽　黄色鸡内金各30g　蛤蚧尾5对　共研细粉，日服 2 次，每次 3g，热黄酒送下。

自服上方，其病得以根除，追访 10 年未发。且食纳大增，日可进食斤半，体重增加，神采焕发，其多年之阳痿亦愈。病前虽年仅五旬，而满头白发，毛悴色焦，满脸皱纹，腰弯如虾，俨然一老人矣。病愈之后，白发渐黑，皱纹消失，健步如飞，前后判若两人。

善后方为笔者自创"培元固本散"，有补肾健脾，强脑，益智，活血化瘀，推陈致新，改善体质，延缓衰老，却病延年之效。用治百余例冠心病、肺心病、哮喘皆治愈。

五、重症痢疾疑癌变

王金海 男，23岁，患痢经年不愈。其病始于平遥洪水成灾之际，时患者参与救灾抢险警戒，在水中浸泡26昼夜。洪水退后，劳倦内伤，复加寒湿郁久化热成痢。住院3个月，日见加重。后转至270医院查出直肠息肉，手术切除坚硬、灰黑色之赘生物4枚，活检不能排除癌变。接受化疗2个疗程，服抗癌中药百余剂，病情迅速恶化，呕逆不能进食，痢下日夜无度，体重锐减10公斤，形容枯瘦，眼眶塌陷。旋又赴省一、二、三院及西安陆军医院再查，发现直肠部又有多个大小不等之赘生物长出，因重度贫血（血红蛋白6g/L）无法再行手术，嘱其返家调养。刻诊患者卧床不起，两目无神，时时思睡，喘汗不止，躁扰不宁，心动震衣，宗气外泄，人极瘦弱而双颧艳若桃花，膝冷如冰，口舌糜烂。脉见浮洪，重按则如游丝。病情危重，奄奄一息，又见真阳浮越，恐有阴阳离决之变，亟亟回阳救脱为要：

红参另炖 附子 生龙牡粉 炙草各30g 山萸肉120g 赤石脂30g 真油桂冲,1.5g

因有假热在上，恐格拒不受。仿古人热药冷服，偷渡上焦之法，嘱家属文火煎取浓汁600ml，冷透，分3次服，2小时1次。服1剂，险象尽退，安然入睡。

次日诊之，汗敛喘定。唯痢下无度，所下多脓血及腐臭黑水、脂膜之类，因10多分钟即痢下1次，乃垫多层卫生纸于身下，日用纸6包许。且因化疗损伤过甚，胃气逆乱，升降乖常，频频呕逆。以三棱针刺舌下金津、玉液，挤出黑血后呕减。为拟一方，师法张锡纯燮理汤意变通：

1. 生山药 120g，红参、赤石脂、生山楂肉、三七各 30g，共研细粉，开水冲，入红白糖 1 匙，每次 10g，缓缓服下，日进药 5~6 次；

2. 山萸肉 100g，西洋参 10g，煎汤代茶饮之；

3. 鸦胆子仁 60 粒，每日以白糖水分 3 次送服。

12 月 12 日三诊：4 日内服尽散剂 1 料，下痢减为每日 10 次左右，腹痛后重大减，知饥索食。至此，脉大之象始敛，变为微细，尚属有神。胃气渐复，向愈佳兆。乃再疏原方 1 料与服。

12 月 16 日四诊：已能起床，1 日夜痢下 2~3 次，不再腹痛后重。食纳如常，令其停药将养。每日蒸食鲜山药半斤，与 30g 山楂粉和匀加红白糖适量佐餐，半月后痢止，体重恢复到病前水平，气血渐旺，面色红润，基本康复。

不料又生突变，自 1979 年 2 月起，每隔月余即暴痢 1 次，稍加调治即愈，但其周期性发作不能根治，用蒲老休息痢验方亦无效。苦苦思索，不得其要。灯下夜读，于《医门法律·痢疾门》见喻氏对外感夹湿型痢疾，用"逆流挽舟法"屡起大症。初治失表，过用攻下，致邪深陷入里，遂成痼疾。喻氏云："邪从里陷，仍当使邪由里而出表。""以故，下痢必从汗解，先解其外，后安其内。""外邪但从里去，不死不休"故虽百日之远，仍用逆挽之法，引邪出之于外，死证可活，危证可安。经治千人，成效历历可记患者证情与喻氏所论相合。其周期性发病，便是新感引动伏邪，正虚无力鼓邪外达。若再攻下，便是"外邪但从里去，不死不休！"病机既明，自当因势利导，用逆挽之法，引深陷入里之邪从表透出。唯其久痢阴分已伤，加生山药 100g，煎汤代水煮药，热服取微汗：

红参（另炖）、羌活、独活、前胡、柴胡、川芎、枳壳、桔梗、炙草各 10g，云苓 15g（此即逆挽主方活人败毒散），薄荷 5g 后下，鲜生姜 3 片，2 剂。

上方服后，周身得微汗，其多年之偏头不汗亦愈，每饭时头面肩背亦得微汗，伏邪尽透，痢止。其肩背如压一石磨之沉困感从此消失，经年久痢竟获治愈。赴山医二院复查，全消化道造影，直肠镜检，息肉亦已消失。追访 10 年未发。

败毒散又名人参败毒散，原出宋代《和剂局方》，当时伤寒家朱肱收入《南阳活人书》内，成为一首著名的益气解表方剂，至清代喻嘉言著《医门法律》又转引入暑、热、湿三气门，成为中国医学史上第一首以解表法治痢之方。在痢疾的治疗上另出枢机，独辟蹊径。并创立"逆流挽舟法"，借重方中人参之大力，扶正益气，治疗外感夹湿型痢疾以及过用苦寒攻下，致表邪内陷而成的误治坏病，皆有卓效。

赵霞 39 岁，1983 年 5 月 2 日经水适来，患外感，恶寒发热无汗，头重如裹如蒙，周身骨节酸痛，胸闷干哕，本属表寒夹湿，医者不察，以为夏病多热，又加省内正有出血热流行，未予疏解，迳投清热解毒套方（二花、连翘、板蓝根、生地、元参……）2 剂，致生变证：服头煎后经断，服二煎后腹痛如绞，次日变痢，白冻夹少许血液，日下 4~5 行，里急后重，寒热如疟，脉沉紧而舌有白苔。断为风寒夹湿，经水适来，误服寒凉阴柔之剂，致邪入血室，外感之邪由表深陷入里变痢，法当引邪外透出表，予人参败毒散加黑芥穗透发入血之邪。服药 1 剂，得微汗，里邪出表，经通，痢止。

吴秀琴 女，41 岁，政府干部。患痢 12 日不愈，曾输液 4 日，服白头翁汤 3 剂、洁古芍药汤 5 剂不效。反增呕逆噤口，脘痛呕酸。脉沉紧，苔白厚腻。追询病史，知患者半月前曾患重感冒，恶寒无汗，周身关节、肌肉酸疼，呕逆头眩，明是寒湿外袭，湿浊中阻，而医者误作伏暑，投银翘汤大剂，俟后变痢，又迭进清热解毒治痢套方，终致卧床不起。此症标本俱寒，误投寒凉，损伤正气，致外邪深陷入里，败症已成。姑用逆挽法扶正托透，投人参败毒散，更加附子、干姜振衰颓之肾阳，日夜连服 2 剂，3 小时 1 次。服第 1 次，头部见微汗，服第 2 次遍身见润汗。深陷入里之邪，得以外透，其症遂愈。次日到病家探访，唯觉殆惰思睡而已，调理而安。

（《李可老中医急危重症疑难病经验辑》）

胡国俊

百合知母汤治热痢重症

胡国俊（1946~　）中医世家，安徽中医学院第一附属医院
中医内科主任医师，博士后导师

华某　女，56岁，1981年秋患发热下痢，住县医院治疗，诊为中毒性菌痢。经治旬余，壮热不退，下痢红白，日夜无度，病情危笃，转延中医治疗。症见高热神萎，昏昏欲愦，双目露睛，数日未食，口干思饮，唇舌鲜红乏津，舌苔黄，脉细弱而数。此痢病位在肠，然治应责诸肺。盖肺热则阴亏，其气不降而失治节之权。肠为热灼，则失传化之职，故痢下不止，高热不退。遂书《金匮要略》之百合知母汤加沙参、山药、莲子、银花、桑叶、花粉为方。方中百合重用至30g，嘱服2剂，以观进退。药后下痢锐减，热势亦退，嘱原方再进2剂，遂痢止热退，余症亦相继好转而出院。岂知2天后，忽出现燥渴不已，饮水无度，复求诊余处，认为此乃气阴大伤，余热未净，无须惊骇，复处知母10g，百合60g，天花粉30g，3剂，浓煎频服，1剂。口渴大减，尽剂渴燥全止而瘳。

此证本为热毒客犯肠道之热痢，由于热毒亢盛，邪热逆传于肺，肺受热灼，阴气大耗，宣肃失常，治节无权，肠失正常传化之职能，故痢下无度。盖肺与大肠相表里故也，肺可移热于大肠，大肠亦自可移热于肺，唯上下顺逆之不同耳。病已至此，自当清热润肺以复其治节之权，故用百合知母汤加味而效，此为治痢之法外之法。

跋

余有幸受教于经方家洪哲明先生，耳提面命，启迪良多。并常向陈玉峰、马志诸先生请益，始悟及古今临床家经验乃中医学术之精粹，舍此实难登堂入室。

自1979年滥竽编辑之职，一直致力于老中医经验之研究整理。以编纂出版《吉林省名老中医经验选编》为开端，继之编纂出版《当代名医临证精华》丛书，并对整理方法进行总结，撰写出版了《老中医经验整理方法的探讨》一书。1999年编纂出版《古今名医临证金鉴》，寝馈于斯，孜孜以求，已30余年矣……登门请益，开我茅塞；鱼素往复，亦如亲炙，展阅名师佳构：一花一世界，千叶千如来；真知灼见，振聋发聩；灵机妙绪，启人心扉……确不乏枕中之秘，囊底之珍，快何如之！

《古今名医临证金鉴》出版后为诸多中医前辈所嘉许垂青，得到了临床界朋友们的肯定和关爱，一些朋友说：真的是与丛书相伴，步入临床的，对于提高临床功力，功莫大焉！其中的不少人已成为医坛翘楚，中流砥柱，得到他们的高度评价，于心甚慰！

《古今名医临证金鉴》出版已16年了，一直无暇修订。且古代医家经验之选辑，乃仓促之举，疏欠砥砺，故作重订以臻于完善，方不负同道之厚望。这次修订，由原来22卷重订至36卷，妇、儿、外、五官科等卷，重订均以病名为卷，新增之内容，以古代、近代医家经验为主。囿于篇幅之限，现代医家经验增补尚少。

蒙国内名宿鼎力支持，惠赐大作，直令丛书琳琅满目，美不胜收。重订之际，一些老先生已仙逝，音容宛在，手泽犹存，不尽萦思，心香一瓣，遥祭诸老。

感谢老先生的高足们，探赜得珠，筚路蓝缕，传承衣钵，弘扬法乳，诸君奠基，于丛书篇成厥功伟矣！

著名中医学家国医大师朱良春先生为丛书作序，奖掖有加，惓惓于中医事业之振兴，意切情殷，余五内俱感！

《古今名医临证金鉴》丛书是1998年应余之挚友吴少祯先生之嘱编纂完成的，八年前少祯社长即要求我尽快修订，出版家之高屋建瓴，选题谋划，构架设计，功不可没。中国医药科技出版社范志霞主任，主持丛书之编辑加工，核正疏漏，指摘瑕疵，并鼓励我把自己对中医学术发展的一些思考，写成长序，于兹谨致谢忱！

我的夫人徐杰编审，抄校核勘，工作繁巨，感谢她帮助我完成重订工作！

尝见一联"徐灵胎目尽五千年，叶天士学经十七师"，与杜甫诗句"别裁伪体亲风雅，转益多师是汝师"异曲同工，指导中医治学切中肯綮。

文章千古事，得失寸心知。相信《重订古今名医临证金鉴》不会辜负朋友们的厚望。

单书健
二○一六年孟夏于不悔书屋